W0253942

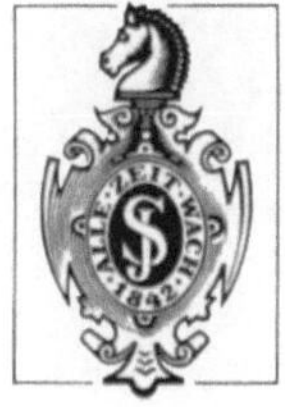

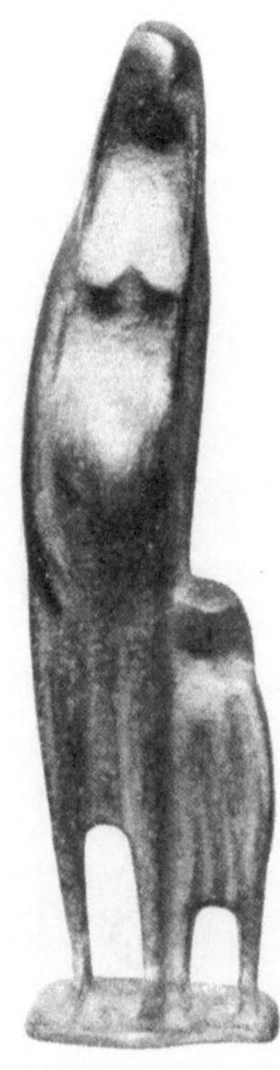

Gießener Gynäkologische Fortbildung 1989

16. Fortbildungskurs für Fachärzte der Frauenheilkunde und Geburtshilfe

Herausgegeben von
Wolfgang Künzel und Michael Kirschbaum

Mit 73 Abbildungen und 78 Tabellen

Springer-Verlag Berlin Heidelberg New York
London Paris Tokyo Hong Kong

Professor Dr. med. WOLFGANG KÜNZEL
Gf. Direktor der Frauenklinik und Hebammenlehranstalt
der Justus-Liebig-Universität
Klinikstraße 32, 6300 Gießen
Bundesrepublik Deutschland

Dr. Dr. med. MICHAEL KIRSCHBAUM
Frauenklinik der Justus-Liebig-Universität
Klinikstraße 32, 6300 Gießen
Bundesrepublik Deutschland

ISBN 978-3-540-51234-9 ISBN 978-3-642-50217-0 (eBook)
DOI 10.1007/978-3-642-50217-0

CIP-Titelaufnahme der Deutschen Bibliothek
Giessener Gynäkologische Fortbildung: Giessener Gynäkologische Fortbildung ... –
Berlin; Heidelberg; New York; London; Paris; Tokyo; Hong Kong: Springer.
Auf d. Haupttitels. auch: ... Fortbildungskurs für Fachärzte
d. Frauenheilkunde u. Geburtshilfe. – 12. 1981 im Verl. Thieme, Stuttgart, New York
16. 1989 (1989)

Satz,
2123/3145-543210 Gedruckt auf säurefreiem Papier

Vorwort

Für viele Kollegen hat die Gießener Gynäkologische Fortbildung seit Jahren einen festen Platz im Fortbildungsprogramm. Sie findet alle 2 Jahre Ende Januar statt, zu einer Jahreszeit, zu der Gießen wenig attraktiv ist und ungünstige Wetterlagen die Anreise nach Gießen erschweren. Unabhängig davon nahmen jedoch wieder über 700 Gynäkologen an der GGF 1989 teil, so daß diese Tagung für die Veranstalter eine Herausforderung war und ein Ansporn für die folgenden Tagungen zugleich ist.
Das Programm war auf praxisnahe Themen konzentriert:

1. Endoskopische Untersuchung in der Gynäkologie und Geburtshilfe
2. Die Menstruation
3. Risikogeburtshilfe
4. Nützliches für die tägliche Praxis
5. Gutartige Erkrankungen der Brust
6. Das klimakterische Syndrom

Die *endoskopischen Untersuchungen* in der Gynäkologie und Geburtshilfe sind ein fester Bestandteil des diagnostischen Repertoires. Sie sollten es auch bleiben, denn es gilt damit eine Position in unserem Fach zu wahren, die wir seit langer Zeit innehaben. Dies trifft insbesondere für die urologische Diagnostik gynäkologischer Erkrankungen zu. Aber auch andere endoskopische Verfahren müssen wieder einen festen Platz in unserem diagnostischen Spektrum einnehmen und behalten: die Hysteroskopie, die Methoden zur Abklärung der Sterilität und die Kolposkopie.

Die Fluoreszenzfotometrie der Portio ist eine völlig neuartige Methode zur Beurteilung von Präkanzerosen, die im Institut für Biophysik der Justus-Liebig-Universität Gießen entwickelt wurde.

Die *Menstruation* und deren Störungen gehören zum täglichen Bild der praktisch tätigen Gynäkologen. Über das Menstruationserleben bei jungen Frauen ist viel zu wenig bekannt, wie auch die Wechselwirkungen seelischer, körperlicher und endokrinologischer Faktoren im Menstrualzyklus weitgehend unerforscht sind. Die Kenntnis des Zusammenhangs endokrinologischer Vorgänge ist daher wichtig, um die Störungen der Menstruation besser verstehen zu können.

Wichtige *Themen aus der Geburtshilfe* gelten der Frage nach dem Stand unseres geburtshilflichen Handelns und der Entwicklung der Geburtshilfe in der Zukunft. Dies berührt gleichzeitig auch die diagnostischen und therapeutischen geburtshilflichen Maßnahmen mit dem Ziel einer reduzierten perinatalen Mortalität. Zu welchem Preis sind jedoch diese Ziele zu erreichen, und welche Gefahren sind auf dem Weg dahin verborgen? Wichtige Informationen über das Verhalten in Schadensfällen beleuchten zwei Beiträge.

Unter dem Thema *Nützliches für die tägliche Praxis* wurden Beiträge zusammengefaßt, die sich mit dem Berufsbild des Gynäkologen und mit dem Umgang mit Patienten in der täglichen Praxis näher beschäftigen.

Die *gutartigen Erkrankungen* der Brust wurden in mehreren Vorträgen besprochen. Untersuchungen der letzten Jahre zeigen immer deutlicher, daß bestimmte diagnostische Methoden, z. B. die Thermographie, in den Hintergrund getreten sind und andere wiederum, wie die Sonographie, an Aussage gewonnen haben.

Dabei wurde auch deutlich, daß sich die verschiedenen diagnostischen Methoden gegenseitig ergänzen. Die gezielte Therapie der Mastopathie und Mastodynie ist ohne diesen differenzierten diagnostischen Einsatz nicht denkbar.

Die Therapie des *klimakterischen Syndroms* hat sich in den letzten Jahren grundsätzlich geändert; die alleinige Anwendung der Östrogene ist heutzutage obsolet. Zahlreiche Untersuchungen belegen diese Problematik. Wie steht es jedoch mit der Akzeptanz der Patienten für die kombinierte Östrogen-Gestagen-Therapie, und welche alternativen Methoden sind verfügbar? Diese Frage haben am Schluß zwei Beiträge aufgegriffen.

Die Gießener Gynäkologische Fortbildung 1989 war die 5. Fortbildungsveranstaltung, deren Beiträge publiziert wurden. Um die einzelnen Bände als „Nachschlagewerke" zugänglich zu machen, sind in der vorliegenden Ausgabe die einzelnen Beiträge der vergangenen 5 Fortbildungsveranstaltungen nach Sachgebieten geordnet und mit einem für alle 5 Bände gültigen Inhaltsverzeichnis versehen. Es ist der Wunsch der Herausgeber, den Teilnehmern damit eine schnelle Orientierung und Information zu vermitteln.

Gießen 1989 WOLFGANG KÜNZEL

Inhaltsverzeichnis

Das klimakterische Syndrom

Die gutartigen Erkrankungen der Brust

Seminar

Nützliches für die tägliche Praxis

Verzeichnis der Referenten

Bahnsen, J., Prof. Dr.
Abt. für Gynäkolog. Radiologie, Universitäts-Frauenklinik, UKE
2000 Hamburg 20

Berg, D., Prof. Dr.
Frauenklinik am Städt. Marienkrankenhaus
Mariahilfbergweg 7, 8450 Amberg

Braendle, W., Prof. Dr.
Universitäts-Frauenklinik Eppendorf
Martinistraße 52, 2000 Hamburg 20

Breckwoldt, M., Prof. Dr.
Endokrinologische Abteilung, Universitäts-Frauenklinik
Hugstetterstraße 55, 7800 Freiburg

Cyran, W., Dr.
Abeggstraße f28, 6200 Wiesbaden

Esser Mittag, J., Dr.
Am Bonneshof 30, 4000 Düsseldorf 30

Felder, H., Dr.
Zentrum für Psychosomat. Medizin, Klinik f. Psychosomatik
Friedrichstraße 36, 6300 Gießen

Gille, G., Dr.
Drögenkamp, 2120 Lüneburg

Hahn, A., Cand. med.
Universitäts-Frauenklinik und Hebammenschule
Klinikstraße 28, 6300 Gießen

Hammerstein, J., Prof. Dr.
Klinikum Steglitz, Abt. für Endokrinologie
Hindenburgdamm 30, 1000 Berlin 45

Hattingberg, von, Verena
Beratungsgruppe für Unternehmens-Kommunikation
Arndtstraße 31, 6000 Frankfurt 1

Heckers, H., Prof. Dr.
Medizin. Univ.-Zentrum, Medizinische Klinik I
Klinikstraße 36, 6300 Gießen

Huch, A., Prof. Dr.
Universitätsspital, Abt. Frauenheilkunde u. Geburtshilfe
Frauenklinikstraße 10, CH-8091 Zürich

Jensen, A., Prof. Dr.
Universitäts-Frauenklinik
Klinikstraße 32, 6300 Gießen

Kirschbaum, M., Dr., Dr.
Universitäts-Frauenklinik und Hebammenschule
Klinikstraße 32, 6300 Gießen

Kleinstein, J., Priv.-Doz. Dr.
Universitäts-Frauenklinik, Abt. Geburtshilfe u. Gynäkologie
Klinikstraße 32, 6300 Gießen

Klingmüller, V., Dr.
Universitäts-Frauenklinik
Klinikstraße 32, 6300 Gießen

Koschade, E., Dr.
Berufsverband der Frauenärzte e.V.
Konrad-Adenauer-Straße 15, 8060 Dachau

Kuhl, H., Prof. Dr.
Abt. Gynäkolog. Endokrinologie
Zentrum f. Frauenheilkunde und Geburtshilfe
Theodor-Stern-Kai 7, 6000 Frankfurt

Künzel, W., Prof. Dr.
Universitäts-Frauenklinik und Hebammenschule
Klinikstraße 32, 6300 Gießen

Lindemann, H.-J., Prof. Dr.
Michaelis-Krankenhaus, Abt. Gynäkologie
Oberfelder Straße 6, 2000 Hamburg 13

Loch, E.-G., Prof. Dr.
Stiftung Deutsche Klinik für Diagnostik GmbH
Aukammallee 33, 6200 Wiesbaden

Lohmann, W., Prof. Dr.
Institut für Biophysik der Universität
Leihgesterner Weg 217, 6300 Gießen

Moll, R., Dr.
Kreiskrankenhaus Segeberg
Krankenhausstraße 2, 2360 Bad Segeberg

Mußmann, J., Dr.
Universitäts-Frauenklinik
Zentrum f. Frauenheilkunde und Geburtshilfe
Klinikstraße 32, 6300 Gießen

Neuhäuser, G., Prof. Dr.
Universitäts-Kinderklinik
Neuropädiatrie im Zentrum Kinderheilkunde
Feulgenstraße 12, 6300 Gießen

Peters, F., Prof. Dr.
Akad. Univ.-Lehrkrankenhaus St. Hildegardis
Hildegardstraße 2, 6500 Mainz

Peterseim, H., Priv.-Doz. Dr.
Universitäts-Frauenklinik
Klinikstraße 32, 6300 Gießen

Petri, E., Priv.-Doz. Dr.
Geburtsh.-Gynäkol. Abt., Städt. Krankenanstalten
Dr. Ottmar-Kohler-Straße 2, 6580 Idar-Oberstein

Ratzel, R., Dr. jur.
Berufsverband der Frauenärzte e.V.
Konrad-Adenauer-Straße 15, 8060 Dachau

Scheer, J.W., Prof. Dr.
Zentrum für Psychosomat. Medizin, Medizinische Psychologie
Friedrichstraße 36, 6300 Gießen

Schiefer, H.G., Prof. Dr.
Inst. f. Medizinische Mikrobiologie, Univ.-Klinikum
Schubertstraße 1, 6300 Gießen

Schindler, A.E., Prof. Dr.
Universitäts-Frauenklinik, Abt. Gynäkol. Onkologie
Hufelandstraße 5, 4300 Essen 1

Sefkow, S., Cand. med.
Universitäts-Frauenklinik
Klinikstraße 32, 6300 Gießen

Spätling, L., Priv.-Doz. Dr.
Univ.-Frauenklinik Bochum, Marienhospital Herne
Hölkeskampring 40, 4690 Herne 1

Taubert, H.-D., Prof. Dr.
Universitäts-Frauenklinik, Abt. Gynäkol. Endokrinologie
Theodor-Stern-Kai 7, 6000 Frankfurt/M. 70

Teichmann, A.T., Dr.
Universitäts-Frauenklinik
Postfach 3742, 3400 Göttingen

Wulf, K.-H., Prof. Dr.
Universitäts-Frauenklinik und Hebammenschule
Josef-Schneider-Straße 4, 8700 Würzburg

Zahradnik, H. P., Priv.-Doz. Dr.
Endokrinologische Abteilung, Universitäts-Frauenklinik
Hugstetterstraße 55, 7800 Freiburg

Geburtshilfe

Geburtshilfe heute – Rückblick und Ausblick

K.-H. Wulf

Die Geburtshilfe hat sich auch bei uns in diesem Jahrhundert grundlegend gewandelt. Äußeres Zeichen dieser Entwicklung war der Übergang von der Hausgeburt zur Klinikgeburt und vielerorts verbunden damit der Wechsel von der sog. Hebammengeburtshilfe zur Geburtshilfe des Arztes. Inhaltlich hat sich ein Wandel vollzogen von der klassischen, exspektativen, vor allem auf die Kräfte der Natur vertrauenden Geburtshilfe zu einer prospektiven, mehr aktiven Geburtsleitung.

Die letzten Jahrzehnte sind charakterisiert durch

- einen drastischen Rückgang der Geburtenzahlen;
- eine hohe Rate an Kliniksgeburten bei weitgehender Dezentralisierung und fehlender Regionalisierung;
- eine ständige Verbesserung der Leistungsziffer bei regionaler Qualitätskontrolle;
- eine weitgehende Medikalisierung und Technifizierung der Geburtshilfe.

Geburtenfrequenz – Geburtenüberschuß – Bevölkerungsentwicklung

Die Geburtenzahlen lagen in der Bundesrepublik am höchsten in den frühen 60er Jahren. In den Jahren 1961–1967 wurde die Millionengrenze überschritten. Danach erfolgte ein kontinuierlicher Abfall auf fast die Hälfte (Tabelle 1).

Die Ursache für diesen Geburtenrückgang ist vor allem in einem veränderten generativen Verhalten der Bevölkerung zu sehen und weniger in der Altersstruktur, d. h. dem Anteil der jeweils zur Mutterschaft anstehenden Jahrgänge. Das zeigt sehr deutlich die sog. Fruchtbarkeitsziffer, das ist die Anzahl der Lebendgeborenen pro 1000 Frauen zwischen 15 und 45 Jahren. Diese Zahl ist seit 1965 ebenfalls auf die

Tabelle 1. Bevölkerungsentwicklung in der Bundesrepublik (*L* Lebendgeborene)

	1950	1965	1980
Geborene	830953	1057229	663965
Fruchtbarkeitszahl (L/1000F zw. 15 u. 45 J.)	70	88	44
Geburtenüberschuß (1000 E/J)	+5,7	+6,2	−1,5
E/km^2	204	236	248

Hälfte zurückgegangen (von 88 auf 44/1000 Frauen). Seit 1971/72 haben wir auch zum ersten Mal in der überschaubaren Geschichte unseres Volkes keinen Geburtenüberschuß mehr, sondern ein Geburtendefizit, d.h. die Zahl der Verstorbenen ist größer als die der Geborenen. Trotzdem haben wir noch enger zusammenrücken müssen, bedingt durch Zuwanderungen.

Geburtsort – Konzentration und Regionalisierung der Geburtshilfe

Der Geburtsort hat sich auch bei uns eindeutig in die Klinik verlagert. In allen Bundesländern beträgt die Rate der Hausgeburten weniger als 1%, der Wendepunkt war etwa 1954/55 mit gleichviel Klinikgeburten und Hausgeburten (Tabelle 2).

Die Zeiten extremer Dezentralisierung der Geburtshilfe sind zwar mit Aufgabe der Hausentbindungen weitgehend vorüber, dennoch ist es in den letzten 30 Jahren bei uns nicht zu einer wesentlichen Konzentration der klinischen Geburtshilfe gekommen. Die Zahl aller Entbindungsstätten hat zwar abgenommen von ca. 1800 auf 1400, noch stärker rückläufig war jedoch die Geburtenzahl. Die mittlere Geburtenfrequenz pro Klinik und Jahr beträgt heute bundesweit ca. 400. Die entsprechenden Zahlen liegen in den skandinavischen Ländern um den Faktor 3 höher.

Auch bei uns ist eine maßvolle Konzentration der klinischen Geburtshilfe dringend erforderlich. Nur dann wird es uns gelingen, den mühsam erreichten Standard zu sichern und eine dem jeweiligen Leistungsniveau der Medizin angepaßte Betreuung zu gewährleisten. Dabei geht es nicht um die Errichtung möglichst vieler Großkliniken, sondern um die Aufgabe der Geburtshilfe in den Kleinstabteilungen. Eine schwerpunktmäßige Zentralisierung ist auch erforderlich zur Sicherung eines ausreichenden Erfahrungsschatzes gerade bei Problemfällen und seltenen Risikosituationen.

Eng verknüpft mit der Konzentration der Geburtshilfe ist daher das Problem der flächendeckenden Versorgung der sog. Regionalisierung. Maximalleistungen können nicht überall angeboten werden. Erforderlich ist ein gegliedertes, aufeinander abgestimmtes System von Krankenhäusern unterschiedlicher Versorgungsstufen mit geburtshilflichen Abteilungen differenzierter Zweckbestimmung. Etwa nach dem Dreistufenmodell des Deutschen Ärztetages von 1975 müßte es bestehen aus

1. Grund- und Regelversorgung,
2. Schwerpunktversorgung,
3. Zentral- oder Maximalversorgung.

Tabelle 2. Die Entwicklung der klinischen Geburtshilfe in der Bundesrepublik seit 1950

	1950	1965	1980		
Anstaltsgeburten	43,0%	83,3%	99,3%		
	1954	1965	1970	1975	1982
„Entbindungsstätten“	1865	1545	1464	1608	1429
Geburten/Jahr	593,5	684,2	559,5	376,4	354,8

Tabelle 3. Regionalisierung der Geburtshilfe: Risikoschwangerschaften, Anamneserisiken, befundete Schwangerschaftsrisiken. (BPE 1987)

Geburt/Klin.	Anteil [%]	Risiko-S. [%]	Anam.-R. [%]	Bef. R. [%]
<250	5	47,8	25,8	32,6
250– 499	20	53,9	31,5	34,4
500– 749	20	53,7	32,1	33,6
750–1000	18	52,9	33,4	33,3
>1000	37	58,1	36,6	36,7
Gesamt	100%	54,9	33,6	34,6

Tabelle 4. Regionalisierung der Geburtshilfe: Risiken. (BPE 1987)

Geburt/Klin.	Z. n. ≥2 Aborten [%]	Z. n. Sectio [%]	Mehr-linge [%]	Vorz. Wehen [%]	Frühg. <37 W.
<250	2,6	6,1	0,5	10,6	4,6
250– 499	3,1	6,0	0,8	10,3	5,2
500– 749	3,2	5,8	0,9	10,1	5,2
750–1000	3,8	6,5	0,9	9,2	6,3
>1000	4,8	6,7	1,7	10,8	8,5
Gesamt	3,8	6,3	1,1	10,3	6,6

Ein Krankenhaussystem mit verschiedenen Versorgungsstufen kann aber auch in der Geburtshilfe nur dann erfolgreich sein, wenn im Vorfeld der Einweisungen ein sinnvoller Selektionsprozeß stattfindet. Geburtshilfe in weniger leistungsfähigen Abteilungen ist überhaupt nur dann vertretbar, wenn Risikoschwangerschaften und Risikogeburten konsequent rechtzeitig an die Schwerpunkt- und Zentralkrankenhäuser weitergeleitet werden. Dieser Selektionsprozeß scheint bei uns noch nicht ausreichend zu funktionieren. Dafür sprechen die nur geringen Unterschiede im Risikopotential der einzelnen Versorgungsstufen. Nach den Zahlen der Bayerischen Perinatalerhebung 1987 war durchschnittlich mit knapp 55% Risikoschwangerschaften zu rechnen, der Risikoanteil zwischen den größten und kleinsten Kliniken differierte jedoch nur um 10%. Bei den befundeten Schwangerschaftsrisiken ist in allen Größenklassen überhaupt kein signifikanter Unterschied zu erkennen, für die Anamneserisiken besteht ein gewisser Trend zur Regionalisierung (Tabelle 3). Entsprechendes gilt auch für die relevanten Einzelrisiken: keine Konzentration beim Zustand nach Sectio caesarea und bei vorzeitiger Wehentätigkeit, zumindest in den 3 mittleren Größenklassen keine Regionalisierung bei Mehrlingen und bei Frühgeburten (Tabelle 4).

Gleichlautende Daten sind auch aus der Hessischen Perinatalstudie zu entnehmen. Insgesamt besteht auch hier keine signifikante Korrelation der Risikoschwangerschaften mit der Klinikgröße, allenfalls ein Trend zur Konzentration in den Kliniken mit 1000–1200 Geburten. Die ungenügende Regionalisierung dokumentiert sich auch in den Sterblichkeitsziffern. Bei Konzentration zumindest der Hochrisikoschwangerschaften in den größeren Kliniken müßte die Mortalität hier am höchsten liegen, das ist nicht der Fall. Es besteht weder für die Totgeburten noch für die perinatale Mortalität eine Korrelation zur Klinikgröße und der damit gekoppelten Versorgungsstufe, im Gegenteil, die Sterblichkeit ist am höchsten in den Kleinstkliniken.

Es gibt offenbar bei uns noch immer Barrieren, die der dringend erforderlichen Regionalisierung und Konzentration der Risikogeburtshilfe im Wege stehen. Die Entscheidung, eine größere Klinik oder ein geburtshilfreiches Zentrum aufzusuchen, wird maßgeblich durch den erstbetreuenden Arzt gesteuert, er kann das Risiko falsch einschätzen oder sich mehr zutrauen, als er kann. Dabei geht es weniger um die Fähigkeit des Einzelnen als vielmehr um die organisatorischen, auch personellen Möglichkeiten des betreffenden Klinikverbundes.

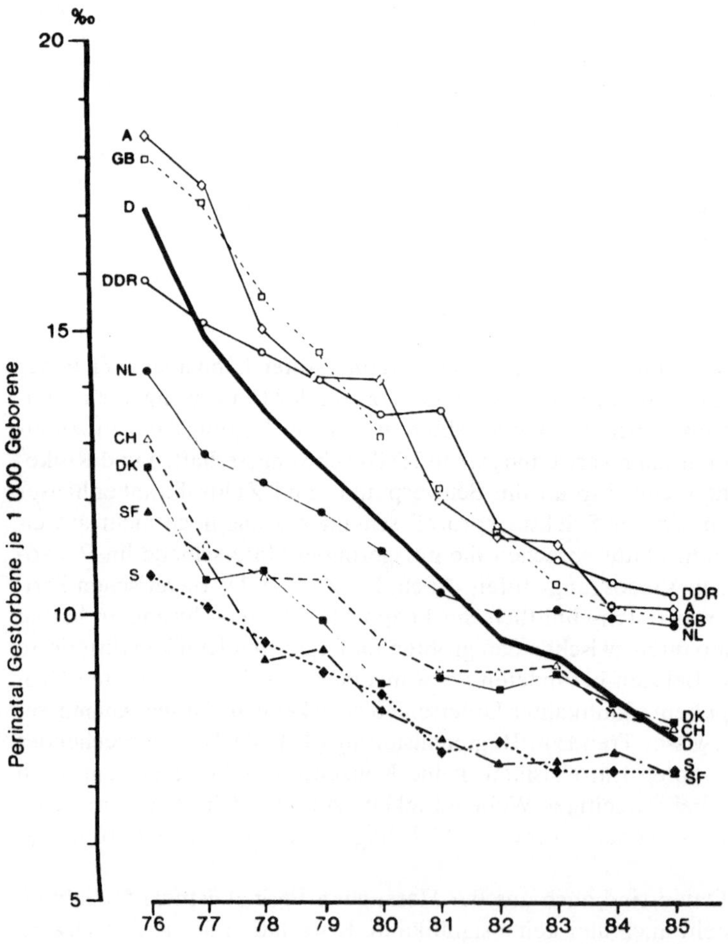

Abb. 1. Die perinatale Mortalität 1976–1985 im europäischen Vergleich

Verbesserung der Leistungsziffern in der Geburtshilfe – Qualitätskontrollen (regionale Perinatalerhebungen)

Das stärkste Argument für eine moderne Geburtshilfe und Perinatologie ist die kontinuierliche Verbesserung der Leistungsziffern. Die Letalität von Müttern und Neugeborenen hat auch bei uns überzeugend abgenommen.

Die *Müttersterblichkeit* ist in den letzten 25 Jahren auf weniger als ein Zehntel des Ausgangswertes zurückgegangen, sie liegt heute unter 10/100000 Lebendgeborene. Auch im internationalen Vergleich haben wir deutlich aufholen können. Über die Todesursachen sind wir durch Einzelfallanalysen gut informiert. Eine repräsentative Erhebung der Bayerischen Gesellschaft für Geburtshilfe und Frauenheilkunde läuft seit 1984. Die Auswertung zeigt, daß 75% der Müttersterbefälle unmittelbar im Zusammenhang mit Geburt und Wochenbett auftreten. Unter den definierbaren Haupttodesursachen stehen Schockzustände aller Art im Vordergrund: nach Infektion und Sepsis, nach Blutungen, nach Thromboembolien.

Auch die *perinatale Mortalität* ist bei uns in den letzten Jahren drastisch abgefallen auf unter 10/1000. Der Abstand zu vergleichbaren Ländern hat sich deutlich verkürzt. Im internationalen Vergleich sind wir vom 14. auf den 4. Rang vorgerückt (Abb. 1).

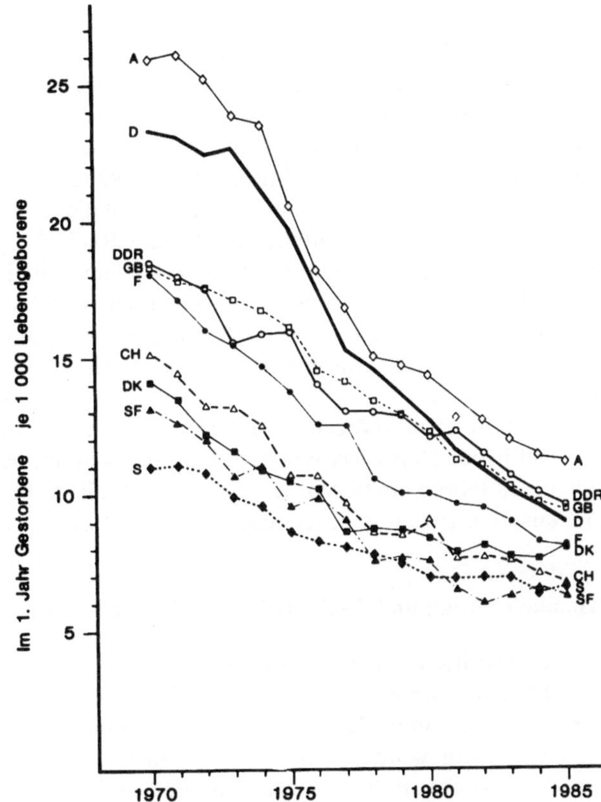

Abb. 2. Die Säuglingssterblichkeit 1970–1985 im europäischen Vergleich

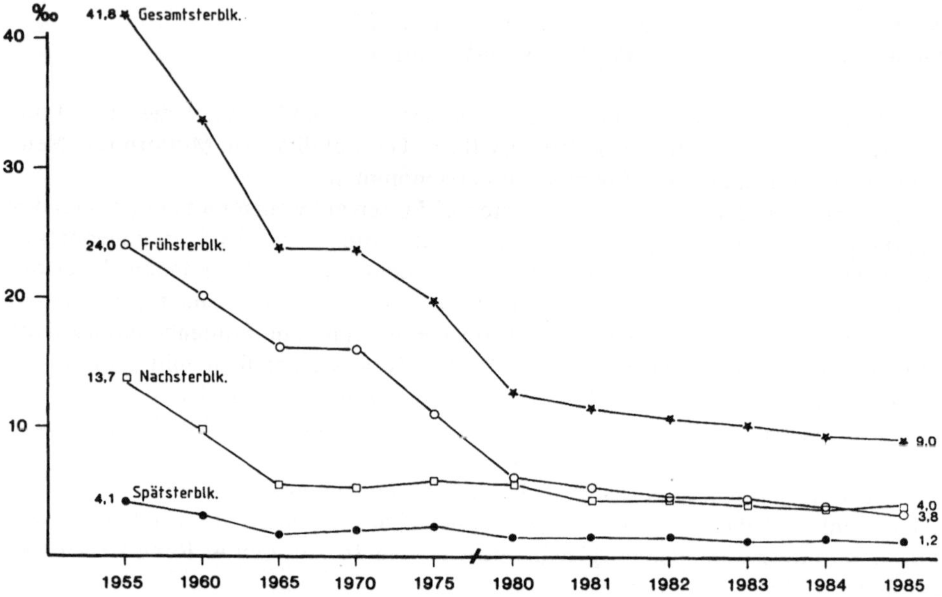

Abb. 3. Die Säuglingssterblichkeit in der Bundesrepublik 1955–1985

Die Entwicklung der *Säuglingssterblichkeit* muß differenzierter gesehen werden. Insgesamt auch hier ein erfreulicher Rückgang. Im europäischen Vergleich dagegen liegen wir noch immer enttäuschend auf einem der hinteren Plätze (Abb. 2). Die Verbesserung der Säuglingssterblichkeit ist bei uns vor allem auf eine signifikante Abnahme der sog. Frühsterblichkeit zurückzuführen, die Spät- und Nachsterblichkeit haben sich dagegen in den letzten Jahren nicht entscheidend verändert (Abb. 3). Diese Analyse läßt vermuten, daß bei uns Risikoneugeborene, insbesondere Frühgeborene, die lebend geboren werden, vielleicht die Neugeborenenzeit überstehen, dann aber noch als Säuglinge sterben, möglicherweise infolge insuffizienter Primärversorgung. Eine weitere Verbesserung der Säuglingssterblichkeit wird nur durch eine stärkere Konzentration zumindest der Hochrisikogeburten in Perinatalzentren zu erreichen sein.

Nicht zu unterschätzen ist der Einfluß von Qualitätskontrollstudien auf den geburtshilflichen Leistungsstandard. Hier hat sich mit den Perinatalerhebungen in den letzten 10 Jahren ein beachtliches System etabliert, beginnend mit der Münchner Perinatalstudie 1975 und abschließend mit der Berliner Perinatalerhebung 1986.

Medikalisierung und Technifizierung der Geburtshilfe – Sectiofrequenzen

Der unbestrittene Fortschritt in der Geburtshilfe wurde erkauft durch eine lückenlose Medikalisierung von Schwangerschaft und Geburt, verbunden mit einer technischen Revolution im Überwachungsmanagement. Schwangere und Gebärende sind zu Patienten geworden, mit allen versicherungsrechtlichen Konsequenzen. Unsere Kreißsäle sind von ihrer instrumentellen und technischen Ausrüstung her Intensiv-

Tabelle 5. Anstieg der Sectiofrequenz

Früherkennung „Asphyxie“ (CTG, FBA)
Prophylaktische Sect. caes.
– bei atypischen Kindslagen
– bei Frühgeburten
– bei Mehrlingsgeburten
Häufung von Risikofaktoren
– Alter – Parität
– Status n. Sect. caes.
Mangelnde Routine
Zeitströmungen
– organisatorische/forensische Zwänge

Tabelle 6. Risikofaktoren und Sectiofrequenz. (BPE 1986)

	[%]
Kein Risiko	3,7
Anamneserisiko	28,2
Befundrisiko	7,7
Anamnese- u. Befundrisiko	22,7
Geburtsrisiko	16,0
Anamnese- u. Geburtsrisiko	31,2
Befund- u. Geburtsrisiko	18,7
Anamnese-, Bef.- u. Geb.-Risiko	28,4

überwachungseinheiten vergleichbar, mit entsprechendem personellen und räumlichen Aufwand. Der Prozeß dieser neuen industriellen Revolution ist weder abgeschlossen noch bewältigt. Moderene Geburtshilfe und Perinatologie steht unverändert im Spannungsfeld zwischen biomedizinischer Technik und Sozio- bzw. Psychoprophylaxe. Es gehört zu unseren vornehmlichen Aufgaben als Geburtshelfer, in diesem dualistischen Konflikt zu vermitteln. Dabei sollten wir den verständlichen Wunsch unserer Schwangeren, nicht unnötig in Abhängigkeit zu geraten, und ihre Furcht, manipuliert zu werden, respektieren, gleichzeitig aber unsere Garantenstellung als Träger der Fachkompetenz energisch verteidigen.

Unser geburtshilfliches Handeln sollten wir von Zeit zu Zeit neu überdenken – unter kritischer Bestandsaufnahme. Das gilt derzeit z.B. für die ungewöhnlich hohen Kaiserschnittfrequenzen. – Die Sectiofrequenz ist in den letzten Jahrzehnten weltweit angestiegen. Aus amerikanischen Kliniken werden Operationsraten von 25% und mehr angegeben und auch vertreten. In der Bundesrepublik beträgt die mittlere Sectiofrequenz nach Maßgabe der Perinatalerhebung heute etwa 15–16%. Der wesentliche Anstieg erfolgte in den 70er Jahren, ab 1980 wurde auch bei uns die 10%-Grenze vielfach überschritten.

Der Anstieg der Sectiofrequenz verlief zeitlich parallel mit der Verbesserung der Sectioletalität und -morbidiät insbesondere durch prophylaktische Maßnahmen gegen Schock, Embolie und Infektion, aber auch mit der Entwicklung moderner Überwachungsverfahren von Schwangerschaft und Geburt (Tabelle 5). Das Hauptmotiv für die Erweiterung des Indikationsbereiches war ohne Frage das Bemühen um eine Verbesserung der geburtshilflichen Leistungsziffern. Tatsächlich ist die Steigerung der Sectiorate zunächst auch mit einer Senkung der perinatalen Sterblichkeit einhergegangen, das war ihre Rechtfertigung. Die höheren Operationszahlen wurden z.T. wohl erkauft mit einer größeren Gefährdung für die Schwangeren. Ob eine weitere Zunahme der Schnittentbindung die Leistungsziffern noch verbessern kann, wird zunehmend fraglich. Es sollte nach Möglichkeiten zur Reduzierung der Operationsquote gesucht werden. Dabei müßte es auch Anhaltspunkte geben für eine optimale Sectiofrequenz in Abhängigkeit vom jeweiligen Geburtengut. Nach den Daten der

Bayerischen Perinatalerhebung ist die Sectiofrequenz in den 80er Jahren um ca. 2,6% angestiegen auf jetzt etwa 15%. Überraschend groß ist die Variationsbreite zwischen den einzelnen Kliniken. Das läßt vermuten, daß von der eigentlichen geburtshilflichen Situation unabhängige Erwägungen für die Entscheidung miteinfließen, hier spielen Schulmeinungen, persönliche Erfahrung, organisatorische und auch forensische Zwänge eine erhebliche Rolle (s. Tabelle 5).

Grundsätzlich sollte ein Anstieg der Sectiofrequenz nur durch eine Zunahme des Risikopotentials und/oder durch eine Erweiterung des Indikationsbereiches zustande kommen. Die Abhängigkeit der Sectiofrequenz vom Risikostatus ist bekannt (Tabelle 6). Betrachtet man den Verlauf der zahlenmäßig relevanten Einzelrisiken in den letzten Jahren, so erkennt man eine signifikante Zunahme nur beim Status nach Sectio, beim Vorliegen eines pathologischen CTG und bei protrahierten Geburtsverläufen (Tabelle 7). Daraus ergibt sich eine Zunahme des Risikopotentials von mindestens 2,4 bis höchstens 4,7%. Das allein würde schon die Zunahme der Schnittentbindungen in dem genannten Zeitraum erklären. Neben der Vergrößerung des Risikopotentials ist eine veränderte Indikationsstellung zu verzeichnen. So stieg die Sectiorate bei Frühgeburten auf fast das Doppelte von 16,2 auf 32,2% und bei Beckenendlagen von 54,1 auf 81,6%.

Ohne den erreichten Leistungsstandard in der Geburtshilfe zu gefährden, sollte eine Senkung der Sectioraten durch folgende Maßnahmen möglich sein:

Tabelle 7. Geburtsrisiken. (BPE 1982–1986)

	1982 [%]	1983 [%]	1984 [%]	1985 [%]	1986 [%]	1987 [%]
„Harte Daten"						
Frühgeburt (< 1500 g)	0,7	0,9	0,9	0,8	0,9	1,0
Retardierung	6,2	6,2	6,0	6,1	6,1	6,2
Mehrlinge	0,9	1,0	1,0	1,1	1,1	1,1
BEL	4,4	4,5	4,5	4,6	4,5	4,1
QuL	0,4	0,4	0,4	0,4	0,4	0,3
Plac. praevia Vorz. Lösung Bltg. s. p.	1,4	1,3	1,3	1,3	1,4	1,2
NSV	0,2	0,1	0,2	0,2	0,1	0,1
Status n. Sectio	*4,4*	*4,7*	*5,3*	*5,7*	*5,8*	*7,1*
„Weiche Daten"						
Patholog. CTG	*9,7*	*10,6*	*11,2*	*11,7*	*12,1*	*12,5*
Protrah. Verlauf Stillstand EP	*3,7*	*4,2*	*4,1*	*4,3*	*4,6*	*5,0*
AP	7,0	7,3	7,8	7,7	7,9	7,8
Mißverhältnis	4,1	4,2	4,4	4,3	4,3	4,0
Grünes Fruchtwasser	6,6	7,2	7,7	7,7	7,3	7,0

BEL, Beckenendlage; *QuL*, Querlage; *NSV*, Nabelschnurvorfall; *EP*, Eröffnungsperiode; *AP*, Austreibungsperiode

Tabelle 8. Die „Soll"-Sectiorate

Verlaufsrisiken	Risikofrequenz [%]	Sectio caes. Rate [%]	Sectio caes. Frequenz
Geburtsstillstand, Asphyxie	4,0	75	≈ 3,0
Folgerisiken			
Mehrlinge	2,5	30	≈ 0,8
Frühgeburten	13,0	15	≈ 2,0
Plaz.-Insuffizienz	3,2	30	≈ 1,0
BEL/QuL	6,5	50	≈ 3,0
Blutungen	1,9	50	≈ 1,0
Z. n. Sect. caes.	7,9	25	≈ 2,0
Mat. Erkrankung	4,0	25	≈ 1,0
			Soll 13,8

- strengere Indikationsstellung zur Schnittentbindung bei Beckenendlagen, bei Frühgeburten und bei Status nach Sectio caesarea;
- Differenzierung pathologischer Kardiotokogramme durch zusätzliche Fetalblutanalyse;
- mehr Geduld bei protrahierten Geburtsverläufen;
- strengere Indikation zur elektiven Geburtseinleitung;
- Konzentration und Regionalisierung der Risikogeburtshilfe.

Die Frage nach einer optimalen Sectiofrequenz wurde häufig gestellt. Eine verbindliche Antwort für alle Kliniken kann es nicht geben. Die bestimmenden Faktoren sind unterschiedlich, trotzdem gibt es Richtzahlen in Abhängigkeit von der Zusammensetzung des Geburtengutes. Unter Berücksichtigung des jeweiligen Risikopotentials und der für die einzelnen Risikofaktoren ermittelten adäquaten Sectiofrequenzen ergeben sich dann Anhaltspunkte für eine optimale Sectiorate (Tabelle 8).

Die Diskussion um die Erweiterung der Indikation zur Schnittentbindung wirft auch eine Reihe ethischer und forensischer Probleme auf. Es stellt sich die Frage nach dem Behandlungsanspruch der Patienten bzw. dem Behandlungsverweigerungsrecht des Arztes. Der Geburtshelfer sieht sich hier nicht selten in eine von ihm nur schwer zu verantwortende Offensive gedrängt – ein Vorgehen, das zumindest aus forensischer Sicht auch defensiven Charakter trägt. Denn das spezifische Dilemma besteht darin, daß z. B. der perinatale Tod eines Frühgeborenen mit Hinweis auf die Unreife unabhängig vom Geburtsmodus i. allg. als schicksalsmäßig hingenommen, bei Überleben von Frühgeborenen mit Spätschäden und Defektheilungen aber sehr schnell der Vorwurf der unterlassenen Hilfeleistung durch Schnittentbindung erhoben wird. Von der erhöhten Gefährdung der Schwangeren durch die Operation ist dann meist nicht mehr die Rede. Nur ein Umdenkungsprozeß aller Beteiligter, Eltern, Ärzte und Juristen, wird diese Tendenz zu sachfremden geburtshilflichen Entscheidungen aufhalten können.

Ausblick

Eine weitere Verbesserung unserer Leistungsziffern wie in den vergangenen Jahrzehnten wird nicht zu erwarten sein, wir nähern und allmählich asymptomatisch den natürlichen Grenzen; das gilt insbesondere für die Mortalitätsziffern. Eine weitere Verbesserung der Morbidität, vor allem der Spätprognose, wird nur dann möglich sein, wenn wir uns intensiv um die besonders gefährdeten Schwangerschaften und Geburten bemühen und ein neues tragfähiges Risikokonzept entwickeln.

Erforderlich ist eine systematische Risikoforschung sowie eine planmäßige, auch interdisziplinäre Risikobetreuung. Ansatzpunkte für ein neues Risikokonzept sind vielfach vorhanden, sie ergeben sich auch aus den regionalen Perinatalerhebungen. Zusätzliche Informationen sind von den in den Mutterpässen gespeicherten Angaben zu erwarten; leider fehlt es bisher an einer Auswertung im Rahmen der Mutterschaftsrichtlinien.

In der *Risikoforschung* muß es zu einer Aktualisierung und Differenzierung der vorhandenen Risikokataloge kommen, unter starker Berücksichtigung der Interaktionen und Kombinationen von Risikofaktoren, der Erfassung der Risikozeitstruktur und besonderer Risikomuster. Dabei sollte man einerseits der Verwässerung des Risikobegriffs durch zu umfangreiche Auflistungen vorbeugen, andererseits aber auch die Unterschiede in der Risikozeitstruktur, d.h. in den Manifestationsräumen und in der therapeutischen Beeinflußbarkeit, berücksichtigen. Risikokataloge müssen auch von Zeit zu Zeit dem verbesserten geburtshilflichen Standard angepaßt werden, wobei das Bewußtsein für potentielle Risikofaktoren erhalten bleiben sollte. Erforderlich ist auch eine zentralisierte Datenerfassung und Datenverarbeitung unter dem Einsatz rechnergesteuerter Risikoprogramme.

Voraussetzungen für eine wirksame, auch interdisziplinäre *Risikobetreuung* ist die rechtzeitige Selektion der besonders gefährdeten Schwangerschaften und die Abschätzung des Schweregrades der Gefährdung. Wichtigste Kriterien für die Gewich-

Tabelle 9. Anamneserisiken

	Häufigkeit [%]	Perinat. Mort. [‰]	Verlegungen [%]
Diabetis mell.	0,3	19	46,2
Zust. nach Früh-/Mangel-/Totgeb.	4,2	16	23,7
Bes. psych./soziale Belastung	2,5	11	19,7
Adipositas	3,7	10	15,7
Kleinwuchs	0,2	12	14,2
Alter <18 J.	0,8	9	13,8
Alter >35 J.	7,0	9	13,6
1 Risikofaktor	33,5	8	12,7
Risikofrei	66,5	3	4,1

Tabelle 10. Befundrisiken

	Häufigkeit [%]	Perinat. Mort. [‰]	Verlegungen [%]
Placenta praevia	0,3	41	39,2
Oligohydramnie	0,2	106	34,8
Plazentainsuff.	2,2	23	32,4
Rh-Antikörper	0,1	13	31,1
Hydramnion	0,3	118	28,6
Vorzeitige Wehen	10,0	14	23,4
EPH-Gestose	8,4	15	19,6
1 Risikofaktor	33,9	11	15,9
Risikofrei	66,1	3	5,8

Tabelle 11. Geburtsrisiken. (BPE 1987)

	Häufigkeit [%]	Perinat. Mort. [‰]	Verlegungen [%]
Frühgeburt	4,2	47	64,9
Amnioninfekt.-Syndrom	0,5	49	59,3
Fieber sub partu	0,5	40	48,8
Diabetes mellitus	0,3	13	46,2
Vorzeitige Plazentalösung	0,5	102	46,1
Placenta praevia	0,4	35	41,0
Plazentainsuff.	3,4	21	31,8
Gestose	3,1	14	21,9
Beckenendlage	4,1	25	17,2
Mehrlingsgravidität	1142		55,9

Tabelle 12. Gewichtung von Risikofaktoren. (BPE 1987)

	%	Mortalität		Morbidität	
		verstorb.	rel. Risiko	verlegt	rel. Risiko
Risikofrei	45,6	0,3	1,00	5,8	1,00
Anamneserisiko	33,5	0,8	2,66	12,7	2,19
Befundrisiko	33,9	1,1	3,67	15,9	2,74
Risikofrei	35,9	0,3	1,00	4,1	1,00
Folge-/Verlaufsrisiko	64,1	0,9	3,00	13,0	3,17

tung der Risikofaktoren sind die perinatale Mortalität und Morbidität. Als Maßstab für die Morbidität haben wir die Verlegungsrate in die Kinderklinik gewählt. Listet man die Risikofaktoren nach ihrem Schweregrad auf, so dominieren unter den *Anamneserisiken* (Tabelle 9) der Diabetes mellitus, der Zustand nach Früh-, Mangel- oder Totgeburt und Schwangerschaften bei besonderer psychischer oder sozialer Belastung. Bei den *Befundrisiken* (Tabelle 10) stehen die Placenta praevia, die Plazentainsuffizienz, die Oligo- und Polyhydramnie im Vordergrund, und unter den *Geburtsrisiken* (Tabelle 11) sind, wie zu erwarten, vor allem die Frühgeburt, die fieberhaften Geburtsverläufe und wiederum die plazentaren Blutungen zu nennen. Setzt man die perinatale Mortalität bzw. die Verlegungsrate nach risikofreiem Schwangerschaftsverlauf mit eins an, so läßt sich sowohl für die Gesamtrisikogruppen als auch für die Einzelfaktoren das relative Risiko berechnen (Tabelle 12).

Bei der Beurteilung des Einzelrisikos muß schließlich zwischen individueller und genereller, d. h. sozialer Bedeutung unterschieden werden. Die vorzeitige Plazentalösung z. B. oder der Nabelschnurvorfall sind individuell mit dem stärksten Risiko belastet, sie sind jedoch relativ selten und somit im Rahmen der gesamten perinatalen Gefährdung nur von untergeordneter Bedeutung. Dagegen belasten die Frühgeburten wegen ihrer relativen Häufigkeit die Mortalitätsziffern viel stärker.

Die eigentliche Herausforderung für die Geburtshilfe und Perinatologie der Zukunft wird die Betreuung der sog. Hochrisikoschwangerschaften und -geburten sein. Dazu gehören vor allem die Früh- und Mangelgeburten, die Mehrlingsgeburten und die Beckenendlagegeburten. Diese 4 Gruppen, insgesamt etwa 6–8% aller Geburten, sind für mehr als 2 Drittel der perinatalen Mortalität verantwortlich und zudem mit den höchsten Verlegungsraten belastet. Wir werden dieser Aufgabe nur dann erfolgreich begegnen können, wenn eine lückenlose Versorgungskette besteht von der Schwangerenbetreuung in der Peripherie bis zum Perinatalzentrum. Prestigedenken ist dabei auch in Zukunft weniger gefragt als Kooperation.

Weiterentwicklung der Mutterschaftsrichtlinien – wohin und zu welchem Preis?

E. Koschade

Die sog. Mutterschaftsrichtlinien wurden zuletzt am 3. Juli 1987 neu gefaßt. Die Mutterschaftsrichtlinien sind nichts Statisches, sie wurden in der Vergangenheit und werden auch in der Zukunft ständig dem wissenschaftlichen Fortschritt angepaßt. Eine Überarbeitung aller Richtlinien und somit auch der Mutterschaftsrichtlinien ist in diesem Jahr aber auch deshalb notwendig, weil das Gesundheitsreformgesetz durch seine Regelungen im § 100 für alle in der kassenärztlichen Praxis geltenden Richtlinien (mit Ausnahme „Sonstige Hilfen") eine Überarbeitung und Neubeschlußfassung durch die jetzt dafür vorgesehenen Gremien erforderlich macht.

Grundsätzlich wird sich allerdings – so glaube ich zumindest prognostizieren zu können – nichts an den Vorgaben ändern, nach denen die Mutterschaftsrichtlinien weiterentwickelt werden können. Hier steht der schwangerschaftsbetreuende Frauenarzt zweifelsohne vor einem gewissen Dilemma. In der Kassenpraxis darf er nämlich zu Lasten der gesetzlichen Krankenversicherung nur Leistungen veranlassen, die durch die Mutterschaftsrichtlinien gedeckt sind, es sei denn, es wären über die Mutterschaftsvorsorgeleistungen aus diesen Leistungen ableitbare kurative Leistungen erforderlich. Der schwangerschaftsbetreuende Arzt kann sich also nicht darauf berufen, daß eine dem wissenschaftlichen Standard entsprechende Methode nicht als Screeningmethode in den Mutterschaftsrichtlinien aufgenommen ist und er deshalb nicht verpflichtet war, sie durchzuführen.

Die Bundesausschüsse bemühen sich zwar soweit als möglich, den wissenschaftlichen Standard in den Richtlinien zu fixieren; dies gelingt aber nicht immer rechtzeitig, so daß es durchaus sein kann, daß sich insbesondere kurz vor Überarbeitungsphasen bereits ein Standard gebildet haben kann, der noch nicht in den Richtlinien Berücksichtigung gefunden hat. Kurz gesagt bestimmt der Standard den Inhalt der Mutterschaftsrichtlinien und nicht umgekehrt der Inhalt der Mutterschaftsrichtlinien den Standard. Aus dieser Problematik heraus entsteht dann häufig die Forderung, z.B. an den Berufsverband, dafür Sorge zu tragen, diese oder jene Untersuchung doch umgehend in die Richtlinien aufzunehmen.

Ehe solche Forderungen gestellt werden, wäre es manchmal sicher sinnvoll, sich die Präambel zu den Mutterschaftsrichtlinien zu vergegenwärtigen und den allgemeinen Teil der Mutterschaftsrichtlinien nachzulesen. Es ist eine Vorgabe, daß die Entscheidungsgremien nur Richtlinien beschließen können, die „der Sicherung einer nach den Regeln der ärztlichen Kunst zweckmäßigen, ausreichenden und wirtschaftlichen ärztlichen Betreuung der Versicherten und ihrer Angehörigen während der Schwangerschaft und nach der Entbindung" entsprechen. Weiter heißt es in der Präambel: „Die Kosten trägt die Krankenkasse. Zur sinnvollen Verwendung der Mittel sollen die folgenden Richtlinien beachtet werden." Hier wird schon klar, daß durch die sprachliche Verwendung des Wortes „sollen“ die Richtlinien als Mindeststandard deklariert werden, der durchaus überschritten werden kann, nur eben nicht bei Screeninguntersuchungen zu Lasten der gesetzlichen Krankenversicherung.

Die Mutterschafts-Vorsorgeuntersuchungen kosten derzeit in der Bundesrepublik rund 473,7 Mio. DM. Als die Mutterschaftsrichtlinien 1987 neu gefaßt wurden, waren in ihnen Screeninguntersuchungen enthalten, die es in keinem anderen Land in der Welt in dieser Form gab, dies gilt ganz besonders für die beiden Routine-Ultraschalluntersuchungen in der 16.–20. und in der 32.–36. Schwangerschaftswoche. Allein diese nach der BMÄ/E-GO-Nr. 106 abzurechnende Leistung wird in der Bundesrepublik nur von Frauenärzten rund 280000mal pro Quartal, d. h. pro Jahr in einer Frequenz von gut einer Million Leistungen erbracht, was einen Leistungsbedarf pro Jahr von ca. 35 Millionen DM ergibt. In etwa der gleiche Betrag pro Jahr ist noch einmal aufzuwenden für die Ultraschalleistungen, die nach der BMÄ/E-GO-Nr. 107 mit einer Frequenz von ca. 1,6millionenmal pro Jahr erbracht werden.

Das antepartale CTG nach der BMÄ/E-GO-Nr. 118 wird mit einer Frequenz von rund 2,5millionenmal jährlich erbracht, was einen Leistungsbedarf von rund 50 Millionen DM ausmacht. Die eigentliche Hauptleistung in der Mutterschaftsvorsorge, nämlich die Untersuchung der Schwangeren nach der BMÄ/E-GO-Nr. 103, wird von Frauenärzten pro Jahr ca. in einer Frequenz von 6 Millionen jährlich erbracht, was einen Leistungsbedarf von ca. 120 Millionen DM pro Jahr ergibt.

Ich habe Ihnen diese Zahlen nur genannt, um Ihnen einmal zu vergegenwärtigen, was jede weitere Forderung in der Mutterschaftsvorsorge bei einem ja nach meiner Einschätzung auch in der Zukunft an die Grundlohnsummenentwicklung angekoppelten Gesamthonorar für die Punktwertentwicklung und damit für die tatsächliche Auszahlung für eine erbrachte Leistung bedeutet.

Am Beispiel der zuletzt diskutierten Neueinführungen in die Mutterschaftsrichtlinien möchte ich versuchen, zu verdeutlichen, daß es eben in Zukunft immer bedeutsamer werden wird, eine neue Screeningmethode nach nicht nur wissenschaftlich wünschenswerten, sondern eben auch den Vorgabekriterien der echten betriebswirtschaftlich überprüfbaren Kosten-Nutzen-Relation einer Validierung zuzuführen.

Zunächst zum Alphafetoprotein-Screening. Seit Jahren wird immer wieder gefordert, ein AFP-Screening im mütterlichen Serum in die Mutterschaftsrichtlinien einzuführen. Warum ist dies bisher nicht geschehen? Ganz einfach deswegen, weil die Entscheidungsgremien nach Anhörung vieler Sachverständiger in vielen Sitzungen, an denen ich zum Teil teilgenommen habe, zur Auffassung kamen, daß die Einführung des allgemeinen AFP-Screenings in die Mutterschaftsvorsorge unter den derzeit gegebenen Umständen nicht die Bedingungen erfüllt, die nach Maßgabe der Mutterschaftsrichtlinien an eine Screeninguntersuchung gestellt werden müssen. Folgende Fakten waren dabei zu berücksichtigen: Offene Neuralrohrdefekte des Fetus kommen in der Bundesrepublik Deutschland in einer Häufigkeit von etwa 2 Fällen auf 1000 Schwangerschaften vor, bei 600000 Geburten also 1200. Etwa die Hälfte davon sind Anenzephalen, die bei den genannten Frequenzzahlen an Ultraschalluntersuchungen (wenn das Geld dafür sinnvoll angewendet ist) zwischen der 16. und 20. Schwangerschaftswoche in nahezu 100% der Fälle erkannt werden sollten, wodurch sich das AFP-Screening in diesen Fällen erübrigt.

Hier setzt nun das Hauptproblem schon ein. Neben den Anenzephalen ist bei einer Inzidenz von einem Fall auf 1000 Schwangerschaften mit 600 mit einem offenen

Neuralrohrdefekt behafteten Feten zu rechnen, von denen man im Gegensatz zum Anenzephalus nicht davon ausgehen kann, daß sie im Rahmen des derzeitigen Ultraschallscreenings bei einer hohen Zahl von Fällen diagnostizierbar sind, weil dazu die hohe Kompetenz spezialisierter Ultraschallzentren in den meisten Fällen notwendig wäre.

Ein AFP-Screening bezöge sich also derzeit auf die durch dieses Screening ggf. erkennbaren 600 mißgebildeten Feten, von denen wiederum aber ein nicht unerheblicher Teil übersehen würde, da die AFP-Untersuchung eine Sensitivität von etwas unter 70% und eine Spezifität von rund 98% aufweist. Selbst wenn man davon ausginge, daß alle Schwangeren das angebotene AFP-Screening annehmen würden, würde dies aufgrund der Sensitivität des Tests von unter 70% bedeuten, daß maximal 400 Fälle frühzeitig erkannt werden könnten. Aufgrund der Spezifität des Tests von nur 98% müßte man aber jährlich mit rund 12000 falsch-positiven Testergebnissen rechnen. Anders gerechnet bedeutet dies, daß in Bezug auf die Zielgröße „fetale Spina bifida aperta“ von 100 Verdachtsfällen aufgrund eines positiven Tests im Screening sich nur bei 3 Schwangeren die weiterführende Diagnostik bestätigen würde, während demgegenüber 97 Schwangere zunächst mehr oder weniger stark beunruhigt würden. Da zu allem Überfluß auch noch in den Mutterschaftsrichtlinien steht, daß durch die ärztliche Betreuung während der Schwangerschaft und nach der Entbindung mögliche Gefahren für Leben und Gesundheit von Mutter und Kind abgewendet sowie Gesundheitsstörungen rechtzeitig erkannt *und der Behandlung zugeführt werden sollen,* ist es für mich sehr fraglich, ob das AFP-Screening in die Mutterschaftsrichtlinien aufgenommen wird. Die dafür anfallenden Kosten wären bei rund 600000 Untersuchungen pro Jahr und dem derzeitigen für eine Screeninguntersuchung in der Höhe sicherlich nicht beizubehaltenden Punktwert dieser Leistung von 500 Punkten mit „nur“ rund 30 Millionen DM vergleichsweise nicht einmal sehr hoch. Ich will diese 30 Millionen bewußt einmal so im Raum stehen lassen, obwohl das eigentliche AFP-Screening, wie ich schon sagte, sicher diesen Betrag nicht erfordern würde, da bei Einführung als Screeninguntersuchung die Punktzahl für die Laboruntersuchung sicher reduziert würde. Andererseits würden aber die Folgeuntersuchungen aufgrund positiver AFP-Werte ggf. also weitere Laborkontrollen, weitere Ultraschalluntersuchungen, Amniozentesen mit Chromosomenkulturen usw. den Reduzierungsbetrag sicher wieder verbrauchen.

Daß diese Argumentation einer Mutter, die ggf. ein schwer geschädigtes Kind zur Welt bringt, nicht weiterhilft, brauche ich wohl nicht zu erläutern. Daß die Kosten-Nutzen-Relation zudem zusätzlich auf meiner Meinung nach sehr schwachen Beinen steht (von der menschlichen Tragödie einmal abgesehen), wenn man die Folgekosten für ein schwerstbehindertes Kind in Rechnung stellt, möchte ich ebenfalls bemerken. Nur – aufgrund der Vorgaben der Mutterschaftsrichtlinien kann der Bundesausschuß nach Darlegung der Fakten durch die Fachleute in die sicher nicht beneidenswerte Situation kommen, zum gegenwärtigen Zeitpunkt eine ablehnende Entscheidung zu treffen. Für uns betreuende Frauenärzte bleibt derzeit nur die Möglichkeit, die Schwangere auf die Möglichkeit eines AFP-Screenings hinzuweisen und, falls die Schwangere dies wünscht, obwohl keinerlei Indikation besteht, nach vorherigem Hinweis privat zu liquidieren. Zur Klarstellung: Besteht ein Fehlbildungsverdacht, wird die AFP-Bestimmung *selbstverständlich* über die KV abgerechnet.

Eine etwas andere Situation ergab sich bei der Frage, die heute übliche Anti-D-Prophylaxe, die zur Zeit nur postpartal durchgeführt wird, zusätzlich antepartal in die 28. Schwangerschaftswoche vorzuverlegen. Sinn dieser antepartalen D-Prophylaxe soll ja sein, das Sensibilisierungsrisiko von rund 1–2%, das trotz postpartaler Prophylaxe übrig bleibt, auszuschalten. Bei der jetzt üblichen nur postpartalen Anti-D-Prophylaxe kann man aufgrund der Rh-Konstellation mit rund 72000 Behandlungen pro Jahr mit einem Aufwand von rund 3,6 Millionen DM rechnen, legt man einen Dosispreis von DM 50 für eine Immunglobulingabe zugrunde. Trotz dieser postpartalen Immunglobulingabe kommt es bei rund 600000 Geburten zu ca. 480 Sensibilisierungen mit all den möglichen Folgen für weitere Schwangerschaften.

Eine zusätzliche antepartale Prophylaxe in der 28. Schwangerschaftswoche kann erwiesenermaßen das Sensibilisierungsrisiko auf 0,1%, also um den Faktor 10, senken, d.h., statt bei der bisherigen Prophylaxe bei 480 sensibilisierten Müttern würden durch diese zusätzliche Prophylaxe nur noch 48 Sensibilisierungen entstehen, immer bezogen auf 600000 Geburten pro Jahr. Neben den schon aufgewendeten 72000 postpartalen Dosen wären bei allen rh-negativen Müttern noch ca. 108000 Immunglobulingaben in der 28. Schwangerschaftswoche zu rechnen, was einem zusätzlichen Aufwand von rund 10,8 Millionen DM entspräche, setzt man einmal einen Apothekenverkaufspreis für eine Immunglobulindosis von DM 100 dafür an. Gegenüber den bisherigen Kosten von rund 3,6 Millionen würden also rund 14,4 Millionen DM an Kosten resultieren. Durch diese zusätzliche Immunglobulingabe in der 28. Schwangerschaftswoche würden sich die Kosten also rund vervierfachen, das Sensibilisierungsrisiko würde sich aber um den Faktor 10 reduzieren. Selbst bei dieser sehr ungünstigen Rechenart – bei Einführung einer solchen zusätzlichen Immunglobulingabe würden sicher auch die Kosten für Immunglobulin sinken – läßt sich aber eindeutig schon auf diese Weise ein positives Kosten-Nutzen-Verhältnis ablesen, so daß ich hier eigentlich ziemlich sicher damit rechne, daß diese Prophylaxe in der 28. Woche in die Mu-Richtlinien eingeführt wird. Würde man erst noch die Kosten, die ein geschädigtes Kind als Dauerpatient verursacht, hernehmen, wäre dies noch eklatanter. Ich möchte hier nur anmerken, mit welchen Entschädigungsforderungen die Versicherungen kalkulieren, wenn es um unsere Haftpflichtdeckungssumme geht.

Sicher werden Sie mich fragen, unter welchen Kosten-Nutzen-Gesichtspunkten es dann zur Einführung des freiwilligen HIV-Screenings in der Mutterschaftsvorsorge kam, da es eine echte Kosten-Nutzen-Berechnung hierfür doch wohl nie geben wird. Die Antwort ist – glaube ich – relativ einfach. Zum Zeitpunkt der Diskussion um die Einführung gab es relativ wenig bundesdeutsche Zahlen, die repräsentativ waren, es war nur allgemein davon auszugehen, daß sich die Zahl HIV-Positiver auch bei der weiblichen Bevölkerung exponentiell vergrößert. Zudem war zum damaligen Zeitpunkt davon auszugehen, daß die Transmissionsrate einer HIV-positiven Schwangeren erheblich höher ist, als sich dies heute darstellt. Wenn man heute das HIV-Screening unter Kosten-Nutzen-Gesichtspunkten beurteilen würde, wie dies z.B. beim AFP-Screening der Fall ist, müßte das derzeit ja wohl großzügig genutzte HIV-Screening ebenfalls überdacht werden, ganz besonders dann, wenn man bedenkt, daß man ja das Hepatitisscreening – bei sehr viel höheren gesicherten Inzidenzzahlen – bisher streng auf Risikogruppen begrenzt hat.

Ich hoffe, daß es mir gelungen ist, das Problembewußtsein für die sicher auch in Zukunft notwendige Weiterentwicklung der Mutterschaftsrichtlinien und die Auswirkungen auf die Kosten zu schärfen. Jede Neueinführung von Screeningmaßnahmen in die Mutterschaftsvorsorge muß auch im Interesse der Mutterschaftsvorsorge betreibenden Ärzte sehr kritisch vor ihrer Einführung beurteilt werden, wenn wir nicht für bisher schon eingeführte, als notwendig erachtete Leistungen pro Leistung immer weniger Honorar erhalten wollen. Daß sich damit auch zwangsläufig die Frage ergibt, bisherige Mutterschaftsvorsorgeleistungen immer wieder einer Prüfung darauf zu unterziehen, ob sie unumgänglich notwendig sind, sei nur nebenbei erwähnt.

Kontraindikationen der Cerclage

D. Berg

Die Cerclage wirft vielschichtige Probleme auf. Sie ist einerseits ein wirtschaftlicher Faktor: Ihre Durchführung kann Belegungszahlen sichern, was allerdings nicht gerade zur Kostendämpfung im Gesundheitswesen beiträgt. Andererseits ist sie Ausdruck eines intensiven, ja verzweifelten Bestrebens, Frühgeburten zu verhindern.

Problematisch ist vor allem aber ihre Indikation – darüber wurde unübersehbar viel publiziert (Übersichten bei Berg 1987 u. 1989). Heute ist zu sprechen über die Nichtindikationen, die Komplikationen und die Kontraindikationen.

Probleme der statistischen Analyse

Die Prüfung dieser Fragen hat sich zu stützen auf wissenschaftliche Untersuchungen, die wir unterteilen können in

- die sehr häufigen retrospektiven Analysen auf der Basis kleiner Kollektive,
- einige wenige epidemiologische Untersuchungen an sehr großen Kollektiven und
- in die sehr seltenen prospektiv-randomisierten Untersuchungen.

Bei den retrospektiven Betrachtungen finden sich immer 2 Fehlermöglichkeiten:

a) Man kann die Cerclage durch den Vergleich von Schwangerschaften vor und nach Durchführung der Cerclage falsch-positiv bewerten, und man kommt zu dem zwangsläufigen Ergebnis, daß der Schwangerschaftsausgang nach einer Cerclage günstiger war als in den Schwangerschaften davor. Diese Betrachtungsweise stützt sich auf ein methodisch unzulässiges Vorgehen, da im Grunde kein gesicherter Zusammenhang zwischen den Schwangerschaftsausgängen einer gegebenen Patientin besteht. Mit einer Wahrscheinlichkeit von 70–80% ist auch nach einem Spätabort oder nach einer Frühgeburt mit einer normalen Tragzeit zu rechnen (Floyd 1961; Parikh u. Mehta 1961; Schaffner u. Schanzer 1966). Man kann im Einzelfall nicht sagen, wie die Schwangerschaft ausgegangen wäre, hätte man die Cerclage unterlassen.

b) Eine falsch-negative Bewertung der Cerclage kommt dann zustande, wenn man die nach einer Cerclage beobachteten Zwischenfälle wie Infektion, vorzeitiger Blasensprung, hohe Sectiorate usw. mit ihr in einen kausalen Zusammenhang bringt. Das ist ebenfalls ein Denkfehler, weil das Cerclagekollektiv als Risikokollektiv naturgemäß mit diesen genannten Komplikationen belastet ist. Cerclage und Komplikation sind koinizident, aber nicht kausal verknüpft.

Den besseren Denkansatz bietet die prospektive randomisierte Untersuchung. Es gibt allerdings nur 2 Studien, nämlich die von Rush et al. (1984) und die von Lazar

Tabelle 1. Eigene Untersuchungen zur Cerclage unter Auswertung von Daten der Bayerischen Perinatalerhebung (BPE). (*AM* Amberg; *FA„Z“* Facharzt Z)

Kollektiv	Anzahl der Cerclagen	Häufigkeit der Cerclagen [%]
BPE 1978–80	11321	7,0
AM	514	19,2
FA„Z“	127	60,2
BPE 1982–84	13556	5,0
AM	165	6,4
Gesamt	24877	

et al. (1984). Beide Autoren haben dabei die isthmozervikale Insuffizienz als Ausschlußkriterium genannt, so daß über diese als Indikation zur Cerclage keine Aussage gemacht wird. Die Untersuchungen sind abgestellt auf anamnestische Risiken, nicht auf befundete.

Die eigenen epidemiologischen Untersuchungen (Berg et al. 1982; Hägele et al. 1985a–c) stützen sich auf eine Auswertung von etwa 25000 Cerclagen der Bayerischen Perinatalerhebung (Tabelle 1).

Wir hatten damals eine außerordentlich hohe Cerclagenfrequenz und wollten untersuchen, ob durch eine weitere Steigerung die globale Frühgeburtenrate gesenkt werden könne. Von besonderem Interesse ist das Kollektiv des Facharztes „Z“ (FA„Z“), der 60% der von ihm betreuten Frauen zur Cerclage einwies, dafür aber eine Frühgeburtenrate von nur 3% hatte.

Es ist dies ein einzigartiges Kollektiv, das wegen seiner Risikoarmut fast einer Normalpopulation vergleichbar ist. Es war aber zu prüfen, ob der Zusammenhang zwischen niedriger Frühgeburtenrate und hoher Cerclagefrequenz kausal ist. Wir haben dabei feststellen können, daß die niedrige Frühgeburtenrate dem intensiven Bemühen des Kollegen Z um seine Schwangeren zu verdanken und nicht der Cerclage kausal zuzuordnen ist. Diese besonderen Anstrengungen führten einerseits zu einer niedrigen Frühgeburtenfrequenz und andererseits zu vermehrten Cerclagen (Berg et al. 1982). Eine sehr interessante Untersuchung, die gezeigt hat, daß auch andere Faktoren in die Ergebnisse, die wir erzielen, eingehen als nur rein medizinische.

Dieses Kollektiv des Kollegen Z ist auch für die Prüfung von Nebenwirkungen und Komplikationen der Cerclage besonders geeignet. Je mehr sich das der Cerclage unterzogene Kollektiv des Kollegen Z einem Normalkollektiv angleicht, desto mehr sind Komplikationen wie Infektionen, vorzeitige Blasensprünge, erhöhte Sectiorate etc. kausal der Cerclage anzulasten.

Indikationen zur Cerclage und Nichtindikationen

Zusammenfassend ergaben unsere Untersuchungen (Berg 1987; Hägele et al. 1985 a–c; Berg 1989):

1. Einzige Indikation zur Cerclage ist die isthmozervikale Insuffizienz.
   - Zervixbeurteilung: a) palpatorisch
     b) ultrasonographisch
2. Keine Indikation zur Cerclage ist gegeben bei
   - anamnestischen Risikofaktoren (z. B. Zust. n. Spätaborten, Frühgeburten),
   - Mehrlingsschwangerschaften,
   - Blutungen bei Placenta praevia,
   - Uterusmißbildungen,
   - Zust. n. Uterusoperation,
   - Zust. n. Konisation (von Ausnahmen abgesehen) und
   - isthmozervikaler Insuffizienz nach der (30.-)32. Woche

Diese auf epidemiologischer Basis entwickelten Vorstellungen über die Bedeutung anamnestischer Risikofaktoren entsprechen im übrigen denen der prospektiv-randomisierten Untersuchungen von Lazar et al. 1984 sowie Rush et al. 1984.

Definition der isthmozervikalen Insuffizienz

Wenn auch die Indikationen zur Cerclage auf eine einzige reduziert sind, so liegt die Schwierigkeit jetzt in der Definition der isthmozervikalen Insuffizienz (IZI). Es hat nicht an Versuchen gemangelt, den Zervixbefund zu objektivieren (Übersicht bei Berg 1989). Die Bedeutung dieser Versuche wird jedoch durch die Tatsache geschmälert, daß die Aussagekraft der Zervixeröffnung hinsichtlich des Auftretens einer Frühgeburt begrenzt ist. Die beste Ergänzung zur palpatorischen Zervixbeurteilung bietet die abdominale oder vaginale Ultrasonographie (Literaturübersicht bei Berg 1989).

Komplikationen der Cerclage

Vorzeitige Wehentätigkeit nach Cerclage?

Tabelle 2 stammt aus der ersten Analyse der bayerischen Daten (1981) und zeigt, daß der in der Perinatalerhebung erfaßte Parameter „vorzeitige Wehen" sehr weich

Tabelle 2. Cerclagen und vorzeitige Wehen. Daten der BPE 1978–80 / nur Einlinge / Angaben in [%]

	Cerclagerate	Frequenz vorzeitiger Wehen	Frühgeburtenrate (<2500 g)
BPE	7,0	11,5	4,7
Amberg	19,2	17,2	6,5
FA „Z"	60,2	26,0	3,3

Tabelle 3. Trend von Frühgeburten- und Cerclagerate im Bereich der Bayer. Perinatalerhebung (BPE) und in der eigenen Klinik (AM). (In [%])

Jahr	Vorzeitige Wehen		Frühgeburten (<37. Woche)		Cerclagen	
	BPE	AM	BPE	AM	BPE	AM
1978	11,6	15,3	8,2	8,5	8,6	15,3
1980	11,6	14,1	7,4	9,4	6,8	20,6
1982	10,3	7,4	6,7	9,5	5,8	7,7
1984	11,1	10,5	6,2	8,5	4,3	4,7
1986	10,5	11,9	6,3	6,8	3,6	2,7
1987	10,3	15,2	6,6	6,7	2,7	1,2

Tabelle 4. Cerclage und vorzeitiger Blasensprung. Daten der BPE und der eigenen Klinik / 1978–80 / nur Einlinge

	Mittlere Cerclagerate	Vorzeitiger Blasensprung		Differenz
		mit Cerclage	ohne Cerclage	
BPE	7,1	23,0	18,3	4,7
Amberg	19,3	18,5	14,1	4,4
FA„Z“	60,2	14,2	11,9	2,3

ist. Eine positive Angabe zu dieser Abfrage liegt vor, wenn anläßlich der Entbindung retrograd nach der Indikation für die Cerclage gefragt wird. Mit der häufig beobachteten Kontraktionsbereitschaft des Uterus nach einer Cerclage hat diese Abfrage nichts zu tun.

Eine effektive Wehentätigkeit als Folge der Cerclage ist nach dieser Tabelle unwahrscheinlich, sonst hätte der Kollege Z mit seiner Cerclagenfrequenz von 60% eine höhere Rate von Frühgeburten, als im Gesamtkollektiv ausgewiesen ist, und keine niedrigere.

Tabelle 3 zeigt, daß im eigenen Amberger Kollektiv mit seinen extrem schwankenden Cerclagefrequenzen keinerlei Beziehung zwischen Cerclage- und Frühgeburtenrate festzustellen ist: Die Cerclagefrequenz ist extrem gesunken, die Frühgeburtenrate ist im üblichen Rahmen, und die Rate vorzeitiger Wehen ist angestiegen. Offenkundig waren vorzeitige Wehen zur Zeit der extrem hohen Cerclagefrequenz in Amberg häufiger beobachtet worden.

Vorzeitiger Blasensprung nach Cerclage?

Die Häufigkeit des vorzeitigen Blasensprungs ist in den Cerclagekollektiven deutlich höher als in den Nichtcerclagekollektiven (Tabelle 4). Das ist in Anbetracht der Risikobelastung der Cerclagekollektive „BPE“ und „Amberg“ verständlich. Die Differenz liegt ungefähr bei 4,5% – mit Ausnahme des Facharztes Z, der mit seiner hohen Cerclagefrequenz einen wesentlich geringeren Unterschied zwischen Nichtcer-

Tabelle 5. Neonatale Infektionen nach Cerclage. BPE 1979–80 / nur Einlinge / 141728 Geburten

	Nach Schwangerschaften	
	mit Cerclage	ohne Cerclage
Auffällig wegen neonataler Infektion		
n	36	278
[%]	0,37	0,21
Davon Neugeborene unter 2500 g		
n	11	27
[%]	30,6	9,70

clage- und Cerclagekollektiv aufweist. Würde die Cerclage zum vorzeitigen Blasensprung führen, müßten wir bei einer derartigen Inzidenz von Cerclagen hier wesentlich mehr vorzeitige Blasensprünge sehen.

Infektionen nach Cerclage?

Wie Tabelle 5 demonstriert, sind im Cerclagekollektiv der BPE mehr Neugeborene wegen einer neonatalen Infektion auffällig (0,37%) als im Nichtcerclagekollektiv (0,21%). Betrachtet man das Kollektiv genauer, stellt man fest, daß die Cerclagegruppe aber auch mit über 30% Kindern unter 2500 g belastet ist, gegenüber knapp 10% aus dem nichtcerclierten Kollektiv. Eine erhöhte Infektionsrate durch die Cerclage ist damit unwahrscheinlich.

Erhöhte Sectiorate nach Cerclage?

Es gibt in der Literatur einige Hinweise darauf, aber wir haben das nicht bestätigen können. In den Kollektiven „BPE“ und „Amberg“ ist zwar die Sectiorate bei cerclierten Frauen höher, aber auch das dürfte auf der generellen Risikobelastung der Cerclagefälle beruhen. Denn ausgerechnet beim Kollegen Z mit seiner hohen Cerclagefrequenz ist die Sectiorate im Cerclagekollektiv niedriger als in der Gruppe der cerclierten Frauen. Auch Rush et al. (1984) sowie Lazar et al. (1984) finden in ihren prospektiv-randomisierten Untersuchungen keine Erhöhung der Sectiorate nach Cerclage.

Zusammenfassend gilt für die nach Cerclage diskutierten Komplikationen:
- Der postoperative Blasensprung ist nicht häufiger.
- Die neonatale Infektion ist nicht häufiger.
- Die Abortrate ist nach frühzeitiger Cerclage nicht erhöht.

- Die vorzeitige Wehentätigkeit ist nicht vermehrt.
- Die Tokolyserate ist nicht erhöht.
- Dislokationen der Naht treten in 3% der Fälle auf.
- Die Geburtsdauer ist etwas verlängert, wahrscheinlich bedingt durch die Rigidität der narbigen Cervix.
- Die Sectiorate ist nicht erhöht.
- Zervixrisse sind in 12% der Fälle zu beobachten.

Kontraindikationen zur Cerclage

Selbstverständlich muß vor der Cerclage geprüft sein, ob das Kind lebt und gesund ist. Es darf keine intrauterine Infektion vorliegen, weil die Gefahr für das Kind durch das Aufhalten einer notwendigen Geburt vergrößert würde. Auch eine etablierte Wehentätigkeit, die nur durch eine i.v.-Tokolyse zu unterdrücken wäre, ist sicherlich eine Kontraindikation. Sie ist in diesem Zusammenhang häufig Anhaltspunkt für eine intrauterine Infektion. Auch eine durch intrauterine Infektionen belastete Anamnese ist eine Kontraindikation zur Cerclage, weil hier ein anderes Verfahren zur Anwendung kommen sollte, nämlich der frühzeitige totale Muttermundverschluß.

Zusammenfassung

1. Die einzige Indikation zur Cerclage ist die echte isthmozervikale Insuffizienz. Deren Definition ist oft schwierig.
2. Bei anamnestischen Risiken (Zust. n. Frühgeburt/Spätabort etc.) ist die Cerclage ebensowenig wirksam, d.h. schwangerschaftsverlängernd, wie bei Mehrlingsschwangerschaften, Blutungen und Zust. n. Uterus- oder Zervixoperation (von Ausnahmen abgesehen).
3. Kontraindikationen der Cerclage sind der tote oder mißgebildete Fetus, der Verdacht auf intrauterine Infektion und die etablierte Wehentätigkeit.
4. Cerclagekollektive sind i. allg. mit einem höheren Risiko belastet (vorzeitiger Blasensprung, Frühgeburtlichkeit, neonatale Infektion etc.), das nicht kausal der Cerclage, sondern dem zugrunde liegenden Krankheitsbild anzulasten ist.
5. Die Komplikationsrate der Cerclage ist gering and betrifft lediglich die Verlängerung der Geburtsdauer und das Auftreten von Zervixrissen.
6. Die Häufigkeit der Cerclage ist rückläufig und sollte bei 1–2% liegen.

Literatur

Berg D (1987) Operative Therapie der drohenden Frühgeburt. In: Wulf K-H, Schmidt-Matthiesen H (Hrsg) Klinik der Frauenheilkunde und Geburtshilfe, Bd VI: Halberstadt E (Hrsg) Frühgeburt, Mehrlingsschwangerschaft, Mehrlingsgeburt. Urban & Schwarzenberg, München, S 101

Berg D (1989) Zervixinsuffizienz. Diagnostik durch Ultrasonographie und therapeutische Konsequenzen. Gynäkologe 22:150

Berg D, Hägele D, Zahn B (1982) Senkt die großzügig indizierte Cerclage die Frühgeburtenrate? In: Berg D, Berg-Wurms U (Hrsg) Frühgeburt. Amberger Symposium 1981. Wissenschaftliche Information „Milupa“ 8/7

Floyd W (1961) Cervical dilatation in the mid-trimester of pregnancy. Obstet Gynecol 18:380

Hägele D, Zahn B, Berg D (1985a) Kann durch die prophylaktische Cerclage die Frühgeburtenrate gesenkt werden? Eine retrospektive statistische Analyse über Wirkung und Wertigkeit der Cerclage mit Hilfe der Bayerischen Perinatalerhebung (BPE) der Jahre 1978–1980. Z Geburtshilfe Perinat 189:162

Hägele D, Zahn B, Berg D (1985b) Kann durch die prophylaktische Zervix-Cerclage die Frühgeburtenrate bei Mehrlingen gesenkt werden? Eine retrospektive statistische Analyse über die Effektivität der Cerclage mit Hilfe der Bayerischen Perinatalerhebung (BPE) von 1978–1980. Z Geburtshilfe Perinat 189:170

Hägele D, Zahn B, Berg D (1985c) Bewirkt die erweiterte prophylaktische Indikationsstellung zur Zervixcerclage eine Erhöhung der Geburtskomplikationen? Eine statistische Analyse über direkte und indirekte Komplikationen der Cerclage mit Hilfe der Bayerischen Perinatalerhebung (BPE) von 1978–1980. Z Geburtshilfe Perinat 189:217

Lazar P, Gueguen S, Dreyfus J, Renaud R, Pontonnier G, Papiernik E (1984) Multicentred controlled trial of cervical cerclage on women at moderate risk of preterm delivery. Br J Obstet Gynaecol 19:731

Parikh MN, Mehta AC (1961) Internal cervical os during the second half of pregnancy. J Obstet Gynaecol Br Cwlth 68:818

Rush RW, Isaacs S, McPherson K, Jones L, Chalmers I, Grant A (1984) A randomized controlled trial of cervical cerclage in women at high risk of spontaneous preterm delivery. Br J Obstet Gynaecol 19:724

Schaffner F, Schanzer S (1966) Cervical dilatation in the early trimester. Obstet Gynec 27:130

Magnesiumgabe während der Schwangerschaft – ihre Indikationen und Grenzen

L. Spätling

Erst seit einigen Jahren steht mit der Atomabsorptions-Photospektrometrie ein Verfahren zur Verfügung, mit dem es möglich ist, Magnesium mit hinreichender Genauigkeit bestimmen zu können, so daß man jetzt in der Lage ist, klinische Störungen entsprechenden Veränderungen im Serumspiegel zuordnen zu können. In der Humanmedizin hat Magnesium bisher keine wesentliche Rolle gespielt. Als Ausnahme sei hier auf die Eklampsiebehandlung verwiesen, die seit Anfang des Jahrhunderts bekannt ist. In der Veterinärmedizin dagegen kennt man die als Weidetetanien bekannten generalisierten Magnesiummangelkrämpfe, die durch intravenöse Magnesiumgaben kupiert werden können. Monokulturen und unausgeglichene Kunstdüngung ließen den Magnesiumgehalt des Bodens in den letzten 70 Jahren um mehr als 50% zurückgehen. Dies führt neben der oft einseitigen Ernährung zur Unterversorgung der Bevölkerung mit Magnesium.

Im Stoffwechsel des Menschen spielt Magnesium fast bei allen Schritten eine wichtige Rolle. Es reduziert Fehler bei der Reduplikation der DNS um ein Vielfaches und stabilisiert die Zellmembran besonders gegen einen überschießenden Einstrom von Natrium und Kalzium (Literatur bei Spätling 1985).

Aktuelles Interesse in der Geburtshilfe erlangte Magnesium durch unsere zufällige Beobachtung, daß bei einer Patientin, die ambulant wegen vorzeitiger Wehen mit Partusisten behandelt wurde, die zusätzliche Gabe von Magnesium zur Behandlung von Wadenkrämpfen beide Krankheitssymptome zum Verschwinden brachte. In einer daraufhin durchgeführten Pilotstudie wurden alle Tokolysepatientinnen, deren Fenoteroldosis nicht reduziert werden konnte, zusätzlich mit Magnesium behandelt. Es zeigte sich eine deutliche Reduktion subjektiv empfundener und objektiv dokumentierter Wehen, eine Verminderung der Betamimetikadosis und eine erhebliche Verringerung der Notwendigkeit von intravenösen Tokolysen (Spätling 1981).

Um das Element Magnesium aus dem homöopathischen Umfeld zu lösen, versuchten wir in unserem Fachgebiet das Wissen um dieses Ion zu mehren. So untersuchten wir die Magnesiumkonzentration im Myometrium während der Schwangerschaft und wiesen eine signifikante Abnahme nach (Spätling et al. 1983). Die auch von anderen (Baltzer u. Daume 1976) gezeigte Erniedrigung des Magnesiumserumspiegels während der Schwangerschaft konnte von uns bestätigt werden. Auf der Suche nach Ursachen für einen Magnesiummangel konnte eine erheblich verstärkte Magnesiumausscheidung im Urin während der Schwangerschaft gezeigt werden (Spätling et al. 1985).

Der neue Stellenwert des Elementes Magnesium in der Geburtshilfe gibt Veranlassung, kritisch zur Anwendung von Magnesium in der Geburtshilfe Stellung zu nehmen.

Präeklampsie und Eklampsie

Am längsten bekannt ist die Applikation von Magnesiumsulfat bei Präeklampsie und Eklampsie. Hierbei werden pharmakologisch hohe Magnesiumdosen appliziert, um auf der Nervenendplatte Kalzium zu verdrängen und dadurch die Ausschüttung von Acetylcholin zu verringern und so die Erregungsübertragung zu behindern.

Die Startdosis beträgt 8–16 mmol Magnesiumsulfat (2–4 g $MgSO_4$). Zur Erhaltung werden 4–8 mmol/h (1–2 g) $MgSO_4$ per infusionem gegeben. Besteht keine Niereninsuffizienz, kann mit diesen Dosen kein toxischer Magnesiumserumspiegel erreicht werden. Es soll immer an den Ausgleich der Hypovolämie gedacht werden. Mit der Magnesiumtherapie konnte die Anfallsrate deutlich gesenkt werden. Kommt es trotzdem zur Konvulsion, werden 20–40 mg Valium intravenös verabreicht. Die Tatsache, daß sich viele Therapeuten nicht allein auf die Wirkung des Magnesiums verlassen, sondern zusätzlich Hydralacin verordnen, weist auf mögliche Grenzen.

Tokolyse

Schon früh konnte in vivo gezeigt werden, daß Magnesiumsulfat uterine Motilität hemmt (Kumar et al. 1963). Magnesiumsulfat zeigte eine bessere tokolytische Wirkung als das jahrelang in den Vereinigten Staaten verwandte Tokolytikum Äthylalkohol (Steer u. Petri 1977). Im wesentlichen werden die gleichen Dosierungen wie bei der Eklampsiebehandlung angewandt. Auch die Wirkung von Magnesiumsulfat bei der Tokolyse ist begrenzt, so daß zum Beispiel Hatjis et al. (1984) Magnesiumsulfat mit einer bis maximal dosierten Betamimetikatherapie kombinieren. Das Risiko eines Lungenödems ist bei der Betamimetikatokolyse bekannt, jedoch wurden bei der hochdosierten Applikation von Magnesiumsulfat ebenfalls Lungenödeme beschrieben (Elliot et al. 1979), so daß insgesamt bei der Kombination dieser Substanzen sicherlich nicht mit einer Verminderung dieser gefährlichen Komplikation zu rechnen ist. Seit langem wird der Einfluß hochdosierter Magnesiumsulfatinfusionen auf die fetale Herzfrequenz diskutiert. Während Stallworth et al. (1981) keinen Einfluß sahen, wird in Einzelfällen doch von einer deutlichen Einschränkung der fetalen Herzfrequenzvariabilität und einer Absenkung der Basislinie um 10–20 Schläge/min berichtet (Spätling u. Diener 1985).

Kardioprotektion

Bei Magnesiummangel ist der Einstrom von Kalzium in die Zelle stark erhöht. Wird in einer Magnesiummangelsituation einer Ratte Adrenalin appliziert, so kommt es zu ausgedehnten Myokardnekrosen. Dieser Effekt wird durch Fluorokortisol verstärkt. Die Applikation von Magnesiumaspartathydrochlorid (Magnesiocard) verhindert die Ausbildung der Myokardnekrosen (Classen et al. 1975).

Da wir die Schwangerschaft als eine ausgesprochene Magnesiummangelsituation betrachten, zur Tokolyse adrenerge Substanzen verabreichen und häufig zur Induktion der Lungenreife Kortikoide geben, stellt sich eine ähnliche Situation dar. Auch wenn es sich nicht gerade um alphaadrenerge Substanzen und nicht um Mineralokortikoide handelt, so weist dieser Zusammenhang doch auf eine erhebliche kardiale Gefährdung hin und führt zu dem Konzept der intravenösen Magnesiumzusatztherapie zur Betamimetikatokolyse (Spätling 1984). Diese Therapie ist sicher auch dazu geeignet, einen latenten Magnesiummangel zu beseitigen. Hierbei darf nicht außer acht gelassen werden, daß es sich um aus dem Tiermodell übertragene Beobachtungen handelt und entsprechende Untersuchungen am Menschen nicht durchgeführt werden können. Außerdem kann somit nicht abgeklärt werden, ob zur Kardioprotektion eine orale Dosierung von z. B. 20 mmol Magnesium/die ausreicht.

Wadenkrämpfe

Wie oben erwähnt, fanden wir den Zusammenhang zwischen vorzeitiger Wehentätigkeit und dem Magnesiummangel über das Auftreten von Wadenkrämpfen. Riss et al. (1983) untersuchten den Einfluß von Magnesium bei Wadenkrämpfen in der Schwangerschaft systematisch und fanden, daß sich bei 7 von 21 Patientinnen auch ohne Therapie nach 4 Wochen die Wadenkrämpfe gebessert hatten, dagegen zeigten 19 von 21 Patientinnen nach der täglichen Gabe von 10 mmol eine deutliche Besserung. Nicht alle Wadenkrämpfe in der Schwangerschaft können mit Magnesium behandelt werden, und so sei in diesem Zusammenhang auf einen Therapieversuch mit Panthotensäure verwiesen, da ja Chininpräparate in der Schwangerschaft kontraindiziert sind.

Tetanische Reaktionsbereitschaft

Dieses Krankheitsbild ist den Gynäkologen und Geburtshelfern weitgehend unbekannt. Aber gerade unter dem Kollektiv der Frauen mit vorzeitiger Wehentätigkeit ist diese Erkrankung relativ häufig. Fehlinger et al. (1984) konnten zeigen, daß 58% der Frauen mit Kindern unter 2500 g resp. vor der vollendeten 37. Schwangerschaftswoche elektromyographische Hinweise für eine tetanische Reaktionsbereitschaft hatten. Aber auch außerhalb der Schwangerschaft ist dieses Krankheitsbild leicht einzugrenzen. Die Patientinnen zeigen Muskelkrämpfe, Parästhesien, Allergien, Fingernägelbrüchigkeit und einen schlechten Zahnzustand. Sie klagen in der Anamnese über Hyper- und Dysmenorrhöen in unregelmäßigen Abständen bei später Menarche und unterentwickeltem inneren Genitale. Fehlinger et al. (1984) empfehlen zusätzlich zur Nahrung 15–25 mmol Magnesium/die und ggf. Cholekalziferole und Vitamin B_6.

Magnesiumsubstitution

Erste Berichte über eine positive Wirkung von Magnesium bei fetaler Mangelentwicklung (Conradt et al. 1984) und vorzeitiger Wehentätigkeit (Spätling 1981) gründen sich auf Beobachtungen aus retrospektiven bzw. nichtkontrollierten Studien. Um diese Aussagen zu überprüfen, führten wir eine prospektive Doppelblindstudie durch, in der 568 Frauen spätestens ab der 16. SSW bis zum Termin täglich 15 mmol Mg-asp-HCl (Magnesiocard) oder Asparaginsäure als Placebo erhielten (Spätling u. Spätling 1988). Hervorgehoben werden müssen folgende Ergebnisse: Mütterliche Hospitalisationen, vor allem wegen Abortus imminens, Zervixverschlußinsuffizienz und vorzeitiger Wehentätigkeit, sind unter Magnesiumsubstitution seltener. Die Kinder haben durchschnittlich ein höheres Geburtsgewicht; die Anzahl der Kinder unter 2500 g und besonders der Kinder unter 1500 g ist kleiner. Auch die Kindslänge und der Kopfumfang sind größer, und der 10-min-Apgar ist besser. Deutlich weniger Kinder müssen in die neonatologische Abteilung verlegt werden. In unserem Kollektiv konnte kein Effekt einer Magnesiumsubstitution auf die Inzidenz von Hypertension und Mangelentwicklung gesehen werden. Bei der relativ geringen Gesamthäufigkeit dieser Krankheitsbilder müssen hierzu noch Studien an einem Risikokollektiv durchgeführt werden.

Wir schlagen vor, alle Schwangeren mit 10–15 mmol Magnesium pro Tag oral zu substituieren. Bei der Betamimetikatokolyse oder bei hohem Risiko kann die Gabe bedenkenlos verdoppelt werden. Bei Auftreten dünner Stühle vermindert man die tägliche Dosis um 5 mmol. Die orale Magnesiumsubstitution ist jedoch kein Akuttherapeutikum. Sie ist vielmehr dazu geeignet, die Stoffwechselschritte, die durch einen Magnesiummangel alteriert worden sind, wieder störungsfrei ablaufen zu lassen und die Schwangere wieder in den Zustand der Homöostase zu bringen. Somit kann die orale Gabe von Magnesium nur Wehen beeinflussen, die durch einen Magnesiummangel hervorgerufen wurden, und das scheint ein hoher Prozentsatz zu sein.

Kosten-Nutzen-Analyse

In der Doppelblindstudie wird durch die Magnesiumsubstitution eines unselektierten Kollektivs eine klare Verbesserung der kindlichen und mütterlichen Morbidität aufgezeigt. Andererseits war es nicht möglich, ein Risikokollektiv aus Laborparametern einzugrenzen (Jaspers et al. 1988). So scheint es notwendig, alle schwangeren Frauen mit Magnesium zu substituieren. Dies veranlaßt, den zu erwartenden volksgesundheitlichen und damit den damit verbundenen volkswirtschaftlichen Nutzen den Kosten einer generellen Magnesiumsubstitution in der Schwangerschaft gegenüberzustellen.

In der Doppelblindstudie zeigen sich signifikante Unterschiede sowohl bei den mütterlichen Hospitalisationen als auch bei den Verlegungen der Neugeborenen: eine Verkürzung der präpartalen Krankenhausaufenthalte um durchschnittlich 1,15 Tage pro Schwangerschaft sowie ein Rückgang der kindlichen Verlegungsrate von 1:8 auf 1:14.

Überträgt man diese Daten auf die rund 600000 Schwangerschaften pro Jahr in der Bundesrepublik Deutschland, so werden bei einem Tagespflegesatz von 250 DM durch die reduzierten mütterlichen Hospitalisationen ca. 170 Mio. DM eingespart. Durch die geringere Anzahl von Kindern, die auf die Neonatologie verlegt werden müssen, ergibt sich eine weitere Einsparung von ca. 110 Mio. DM (bei einer angenommenen durchschnittlichen Behandlungszeit von 14 Tagen und demselben Tagespflegesatz).

Die Kosten für eine generelle Magnesiumsubstitution von der 7. Schwangerschaftswoche an belaufen sich bundesweit auf 140 Mio. DM pro Jahr (bei Tageskosten von 1 DM pro Schwangerschaft) – das ist gerade nur halb soviel wie der damit zu erwartende eingesparte Betrag.

Daß darüber hinaus eine große Anzahl Schwangerer nicht gezwungen ist, durch einen Kliniksaufenthalt ihr familiäres Umfeld zu verlassen, und daß vor allem viel Schmerz und Leid der durch eine Frühgeburt betroffenen Kinder und ihrer Angehörigen vermieden werden kann, läßt sich mit den Zahlen einer solchen Kosten-Nutzen-Analyse nicht ausdrücken.

Schlußfolgerung

Magnesium in pharmakologisch hohen Dosen ist ein natürlicher Wirkstoff mit einem wesentlichen Effekt in der Behandlung von Präeklampsie und Eklampsie und vorzeitigen Wehen. Eine orale Magnesiumsubstitution bei allen Schwangeren senkt die Morbidität von Mutter und Kind und ist von volkswirtschaftlichem Nutzen.

Literatur

Baltzer G, Daume E (1976) Untersuchungen zum Serum-Magnesium-Spiegel in der Gravidität. Verh Dtsch Ges Inn Med 82:880–882

Classen HG, Ebel H, Späth M, Marquardt P, Schuhmacher KA (1975) Production of cardiac necroses in rats – kept on a magnesium and chloride deficient diet – by Epinephrine and their prevention by magnesium compounds. Naunyn-Schmiedebergs Arch Pharmacol [Suppl] 287:R35

Conradt A, Weidinger H, Algayer H (1984) On the role of magnesium in fetal hypotrophy, pregnancy induced hypertension and pre-eclampsia. Mag Bull 6:68–76

Elliott JP, O'Keeffe DF, Greenberg P, Freeman RK (1979) Pulmonary edema associated with magnesium sulfate and betamethasone administration. Am J Obstet Gynecol 134:717–722

Fehlinger R, Kemnitz C, Dreissig P, Egert M, Seidl K (1984) Frühgeburtlichkeit, technische Reaktionsbereitschaft und Magnesiummangel: Eine retrospektive Untersuchung an 132 Müttern. Mag Bull 6:52–59

Hatjis CG, Nelson LH, Meis PJ, Swain M (1984) Addition of magnesium sulfate improves effectiveness of ritodrine in preventing premature delivery. Am J Obstet Gynecol 150:142–149

Jaspers V, Spätling L, Fallenstein F, Feld S, Saklaoui Y (1988) Auswirkungen der oralen Magnesium-Substitution in der Schwangerschaft auf Magnesium, Calcium, Hämoglobin, Hämatokrit, Östriol und HPL. In: Dudenhausen JW, Saling E (Hrsg) Perinatale Medizin, Bd 12, S 244–245

Kumar D, Zourlas P, Barnes AG (1963) In vitro and in vivo effects of magnesium sulfate on human uterine contractility. Am J Obstet Gynecol 86:1036–1040

Pritchard JA, Pritchard SA (1975) Standardized treatment of 154 consecutive cases of eclampsia. Am J Obstet Gynecol 123:543–552

Riss P, Bartl W, Jelincic D (1983) Zur Klinik und Therapie von Wadenkrämpfen in der Schwangerschaft. Geburtshilfe Frauenheilk 43:329–331

Spätling L (1981) Orale Magnesium-Zusatztherapie bei vorzeitiger Wehentätigkeit. Geburtshilfe Frauenheilk 41:101–102

Spätling L (1984) Magnesiumzusatztherapie zur Tokolyse: Klinisch-chemische Überwachungsparameter. Geburtshilfe Frauenheilk 44:19–24

Spätling L (1985) Magnesiummangel und vorzeitige Wehentätigkeit. Mag Bull 3:81–85

Spätling L, Diener J (1985) Fetal heart rate pattern and drugs. Subcommittee on Standards in Perinatal Medicine. FIGO, Zürich

Spätling L, Spätling G (1988) Magnesium supplementation in pregnancy. A double blind study. Br J Obstet Gynaecol 95:120–125

Spätling L, Kunz P, Vonderschmitt DJ, Huch R, Huch A (1983) Zum Magnesiumgehalt der Uterusmuskulatur im III. Trimenon. Arch Gynecol 235:470

Spätling L, Kunz P, Huch R, Huch A (1985) Magnesium and calcium excretion during pregnancy. Mag Bull 7:91–93

Stallworth JC, Yeh SY, Petrie RH (1981) The effect of magnesium sulfate on fetal heart rate variability and uterine activity. Am J Obstet Gynecol 140:702

Steer CM, Petrie RH (1977) A comparison of magnesium sulfat and alcohol for the prevention of premature labor. Am J Obstet Gynecol 129:1–4

Acetylsalicylsäure als adjuvante Behandlung der Gestose

H. Peterseim

Hypertensive Erkrankungen finden sich in 5–10% aller Schwangerschaften. Wenn auch infolge der verbesserten und intensivierten Schwangerenvorsorge und peripartalen Betreuung eine Abnahme schwerer Verläufe eingetreten ist, so stehen Komplikationen dieser Erkrankungen neben Blutungen, Infektionen und Embolien unverändert an vorderster Stelle der mütterlichen Todesursachen (Kaunitz et al. 1985; Sibai 1988).

Sie stellen die Hauptursache intrauteriner Mangelentwicklung dar und gehen nach wie vor mit einer erhöhten kindlichen Morbidität und Mortalität einher. Die Häufigkeit pathologischer CTG-Veränderungen infolge Plazentainsuffizienz und damit verbunden die operative Entbindungsfrequenz liegen weit über der nach unkompliziertem Schwangerschaftsverlauf. Die Tabelle 1 gibt eine Übersicht über die Gestosehäufigkeit und deren intrapartale Komplikationen an der Universitäts-Frauenklinik Gießen in den letzten Jahren.

Ätiologie und Früherkennung

Die Genese des sicherlich nicht auf *eine* Ursache zurückzuführenden Krankheitsbildes, das unter den Leitsymptomen Hypertonie und/oder Proteinurie mit oder ohne Ödeme einhergehen kann, ist auch heute noch nicht schlüssig geklärt.

Tabelle 1. Häufigkeit hypertensiver Erkrankungen in der Schwangerschaft an der Universitäts-Frauenklinik Gießen

Jahr	Anzahl der Geburten	Anzahl der Erkrankungen		Entbindungsmodus				Anzahl der Eklampsien
				Sectio		operative vag. Entbindung		
	n	*n*	[%]	*n*	[%]	*n*	[%]	*n*
1983	999	91	9	27	29	6	7	0
1984	955	79	8	33	42	9	11	2
1985	989	72	7	24	33	8	11	1
1986	1148	61	6	17	28	9	14	1
1987	1312	78	6	32	41	5	6	0
1988	1448	95	7	33	35	7	7	1
Gesamt	6851	476	7	166	35	44	9	5

Tabelle 2. Gestosefrüherkennung auf der Basis klinischer, biochemischer oder biophysikalischer Parameter und Tests

Desoxycytidyldesaminase (Williams u. Jones 1975; Redman et al. 1977; Szekely et al. 1979)

Gerinnungsfaktoren

- Faktor VIII-Aktivität (Redman et al. 1977; Whigham et al. 1980)
- Antithrombin III-Aktivität (Weiner u. Brandt 1980)

Harnsäurebestimmung im Serum (Redman et al. 1977; Riedel et al. 1978)

Thromboxan-B_2-Serumspiegel (King et al. 1984)

Mittlerer arterieller Blutdruck (MAD II) (Page u. Christianson 1976)

Angiotensin-II-Belastungstest (Gant et al. 1973)

Roll-over-Test, Supine-pressure-Test (Gant et al. 1974; Gusdon et al. 1977)

Tabelle 3. Ursachen der schwangerschaftsbedingten Hypertonie

1. Beeinflussung der uteroplazentaren Durchblutung (Abitol et al. 1976; Brosens 1978)
2. Steigerung der pressorischen Gefäßreagibilität (Gant et al. 1973)
3. Störungen im Prostanoidstoffwechsel (Gant et al. 1977; Wallenburg 1981)
4. Immunologisch-genetische Faktoren (Beer 1978)

Eine Prophylaxe oder frühzeitige Behandlung setzt die Erkennung gefährdeter Schwangerer voraus. Im Schrifttum der letzten Jahre werden eine Reihe von Gestose-Früherkennungstests beschrieben, die auf der Bestimmung biochemischer oder biophysikalischer Regulationsgrößen beruhen (Tabelle 2).

Es fällt jedoch auf, daß die von den Erstbeschreibern der inaugurierten Tests angegebene Aussagekraft bei späteren Kontrolluntersuchungen durch andere Arbeitsgruppen oft nicht im ursprünglich beschriebenen Umfang bestätigt werden konnte.

Als derzeit aussagekräftigste Methode wird der Angiotensin-II-Belastungstest angesehen, der auf einer Steigerung der pressorischen Gefäßreagibilität bei gestosegefährdeten Schwangeren beruht (Gant et al. 1973). In der Praxis konnte sich bisher keines der beschriebenen Verfahren als Screening durchsetzen, da sie entweder zu aufwendig sind oder die Treffsicherheit zu gering ist.

Hinsichtlich der Ätiologie und Pathogenese konzentrieren sich die meisten Untersuchungen der letzten Jahre auf die 4 in Tabelle 3 aufgeführten Schwerpunkte. Dabei werden als ursächliche Faktoren für den entstehenden Bluthochdruck in zunehmenden Maße Störungen des Zusammenspiels zwischen gefäßwirksamen Substanzen und deren Angriffspunkten in der Gefäßwand diskutiert. Von einigen Arbeitsgruppen konnte nachgewiesen werden, daß bei Schwangeren, die in der Spätschwangerschaft an einer schwangerschaftsbedingten Hypertonie (SIH) mit oder ohne Proteinurie erkranken, bereits vor der klinischen Manifestierung der Hypertonie eine erhöhte Gefäßsensitivität gegenüber vasopressorischen Substanzen, wie Angiotensin II, besteht (Gant et al. 1973; Kaulhausen u. Öney 1983). Bei Untersuchungen zur Klärung der Ursache dieser erhöhten Gefäßansprechbarkeit ergaben sich Hin-

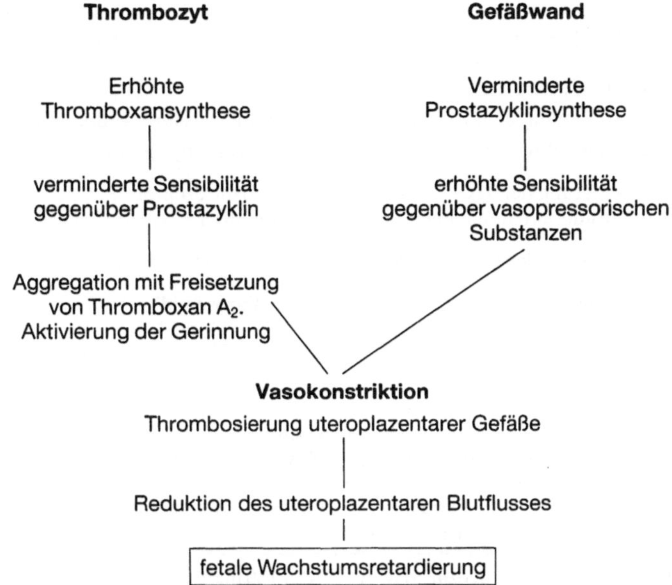

Abb. 1. Auswirkungen erhöhter Thromboxan A_2-Freisetzung und verminderter Prostazyklinsynthese auf die uteroplazentrale Zirkulation

weise dafür, daß dieses Phänomen über einen Prostaglandinmechanismus vermittelt wird (Gant et al. 1977; Wallenburg 1981).

Nach dieser Hypothese soll das Wechselspiel der stark vasoaktiven Komponenten des Prostanoidstoffwechsels Thromboxan A_2 (TXA_2) und Prostazyclin (PGI_2) für die Homöostase und die Regulation der uteroplazentaren Durchblutung von entscheidender Bedeutung sein. Die von verschiedenen Untersuchern nachgewiesene gesteigerte TXA_2-Produktion in den Thrombozyten (Koullapis et al. 1982; Tsukatani et al. 1985; Niedner et al. 1984) und in der Plazenta (Mäkilä et al. 1984; Walsh 1985) und/oder die verminderte PGI_2-Synthesefähigkeit mütterlicher und kindlicher Gefäße (Remuzzi et al. 1980; Yamaguchi u. Mori 1985) können eine Reihe von Folgemechanismen auslösen, zu denen neben der Blutdrucksteigerung auch die bei schweren Verläufen zu beobachtenden Störungen im Gerinnungs- und Fibrinolysesystem zu rechnen sind. Diese können in verschiedenen Schweregraden bis hin zu nicht kompensierten intravaskulären Gerinnungsprozessen mit Hämostasedefekt ablaufen (Abb. 1).

Medikamentöse Regulierung der gestörten Gefäßreagibilität

Ausgehend von dem beschriebenen Pathomechanismus sind für eine Beeinflussung der gestörten Balance zwischen TXA_2 und PGI_2 verschiedene Ansatzpunkte durch Pharmaka vorstellbar, die in den Prostaglandinstoffwechsel eingreifen (Tabelle 4).

Die erfolgreiche Anwendung von PGI_2 in Form von Infusionen bei Schwangeren mit sonst therapieresistenter SIH wird in der Literatur anhand der Kasuistiken von 7

Tabelle 4. Möglichkeiten der pharmakologischen Einflußnahme zur Regulierung der gestörten Balance zwischen Thromboxan A_2 (TXA_2) und Prostazyklin (PGI_2)

1. Verminderung der TXA_2-Synthese durch
   a) Hemmung der Zyklooxygenase (Acetylsalicylsäure, Indometacin, Phenylbutazon)
   b) Hemmung der TXA_2-Synthetase (Imidazole, Pyridine)
2. Blockierung der TXA_2- und/oder Endoperoxidrezeptoren (durch antagonistisch wirkende TXA_2- und Endoperoxidanaloga) in Kombination mit TXA_2-Synthetase-Hemmung
3. Stimulation der PGI_2-Synthese (Nitroglycerin, Dipyridamol)
4. Hemmung des Abbaus von Prostazyklin (Furosemid)
5. Substitution von PGI_2 oder synergistischer Analoga

Tabelle 5. Behandlung mit Acetylsalicylsäure *(ASS)* bei Patientinnen mit intrauteriner fetaler Wachstumsretardierung *(IGUR)* und/oder schwangerschaftsinduzierter Hypertonie *(SIH)*

Autoren	Auswahl der Pat.	Getestete Behandlung	Kontrolle	Behandlungsbeginn
Beaufils et al. (1985)	Rezid. IUGR	ASS 150 mg/die + Dipyridamol 300 mg/die $n = 52$	Unbehandelt $n = 50$	13. SSW
Wallenburg et al. (1986)	Path. Angiotensin II-Test	ASS 60 mg/die $n = 21$	Placebo $n = 23$	28. SSW
Peterseim et al. (1986)	SIH	1. ASS 80 mg/die, $n = 49$ 2. ASS 1500 mg/die, $n = 47$	Unbehandelt $n = 46$	Erkrankungsbeginn
Wallenburg et al. (1987)	Rezid. IUGR	ASS 1 mg/kg/die + Dipyridamol 325 mg/die	Placebo $n = 24$	16. SSW
Railton u. Davey (1988)	SIH	1. ASS 81 mg/die, $n = 15$ 2. ASS 81 mg/die, $n = 15$ + Dipyridamol 200 mg/die	Unbehandelt $n = 14$	Erkrankungsbeginn
Louden et al. (1988)	SIH	ASS 60 mg/die $n = 8$	Placebo $n = 8$	Erkrankungsbeginn

Patientinnen beschrieben (Fidler et al. 1980; Lewis et al. 1981; Dadak et al. 1983; Lang et al. 1985). Die Anwendung synergistischer stabiler PGI_2-Analoga ist erwogen worden, derzeit aber bei Schwangeren noch nicht praktiziert worden.

Über die bei myokardialer Ischämie und Atherosklerose bereits seit längerer Zeit übliche Behandlung mit Dipyridamol, das eine Steigerung der PGI_2-Synthese bewirken und zur Potenzierung der Hemmwirkung auf die Thrombozyten führen soll, liegen inzwischen auch bei Schwangeren erste Erfahrungen vor (Beaufils et al. 1985; Wallenburg u. Rotmans 1987).

In letzter Zeit ist auch vom Einsatz spezieller Thromboxansynthese-Hemmstoffe sowie antagonistischer TXA_2- und Endoperoxidanaloga zur selektiven Hemmung der TXA_2-Produktion und Rezeptorblockade berichtet worden (Bertele et al. 1982;

Tabelle 6. Angaben zur Gestosesymptomatik bei Frauen, die vom Auftreten erster klinischer Symptome an mindestens 5 Wochen mit Acetylsalicylsäure *(ASS)* behandelt wurden, im Vergleich zu unbehandelten Schwangeren

	I Ohne ASS ($n = 46$)	II 2×40 mg/d ASS ($n = 49$)	III 3×500 mg/d ASS ($n = 47$)	Signifikanz ($p < 0.05$)		
				I/II	I/III	II/III
Leichte u. mittelschwere SIH[a]	20	43	41	+	+	–
Schwere SIH[b]	12	2	3	+	+	–
Präeklampsie[c]	14	4	3	+	+	–
Proteinurie						
>0,5–5.0 g/l	6	3	3	–	–	–
>5.0 g/l	8	1	0	+	+	–
Systol. Blutdruck[d]	150 ± 7	140 ± 6	141 ± 6	+	+	–
Diastol. Blutdruck[d]	100 ± 7	92 ± 8	93 ± 7	+	+	–
Mittl. art. Blutdruck[d]	116 ± 7	106 ± 5	106 ± 6	+	+	–

[a] Diastolischer RR 90–105 mm Hg.
[b] Diastolischer RR ≥110 mm Hg.
[c] Diastolischer RR ≥90 mm Hg + Proteinurie.
[d] M ± SD in mm Hg.

Deckmyn et al. 1983; Irisarri et al. 1984; Ku et al. 1983; MacNab et al. 1984; Pagella et al.1984). In allen Fällen handelt es sich dabei jedoch um Einzelbeobachtungen, die zu keiner endgültigen Aussage berechtigen.

Die umfangreichsten Untersuchungen gibt es zum Einsatz des Zyklooxygenasehemmers Acetylsalicylsäure (ASS). Neben einer Reihe retrospektiver Auswertungen und Kasuistiken wurden in letzter Zeit die Ergebnisse mehrerer prospektiver Untersuchungen publiziert (Tabelle 5).

1985 fanden Beaufils et al. nach Behandlung von anamnestisch belasteten Schwangeren mit einer täglichen ASS-Dosis von 150 mg in Kombination mit 300 mg/die Dipyridamol von der 13. Schwangerschaftswoche bis zur Entbindung weniger Fälle von SIH und intrauteriner fetaler Wachstumsretardierung (IUGR) als in der Vergleichsgruppe ohne Therapie.

Wallenburg et al. (1986) berichteten über die Ergebnisse einer placebokontrollierten randomisierten Doppelblindstudie, in der sie 23 von 46 normotensiven Erstschwangeren mit pathologischem Angiotensin-II-Belastungstest von der 28. Schwangerschaftswoche an mit 60 mg ASS täglich behandelten. In der unbehandelten Gruppe trat im weiteren Schwangerschaftsverlauf 11mal eine SIH auf, während sich bei präventiver Therapie mit ASS nur eine leichte Erkrankung entwickelte.

In einer weiteren kontrollierten Untersuchungsreihe behandelten Wallenburg u. Rotmans (1987) 24 hinsichtlich IUGR anamnestisch belastete Multigravidae mit 1,6 mg/kg Körpergewicht ASS in Kombination mit 225 mg/die Dipyridamol von der 16.–34. Schwangerschaftswoche. Beim Vergleich mit 24 unbehandelten Schwangeren der gleichen Risikogruppe fanden sich weniger Kinder mit IUGR.

Tabelle 7. Peripartale und perinatale Angaben bei Schwangeren mit schwangerschaftsbedingter Hypertonie nach Behandlung mit Acetylsalicylsäure *(ASS)* und ohne vorangegangene ASS-Behandlung

	I Ohne ASS ($n = 46$)	II 2 × 40 mg/d ASS ($n = 49$)	III 3 × 500 mg/d ASS ($n = 47$)	Signifikanz ($p < 0.05$)		
				I/II	I/III	II/III
Behandlungsdauer[a]	6.1 ± 2.9	5.8 ± 2.2	5.8 ± 2.3	–	–	–
Tragzeit[a]	38.9 ± 1.8	39.2 ± 1.3	39.3 ± 1.3	–	–	–
Entbindungsmodus						
– spontan	24	34	33	–	–	–
– vag. Op	9	11	9	–	–	–
– Sectio caesarea	13	4	5	+	–	–
Entbindung vor vollendeter 37. SSW	10	2	4	+	–	–
Neugeborene <5% Perzentile	13	4	5	+	–	–

[a] In Wochen, M ± SD.

In einer prospektiven randomisierten Studie (Peterseim et al. 1986) behandelten wir erstmals 96 Schwangere vom Auftreten erster Gestosesymptome bis zur Entbindung mit ASS in mehreren Dosierungen (s. Tabelle 5). Wir konnten nachweisen, daß durch ASS eine Progredienz des Krankheitsverlaufes vermieden werden kann, gemessen am Grad der weiteren Blutdrucksteigerung, dem zusätzlichen Auftreten einer Proteinurie sowie dem Nachweis hämostaseologischer Störungen und Plazentainsuffizienz (Tabellen 6 und 7). In den behandelten Gruppen traten weniger geburtshilfliche Komplikationen auf; die Anzahl der Neugeborenen mit Wachstumsretardierung war ebenfalls signifikant niedriger als in der unbehandelten Kontrollgruppe.

Auch Railton u. Davey (1988) berichteten kürzlich von der Verringerung der Anzahl proteinurischer Verläufe bei an Gestose Erkrankten und höherem Geburtsgewicht der Neugeborenen nach ASS-Behandlung.

Diskussion

Anhand der gegenwärtig vorliegenden Untersuchungsergebnisse zeichnet sich die Möglichkeit einer oralen Langzeitbehandlung mit ASS in täglicher Dosis von 1 mg/kg Körpergewicht bei SIH und/oder IUGR ab. Diese Dosis ermöglicht eine differenzierte Hemmung der thrombozytären TXA_2-Synthese ohne wirksame Beeinträchtigung der PGI_2-Produktion im Gefäßendothel. Der günstigste Zeitpunkt für den Behandlungsbeginn liegt vor dem Auftreten erster Gestosesymptome. Die Ergebnisse der bisher vorliegenden prospektiven Behandlungsstudien lassen jedoch auch eine gute Wirksamkeit erkennen, wenn die Therapie mit ASS mit dem Auftreten erster Gestosesymptome begonnen wird. Eine präventive Behandlung aller anhand von Früherkennungstests oder anamnestischer Belastung ermittelter Schwangerer mit erhöhtem Gestoseerkrankungsrisiko hat den Nachteil, daß eine Anzahl von Frauen ASS ohne Indikation erhält. Bei Beginn der ASS-Behandlung zum Zeitpunkt erster klinischer Symptome gelingt es, schwere Verlaufsformen schwangerschaftsbedingter Hypertonie zu vermeiden, bei denen neben der mit zusätzlicher fetaler Belastung verbundenen hypotensiv-sedativen Intensivtherapie auch eine Regulierung der gestörten Hämostase erforderlich werden kann.

Die Entwicklung eines aussagekräftigen und praktikablen Früherkennungstests könnte eine gezielte präventive Therapie ermöglichen.

In jüngster Zeit publizierte Untersuchungsergebnisse (Pedersen u. Fitzgerald 1984; De Gaetano et al. 1985) lassen darauf schließen, daß eine weitere Reduzierung der täglichen ASS-Dosis auf 20 mg möglich ist, wobei eine selektive Acetylierung der Plättchen-Zyklooxygenase bereits in der portalen Zirkulation unmittelbar nach der Resorption der ASS im Darm erfolgen soll und im peripheren Blut nahezu keine ASS mehr nachweisbar wird. Eine Beeinträchtigung der Gefäßwand-Zyklooxygenase und damit der PGI_2-Synthesefähigkeit im mütterlichen und kindlichen Kreislauf kann dabei ausgeschlossen werden. Ylikorkala et al. konnten 1986 nachweisen, daß eine bei Kreißenden einmalig verabreichte ASS-Dosis von 100 mg auch die fetale TXA_2-Synthese signifikant verringert, dabei aber die fetale PGI_2-Produktion unbeeinflußt läßt.

Über die Wirksamkeit einer zusätzlichen Gabe (low dose) ASS, die wir in letzter Zeit bei unbefriedigendem Therapieerfolg mit Dihydralazin und Methyldopa in einzelnen Fällen durchführen, liegen noch keine endgültigen Ergebnisse vor.

Literatur

Abitol MM, Gallo GR, Pirani CL, Ober WB (1976) Production of experimental toxemia in pregnant rabbit. Am J Obstet Gynecol 124:460

Beaufils M, Uzan S, Donsimoni R, Colau JC (1985) Prevention of pre-eclampsia by early antiplatelet therapy. Lancet I:840

Beer AE (1978) Possible immunologic bases of preeclampsia/eclampsia. Semin Perinat 2:39

Bertele V, Falanga A, Roncaglioni MC, Cerletti C, DeGaetano G (1982) Thromboxane synthetase inhibition results in increased platelet sensitivity to prostacyclin. Thromb Haemost 47:294

Brosens J (1978) Preeclampsia: Defective interaction between trophoblast and maternal tissue. In: Beller FK, MacGillivray I (eds) Hypertensive disorders in pregnancy. Thieme, Stuttgart, S 56–57

Dadak C, Sinzinger H, Riss P, Ulrich W, Leithner C, Janisch H (1983) Prostazyklintherapie der EPH-Gestose (Vorläufige Mitteilung). Wiener Klin Wochenschr 95:374

Davey DA, MacGillivray I (1987) The classification and definition of the hypertensive disorders of pregnancy. In: Sharp F, Symonds EM (eds) Hypertension in pregnancy. Perinatology Ithaca, New York, pp 401–415

Deckmyn H, Houtte E van, Verstraete M, Vermylen J (1983) Manipulation of the local thromboxane and prostacyclin balance in vivo by the antithrombotic compounds dazoxiben, acetylsalicylic acid and nafazatrom. Biochem Pharmacol 32:2757

DeGaetano G, Cerletti C, Dejana E, Latini R (1985) Pharmacology of platelet inhibition in humans: Implications of salicylate aspirin interaction. Circulation 72:1185

Fidler J, Bennet MJ, DeSwiet M, Ellis C, Lewis PJ (1980) Treatment of pregnancy induced hypertension with prostacyclin. Lancet II:31

Gant NF, Daley GL, Chand S, Whalley PJ, Macdonald PC (1973) A study of angiotensin II pressor response throughout primigravid pregnancy. J Clin Invest 52:2682

Gant NF, Chand S, Worley RJ, Whalley PJ, Crosby UD, Macdonald PC (1974) A clinical test useful for predicting the development of acute hypertension in pregnancy. Am J Obstet Gynecol 120:1

Gant NF, Jimenez JM, Whalley PJ, Chand S, Macdonald PC (1977) A prospective study of angiotensin II pressor responsiveness in pregnancies complicated by chronic essential hypertension. Am J Obstet Gynecol 127:369

Gusdon JP, Anderson SG, May WJ (1977) A clinical evaluation of the roll-over test for pregnancy-induced hypertension. Am J Obstet Gynecol 127:1

Irisarri E, Kessedjian MJ, Charuel C, et al (1984) The preclinical toxicity of dazoxiben: A specific inhibitor of thromboxane A_2 synthetase. Arch Toxicol Suppl 7:363

Kaulhausen H, Öney T (1983) Die Gefäßansprechbarkeit bei schwangerschaftsbedingter Hypertonie/Gestose. In: Kaulhausen H, Schneider J (Hrsg) Schwangerschaftsbedingte Hypertonie. Thieme, Stuttgart New York, S 72–76

Kaunitz AM, Hughes JM, Grimes DA, Smith JC, Rochat RW, Kafrissen ME (1985) Causes of maternal mortality in the United States. Obstet Gynecol 65:605

King PA, Koullapis EN, Collins WP, Campbell S (1984) Predictive tests of pre-eclampsia. Abstracts of 4th world congress of the international society for the study of hypertension in pregnancy. International congress center RAI, Amsterdam, p 60

Koullapis EN, Nicolaides KH, Collins WP, Rodeck CH, Campbell S (1982) Plasma prostanoids in pregnancy-induced hypertension. Br J Obstet Gynaecol 89:617

Ku EC, McPherson SE, Signor C, Chertock H, Cash WD (1983) Characterization of imidazo(1,5-a) pyridine-5-hexanoic acid (CGS 13080) as a selective thromboxane synthetase inhibitor using in vitro and in vivo biochemical models. Biochem Biophys Res Commun 112:899

Lang DDR, Walker JJ, Greer IA, Belch JJF, Calder AA (1985) Ambulant prostacyclin therapy for pregnancy-induced hypertension and intrauterine growth retardation. Arch Gynecol [Suppl] 237:194

Lewis PJ, Shepherd GL, Ritter J, et al (1981) Prostacyclin and pre-eclampsia. Lancet I:559

Louden KA, Broughton Pipkin F, Heptinstall S, Mitchel IRA, Symonds EM (1988) Studies of the effect of low-dose aspirin on thromboxane production and platelet reactivity in normal pregnancy, pregnancy-induced hypertension and neonates. Abstr. 1st Europ Congr on Prostaglandins in Reproduction (ECPR), Wien, p 30

MacNab NW, Foltz EL, Graves BS, Rinehart RK, Tripp SL, Felliciano NR, Sen S (1984) The effects of a new thromboxane synthetase inhibitor, CGS-13080, in man. J Clin Pharmacol 24:76

Mäkilä UM, Viinikka L, Ylikorkala O (1984) Evidence that prostacyclin deficiency is a specific feature in preeclampsia. Am J Obstet Gynecol 148:772

Niedner W, Peterseim H, Hofmann KD, Hindersin P (1984) Thrombophile Zustände bei Spätgestose. Folia Haematol 111:528

Page EW, Christianson R (1976) Influence of blood pressure changes with and without proteinuria upon outcome of pregnancy. Am J Obstet Gynecol 126:821

Pagella PG, Agozzino S, Bellavite O, Dona GC (1984) Reversible inhibition of thromboxane A_2 production by imidazole 3-hydrobenzoate (ITF 182) in the arachidonic acid injected rat. Arzneimittelforschung 34:597

Pedersen AK, Fitzgerald GA (1984) Dose-related kinetics of aspirin-presystemic acetylation of platelet cyclooxygenase. N Engl J Med 311:1206

Peterseim H, Hofmann KD, Wagner F, Peterseim S, Meier P (1986) Inhibition of prostaglandin synthetase by low-dose acetylsalicylic acid – effects on severity of pregnancy induced hypertension and fetal outcome. Abstr 10th Europ Congr Perinat Med, Leipzig, p 290

Railton A, Davey DA (1988) Aspirin and dipyridamole in the prevention of pre-eclampsia: Effect on plasma 6 keto $PGF_{1\alpha}$ and TXB_2 and clinical outcome of pregnancy. Abstracts of 1. European Congress on Prostaglandins in Reproduction (ECPR), Wien, p 31

Redman CWG, Williams GF, Jones DD, Wilkinson RH (1977) Plasma urate and serumdesoxycytidylate desaminase for the early diagnosis of preeclampsia. Br J Obstet Gynaecol 84:904

Remuzzi G, Marchesi D, Zoja C, et al (1980) Reduced umbilical and placental vascular prostacyclin in severe preeclampsia. Prostaglandins 20:105

Riedel H, Eisenbach GM, Henkel E, Witzel B, Haeckel R (1978) Klinische Bedeutung der Hyperurikämie zur Prognose bei EPH-Gestose. Fortschr Med 96:58

Sibai BM (1988) Pitfalls in diagnosis and management of preeclampsia. Am J Obstet Gynecol 159:1

Szekely JA, Szalmasy M, Miklose M, Csövari S (1979) Desoxycytidyl-Desaminase-Aktivität in der Geburtshilfe. Zentral Gynäkol 101:543

Tsukatani E, Haga K, Itoh K, Suzuki H, Kunimoto K, Nishiya I (1985) 6-keto prostaglandin $F_{1\alpha}$, thromboxane B_2 and lipid peroxide levels in EPH-gestosis: a correlation with disease activity. Arch Gynecol [Suppl] 237:41

Wallenburg HCS (1981) Prostaglandins and the maternal placental circulation: Review and perspective. Biol Res Pregn 2:15

Wallenburg HCS, Rotmans B (1987) Prevention of recurrent idiopathic fetal growth retardation by low-dose aspirin and dipyridamol. Am J Obstet Gynecol 157:1230

Wallenburg HCS, Dekker GA, Makowitz JW, Rotmans P (1986) Low-dose aspirin prevents pregnancy-induced hypertension and pre-eclampsia in angiotensin-sensitive primigravidae. Lancet I:1

Walsh SW (1985) Pre-eclampsia: An imbalance in placental prostacyclin and thromboxane production. Am J Obstet Gynecol 152:335

Weiner CP, Brandt J (1982) Plasma antithrombin III activity: An aid in the diagnosis of preeclampsia-eclampsia. Am J Obstet Gynecol 142:275

Whigham KEA, Howie PW, Shah MM, Prentice CRM (1980) Factor VIII related antigen/coagulant activity ratio as a predictor of fetal growth retardation: A comparison with hormone and uric acid measurements. Br J Obstet Gynaecol 87:797

Williams GF, Jones DD (1975) Desoxycytidylate desaminase in pregnancy. Br Med J II:10

Yamaguchi M, Mori N (1985) 6-keto prostaglandin $F_{1\alpha}$, thromboxane B_2, and 13,14-dihydro-15-keto prostaglandin F concentrations of normotensive and preeclamptic patients during pregnancy, delivery, and the post partum period. Am J Obstet Gynecol 151:121

Ylikorkala O, Mäkilä U-M, Kääpä P, Viinikka L (1986) Maternal ingestion of acetylsalicylic acid inhibits fetal and neonatal prostacyclin and thromboxane in humans. Am J Obstet Gynecol 155: 345

Frühgeburt – Grenzen der operativen Intervention

A. Huch

Wissenschaftlicher Fortschritt in der klinischen Medizin geht häufig mit dem Dilemma einher, daß nicht nur unmittelbare Probleme gelöst, sondern auch für die Ärzte und die Gesellschaft bis zu diesem Zeitpunkt nicht vorhersehbare geschaffen werden.

Bahnbrechend neue Erkenntnisse in den letzten 20 Jahren in der sich entwickelnden Perinatalmedizin, der neonatalen Intensivtherapie einerseits und der Geburtshilfe andererseits, haben dem frühgeborenen Kind überraschend gute Chancen gegeben, gleichzeitig aber auch die damit verbundene vielschichtige medizinische, soziologische und ethische Implikation aufgezeigt. Die Veränderungen in den Auffassungen der klassischen Geburtshilfe bis heute in Bezug auf das Verhältnis Fetus/Mutter werden besonders an dem Faktum deutlich, daß noch vor 100 Jahren in selbstverständlicher Weise bei Risikoabwägungen stets der reife Fetus zur Disposition stand, wenn das Leben der Mutter damit erhalten werden konnte. Ein Gedanke der Risikoabwägung zwischen den Interessen des Fetus einerseits und der Mutter andererseits wird 1901, so ist es in der „Geschichte der Geburtshülfe" von Fasbender (1906) nachzulesen, von Krönig angeführt, der aussagte: „Bei den günstigen Resultaten der Symphyseotomie und des Kaiserschnittes, und bei der geringen Differenz der Mortalität der Mutter [die zu diesem Zeitpunkt zwischen 10 und 50% betrug (Bumm 1907)] bei diesen Operationen und der Kraniokephaloklasie, kann der Mutter bei lebendem Kinde nicht ohne weiteres das Recht zuerkannt werden, die letztere Operation anstelle des Kaiserschnittes und der Symphyseotomie zu verlangen." Dieses Zitat enthält nicht nur die Güterabwägung, sondern auch das heute für uns als selbstverständlich angesehene Mitspracherecht der Mutter. Die in den letzten 20 Jahren erzielten eindrucksvollen Verbesserungen der Überlebensaussichten der Frühgeborenen und insbesondere auch der kleinen Frühgeborenen haben zunehmend zu einer Veränderung der Einstellung gegenüber diesen sehr kleinen Kindern in der Perinatalmedizin geführt. Anstelle einer historisch gewachsenen fatalistischen Einstellung gegenüber allem Frühgeburtlichen in der Geburtshilfe ist heute zunehmend ein aktives Management zu beobachten, stets verbunden mit der unverzichtbaren Frage: Wann ist ein extrem kleines Frühgeborenes zu klein für den Einsatz des aktuellen geburtshilflich-neonatologischen Potentials?

In allen führenden Zentren hat man in den letzten Jahren erfolgreich die Grenzen der Intensivmaßnahmen bei der therapeutisch unvermeidbaren sehr frühen Frühgeburt systematisch herabgesetzt, so daß sich nunmehr in erschreckender Weise zwei Bereiche nähern, nämlich der Bereich der in einigen Ländern noch möglichen therapeutischen Schwangerschaftsbeendigung und der Bereich der möglichen Aufzucht des extrem kleinen Frühgeborenen. Es wird hier nicht nur eine moralisch-ethische Grenze, sondern auch eine physiologische Grenze erreicht.

Wenn man die Diskussionen um die Möglichkeit der Aufzucht mit einer Herz-Lungen-Maschine unterhalb von 24 Wochen außer acht läßt, die im wesentlichen im experimentellen Bereich liegt, so bleibt das limitierende Organ für die Aufzucht des extrem kleinen Frühgeborenen die Lunge.

Ein wesentlicher Meilenstein in der Entwicklung dieses Organs erfolgt zwischen der 24. und 26. Woche. Zu diesem Zeitpunkt proliferiert das kapillare Netzwerk der Lunge in das Mesenchym in unmittelbarer Nähe der sich entwickelnden Luftwege. Damit wird die Voraussetzung für den Gasaustausch geschaffen. Zu diesem Zeitpunkt entstehen die terminalen Luftsäcke oder Alveolen als Ausstülpungen der Bronchiolen, die jedoch erst mit zunehmender Reifung, etwa in der 28. Woche, zur vollen Ausbildung kommen. Hierbei ist die Epitheldicke, also die Austauschschicht zwischen Luft und Blut, immer noch das 3fache der Schichtdicke am Termin. Unzweifelhaft ist, daß die Lunge den entscheidenden, limitierenden Faktor für die extrauterine Existenz des Kindes darstellt.

Klinische Ergebnisse, beispielsweise von Nwaesei et al. (1987), zeigen in der Tat, daß in der 23. Woche zwar Kinder lebend geboren werden, jedoch selten überleben. In der 24. Woche ist bereits ein Überleben von 10%, in der 25. Woche von 38%, in der 26. Woche von 46% und schließlich in der 27. Woche von 76% zu beobachten.

Als Einflußfaktoren auf die Überlebensrate wurden von Amon et al. (1987) besonders Geburtsgewicht und Gestationsalter betont. In ihrem Material von 476 Kindern aus den Jahren 1980–1985, das sie nach Gewichtsklassen von je 100 g auswerteten, zeigte sich, daß in der Gewichtsklasse unter 600 g mit einem mittleren Gestationsalter von 23,8 ± 1,5 Wochen nur 5% überlebten. Bei ansteigendem Gestationsalter von 24,6 ± 1,7 Wochen wurde bereits eine Überlebensrate von 21% festgestellt. Zwischen 700 und 799 g bei einem Gestationsalter von 25,9 ± 1,5 Wochen betrug diese bereits 35%, um schließlich sprunghaft in der Gewichtsklasse zwischen 800 und 1000 g auf 63 bzw. 64% anzusteigen, einhergehend mit einem Gestationsalter von 26,6 ± 1,5 bzw. 28,0 ± 1,7 Wochen. Auffällig ist, daß das weibliche Geschlecht durchgehend eine bessere Chance gegenüber dem männlichen in Bezug auf die Überlebensrate in allen diesen niedrigen Gewichtsklassen hat. Eindrucksvoll ist hier die Auswirkung der Kortikosteriodbehandlung in allen Gewichtsklassen, insbesondere aber im Bereich zwischen 800 und 1000 g.

Solche Ergebnisse werden heute von vielen großen Tertiärzentren erreicht, wie die Ergebnisse von Kitchen et al. (1989) zeigen. Von der 25. Woche bis einschließlich 28. Woche steigt bei einem dem Gestationsalter entsprechenden Geburtsgewicht die Überlebenschance von 19 bis auf 81%. Wiederum wird hier besonders deutlich die Abhängigkeit vom Gewicht, die sich noch stärker auszuwirken scheint als das Gestationsalter. Dies ist möglicherweise ein Hinweis, daß in diesem Krankengut Schwierigkeiten der Gestationsalterbestimmung von Bedeutung gewesen sind. Von Kitchen selbst ist in diesem Zusammenhang angeführt worden, daß die verbesserte Überlebenschance der Kinder, die relativ schwer für das Gestationsalter sind, ein verstärktes neonatologisches Engagement widerspiegelt, vielleicht aber auch Ausdruck ist, daß die technischen Schwierigkeiten der Handhabung solcher Kinder bei größeren Kindern leichter zu lösen sind.

Es ist weiterhin zu berücksichtigen, daß das Sterblichkeitsrisiko der extrem kleinen Frühgeborenen nach Entlassung höher ist als bei der Termingeburt. Der plötzliche Kindstod ist erhöht (Yu et al. 1986) wie auch die übrige Sterblichkeit (Hack et al. 1980; Sells et al. 1983). Letale Mißbildungen in dieser Gestationsaltersgruppe werden mit 2% (Kitchen 1989) bzw. 5,2% (Milligan et al. 1984) angegeben.

Zu den Geburtsfaktoren, die eine höhere Überlebensrate von Kindern unter 1000 g begünstigen, gehören neben dem weiblichen Geschlecht die einfache, unkomplizierte Frühgeburt und ein sehr früh hospitalisiertes, in einem Tertiärzentrum zur Welt gekommenes kleines Frühgeborenes. Der vorzeitige Blasensprung bei einer Frühgeburt verbessert nach eigenen Beobachtungen die Überlebensrate in der Altersgruppe oberhalb von 1000 g. Inwieweit dies künftig auch für die Gewichtsgruppe <1000 g gilt, bedarf weiterer Untersuchungen. Zumindest Segerer et al. konnten 1988 in ihrem Material diesen Befund nicht erheben. Die Kortikosteroidtherapie hat, wie von vielen Seiten demonstriert, einen außergewöhnlichen Einfluß auf die Überlebensrate.

Als ungünstige Faktoren müssen allgemein gelten: die Mehrlingsschwangerschaft, die Präeklampsie, Beckenendlagen und allgemein plazentare Insuffizienzen.

Es ist jedoch nicht nur die Überlebensrate des sehr kleinen Kindes, die das geburtshilfliche Handeln bestimmt, sondern insbesondere auch die zu erwartende Lebensqualität, das Ausmaß eines möglichen Handikaps, das individuell zu diskutieren ist. Ein geburtshilfliches aktives (aggressives?) Management hat deshalb unter 3 Voraussetzungen zu erfolgen:

1. Ein ausreichend diagnostisches Potential der Geburtshilfe zur Erkennung der gestörten Schwangerschaft und der fetalen Fehlbildung, zu dem heute nicht nur das CTG, US-Bildgebung, sondern auch die US-Doppler-Verfahren gehören sollten.
2. Ein vertretbares, individuell abschätzbares neonatales Morbiditätsrisiko, mit der Möglichkeit, dieses nicht nur geburtshilflich, sondern auch neonatal fortlaufend zu reevaluieren.
3. Eine niedrige Mortalität und Morbidität der Mutter durch operative, geburtshilfliche Verfahren.

Jede aktive, für die Mutter nicht lastenfreie operative Maßnahme erfordert aus geburtshilflicher Sicht die neonatologische Bereitschaft, ein gleicherweise sehr aktives Management bei dem kleinen Neonatus fortzuführen (Mentzel 1984). Dieser Dialog zwischen Intensivgeburtshilfe und Intensivneonatologie hatte in vielen Zentren, so auch in Zürich, zunächst zu einem zurückhaltenden, stufenweisen Konzept des aktiven Managements der kleinen Frühgeburt geführt. Es wurden Gewichts- und Gestationsaltersgrenzen eingeführt, unterhalb derer eine abwartende, fatalistische, im allgemeinen konservativ genannte Haltung geboten schien. In jedem Zentrum, in dem nicht in absolutistischer Weise ohne Güterabwägung dem Recht des Fetus auf Leben und seinem Recht auf totale Inanspruchnahme des technisch-medizinischen Fortschritts das Wort geredet wird, ergeben sich in diesem Grenzbereich des sehr kleinen Frühgeborenen neue soziale und ethische Dimensionen einer vorher nicht gekannten Problematik. Einerseits ist jede Intensivmaßnahme in diesem Grenzbereich der sehr frühen Frühgeburt im Hinblick auf die Lebenschance und mögliche Lebensqualität zu rechtfertigen, wie auch andererseits der Entzug einer dieser Intensivmaßnahmen bei neubefundeten oder eingetretenen schwerwiegenden Hirnschäden.

Goldenberg et al. haben 1984 die Überlebensraten einer großen Zahl von Statistiken gepoolt und den Einfluß des Gestationsalters und des Geburtsgewichts ab der 22. Woche und ab 500 g berechnet (Tabelle 1).

Tabelle 1. Anstieg der Überlebensrate. (Goldenberg et al. 1984)

Gestations-alter (Wochen)	Durchschnittl. Geb.-Gewicht [g]	Überlebens-rate	Pro Woche [%]	Pro Tag [%]
22	500	0	4	0,6
23	575	4	13	1,9
24	650	17	13	1,9
25	775	30	21	3,0
26	900	51	13	1,9
27	1025	64	11	1,6
28	1150	75	6	0,9
29	1250	81	6	0,9
30	1400	87	6	0,9
31	1550	93	2	0,3
32	1750	95	2	0,3
33	2000	97	1	0,3
34	2200	98	1	0,1
35	2400	99	1	0,1
36	2600	99+	<1	<0,1

Eindrucksvoll ist, daß jede geburtshilfliche Maßnahme, die zu einer Verlängerung des Gestationsalters bzw. der Erhöhung des Geburtsgewichts führt, pro Tag in der besonders kritischen Zeit zwischen der 23. und 27. Woche einen Effekt von 2%–3% haben kann. Aus Tabelle 1 wird ersichtlich, welche Bedeutung aktive tokolytische Maßnahmen mit Betamimetika in Kombination mit Magnesium und in Verbindung mit anderen konservativen Maßnahmen haben können. Aus diesen Zahlen kann ersehen werden, daß die seiner Zeit von Kubli (1979) geäußerte Auffassung, daß die in großer Zahl verabreichten Tokolytika nicht zu einer wesentlichen Änderung der Frühgeburtlichkeit geführt hätten, vom Ansatz her ungenügend war. Es war charakteristisch für eine geburtshilfliche Anschauung in einer Zeit, in welcher man in erster Linie den Endpunkt der Schwangerschaft, also das Terminkind, ins Kalkül zog, jedoch nicht die Möglichkeiten der Tokolytika und Intensivgeburtshilfe in Kombination mit der Neonatologie in Bezug auf eine Verbesserung der Mortalität und Morbidität durch Verlängerung des Gestationsalters um Tage oder Wochen.

Das größte Problem für den Geburtshelfer im Zusammenhang mit der sehr frühen Frühgeburt ist die Berücksichtigung der Prävalenz der Langzeitmorbidität unter den Überlebenden in diesen Gestationsaltersgruppen. Eltern fürchten im allgemeinen den großen Schaden im Falle eines Überlebens häufig mehr als den Tod des Kindes. Es ist die Pflicht des Neonatologen und des Geburtshelfers, hier intensiv aufzuklären. Der Arzt muß im allgemeinen zunächst darlegen, daß Intensivmaßnahmen nicht zu einer außergewöhnlichen Zahl von schwerbehinderten Kindern führen, daß jedoch bei Eintritt von schweren neonatalen Problemen auch der Entzug der Intensivtherapie erörtert werden kann.

Es ist das Verdienst von Stewart (1988), durch eine Zusammenfassung einer Vielzahl von Statistiken dargelegt zu haben, daß der Prozentsatz der Behinderungen bei Kindern unter 1000 g trotz der Intensivmaßnahmen nicht angestiegen ist. So blieb der Prozentsatz der Kinder mit neurophysiologischen und psychologischen Restschäden von 1965–1982 zwischen 18% und 21%, also konstant. Es darf jedoch nicht übersehen werden, daß die höhere Zahl von Überlebenden bei konstant gebliebener Zahl von Restschäden letztlich zu einer vermehrten Zahl von Kindern mit Restschäden führt, wie es an den Zahlen von Stewart ersichtlich ist.

Die WHO hat 1980 empfohlen, daß man das Wort „impairment“, also Behinderung, für solche diagnostischen Kategorien verwendet, bei denen psychoneurologische Abnormalitäten wie Erblindung, CP, Taubheit und Entwicklungsverzögerung festgestellt werden. Der Gebrauch der Bezeichnung „disability“ bezeichnet schwere Behinderungen mit schwersten motorischen Ausfällen wie spastische Quadriplegie.

Faßt man alle Geburtsgebrechen (impairment and disability) prozentual zusammen und korreliert sie mit dem Geburtsgewicht, wie das Stahlman et al. (1987) gemacht haben, dann wird deutlich, daß es einen engen Zusammenhang mit dem Geburtsgewicht gibt. Während rund ein Drittel aller Überlebenden in den Gewichtsklassen zwischen 500 g und 1000 g ein Handikap aufweisen, fällt dieser Anteil in der Gewichtsklasse von 1100–1250 g auf 17% und schließlich in der Gewichtsklasse von 1250–1500 g auf 10% ab.

Der Zusammenhang zwischen Behinderung mit schweren Gebrechen und Gestationsalter wurde ebenfalls deutlich nachgewiesen (Yu et al. 1986). Eindrucksvoll ist, daß das extrem kleine Frühgeborene in der 23. und 24. Woche, also im Bereich der Überlebensgrenze, ein sehr hohes Risiko hat, eine schwere Behinderung im Überlebensfalle zu behalten.

Betrachtet man jedoch, wie es Nwaesei et al. (1987) getan haben, den psychoneurologischen Entwicklungsstatus im Vergleich der Zeiträume unterhalb der 26. Woche mit der 27. Woche genauer, so wird deutlich, daß es nicht möglich ist bzw. es zumindest Nwaesei et al. nicht möglich war, signifikante Unterschiede herauszuarbeiten.

Versöhnlich ist auch, wie es Kitchen et al. (1989) gezeigt haben, daß in einer Follow-up-Studie in den Gewichtsklassen zwischen 500 g und 990 g eine wesentliche spontane Reduktion der neurologischen Handikaps stattfindet. Nach 2 Jahren waren 44% der Kinder dieser Gewichtsklasse ohne jegliche neurologische Ausfälle, nach 5 Jahren bereits 72%.

Zur Vermeidung der Geburtsbelastung ist bei der Fragilität des sehr kleinen Frühgeborenen wiederholt die allgemeine Anwendung der Sectio caesarea diskutiert worden. Bei jedem Verfahren, das die Mutter mit einem Risiko belastet, sollte das Ausmaß dieses Risikos bekannt und vertretbar sein. Erst seit 10 Jahren ist die Müttersterblichkeit im allgemeinen und die Sectio caesarea im besonderen auf Werte zwischen 5–12,5 pro 100000 abgefallen und damit in einen Bereich gelangt, der eine solche Maßnahme auch im Bereich der extrem frühen Frühgeburt rechtfertigen läßt.

Allerdings ist der positive Einfluß einer generell durchgeführten Sectio caesarea auf die Überlebensrate der extrem unreifen Kinder unter 1000 g bis heute umstritten. Hutson et al. (1986) und Barrett et al. (1983) stellten keinerlei Einfluß fest. Hingegen fanden Britton et al. (1981), Bowes et al. (1979) und Smith et al. (1980) wesentlich höhere Überlebensraten in der Gruppe, die durch Sectio caesarea geboren worden war. Hierbei ist ohne Zweifel die große Schwankungsbreite des Reifegrades und des intrauterinen Wachstums bei gleichem Gestationsalter zu berücksichtigen.

Mentzel (1984) glaubt, daß aus der Analyse seines Materials, in dem er die Mortalität der Jahre 1977–78 mit der Mortalität der Jahre 1981–1983 verglich, hervorgeht, daß die Sectiofrequenz unmittelbar die Mortalität beeinflußt. Bei einem Anstieg der Sectiofrequenz von 16% auf 59% in der Gewichtsklasse 500–750 g in den Zeiträumen 1977–1980 bzw. 1981–1983 verzeichnete er einen Abfall der Mortalität von 64% auf 50%. Eindrucksvoll ist jedoch ein Abfall der Mortalität in der Gewichtsgruppe von 750–1000 g in gleichen Zeiträumen von 52% auf 30%, bei einem Anstieg der Sectiofrequenz von 20% auf 76%.

Aus seinen Zahlen geht insbesondere hervor, daß die Beckenendlage von diesem Anstieg der Sectiofrequenz profitierte, während bei den Schädellagen kein Unterschied der Mortalität zwischen Sectio oder vaginaler Geburt festgestellt werden konnte. Dennoch glaubt er auch bei der Schädellage einen positiven Trend der Entwicklung nach Schnittentbindungen erkennen zu können.

Aus den vorliegenden Arbeiten (Bodmer et al. 1986; Wulf et al. 1984) läßt sich unschwer eine Einteilung der extrem kleinen Frühgeborenen in eine Hochrisikogruppe und eine Niedrigrisikogruppe vornehmen. In der Niedrigrisikogruppe scheint der Entbindungsmodus weder die Mortalität noch die Frühmorbidität zu beeinflussen (Dietl et al. 1989), während in der Hochrisikogruppe, also in der Gruppe, in der

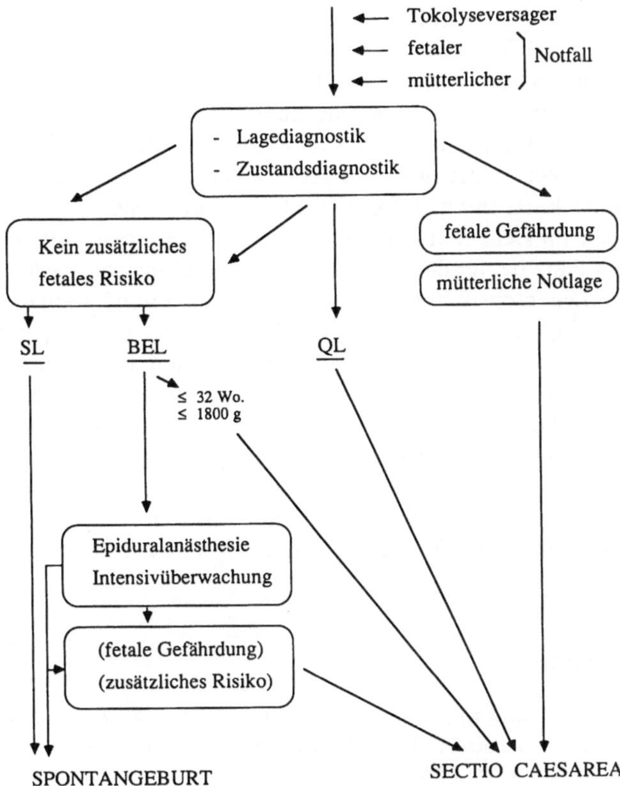

Abb. 1. Entbindungsmodus der Frühgeburt

selektiv die Frühgeburt aus mütterlicher und/oder fetaler Indikation durch Sectio entbunden wird, die Kinder hiervon besonders zu profitieren scheinen. Welcher Geburtsmodus mit der geringsten Morbiditätsgefährdung in Bezug auf verbleibende Zerebralschäden und Hirnblutungen einhergeht, läßt sich bis heute nicht einwandfrei mittels des vorliegenden Materials beweisen. Wir stimmen mit Dietl et al. überein, daß die Sectio in der Hochrisikogruppe (Beckenendlage, Hypertonie, „small for date") als Teil der aktiven Geburtsleitung angesehen werden muß.

Heute ist ein aktives Management der Geburt, das die Hypoxiephasen zu vermeiden trachtet, bei allen Kindern unter 1000 g zu fordern. Dazu gehört die sorgfältige Gewichts- und Gestationsaltersschätzung, der Einsatz tokolytischer Mittel, die mütterliche Steroidverabreichung, das komplette fetale Monitoring und schließlich die Bereitstellung einer neonatologischen Equipe in der Gebärabteilung bzw. im Operationssaal.

Es kann als gesichert gelten, daß jede Vermeidung der Hypoxie eine bessere Überlebensrate und eine geringere Morbidität bewirkt. Hierfür sprechen nicht nur die von zahlreichen Untersuchern gefundene Beziehung zwischen Apgar-Score und Überlebensrate, sondern auch die von Schulte dargestellten Befunde von Takashima et al. (1985), daß der zeitliche Ablauf und das Ausmaß der axodendritischen Verknüpfungen im Hirnstamm bei Kindern mit der Anamnese einer chronischen Hypoxie gegenüber der Norm verändert sind. Darüber hinaus sollen auch subakute hypoxische Perioden zu einer veränderten Ausstattung der Zellen mit endoplasmatischem Retikulum und/oder Golgi-Apparat führen (Schulte 1987). Es sind solche Veränderungen, die ein Teil der beschriebenen Leistungsstörungen erklären würde.

Das Schema der Abb. 1 faßt den Entbindungsmodus der Frühgeburt aus Zürcher Sicht zusammen. Bei unaufhaltsamen Frühgeburtsbestrebungen, fetalem oder mütterlichem Notfall, muß eine Lage- und Zustandsdiagnostik des Fetus durchgeführt werden. Ohne zusätzliches fetales Risiko wird auch bei Beckenendlage < 1800 g stets eine Sectio durchgeführt. Jede Schädellage < 1500 g wird behandelt wie eine Termingeburt, intensiv überwacht und bei fetaler Gefährdung durch Sectio caesarea oder im Beckenausgang durch die Zange entwickelt. Die primäre Sectio ist immer am Platz bei fetaler Gefährdung und mütterlicher Notlage.

Die intensivtherapeutischen Möglichkeiten haben uns in einen Grenzbereich vorstoßen lassen, wo gefragt werden muß, wann klein zu klein ist und wann welches Verhältnis zwischen schweren Gebrechen und Überleben noch aktives Handeln oder, wie der Amerikaner sagt, „an aggressiv approach" rechtfertigt. Die Ausschöpfung aller geburtshilflichen Intensivmöglichkeiten in dem Grenzbereich des extrem kleinen Frühgeborenen setzt nicht nur das Vertrauen in die Leistungsbereitschaft des Neonatologen voraus, sondern auch in dessen Fähigkeit, das Ausmaß einer möglichen schwersten Schädigung zu erkennen und hieraus die Konsequenzen für den Einsatz und die Beendigung seiner Intensivbehandlung zu ziehen.

Literatur

Amon E, Sibai BM, Anderson GD, Mabie WC (1987) Obstetric variables predicting survival of the immature newborn (< 1000 gm): A five-year experience at a single perinatal center. Am J Obstet Gynecol 156:1380–1389

Barrett JM, Beohm FH, Vaughn WK (1983) The effect of type of delivery on neonatal outcome in singleton infants of birthweight of 1000 gm or less. J Am Med Assoc 250:625–628

Bodmer B, Benjamin A, Mclean FH, Usher RH (1986) Has use of cesarean section reduced the risk of delivery in preterm breech presentation? Obstet Gynecol 154:244–250

Bowes WA jr, Halgrimmson M, Simmons MA (1979) Results of the intensive perinatal management of very-low-birth-weight infants (500–1500 gm). J Reprod Med 23:245–250

Britton SB, Fitzhardinge PM, Ashby S (1981) Is intensive care justified for infants weighing less than 801 gm at birth. J Pediatr 99:937–943

Bumm E (1907) Grundriß zum Studium der Geburtshülfe. Bergmann, Wiesbaden

Dietl J, Arnold H, Haas G, Mentzel H, Hirsch HA (im Druck) Fetal outcome extrem unreifer Frühgeborener (< 1000 g) bei high und low-risk-Schwangerschaften

Goldenberg RL, Nelson KG, Davis RO, Koski J (1984) Delay in delivery: Influence of gestation and the duration of delay on perinatal outcome. Obstet Gynecol 64:480–484

Hack M, Merkatz IR, Jones IR, Fanaroff AA (1980) Changing trends of neonatal and postneonatal deaths in very-low-weight infants. Am J Obstet Gynecol 137:797–800

Hutson JM, Driscoll JM, Fox HE, Driscoll YT, Steir ME (1986) The effect of obstetric management on neonatal mortality and morbidity for infants weighing 700–1000 grams. Am J Perinatol 2: 255–256

Kitchen WH, Doyle LW, Pepperell RJ (1989) Very low birthweight babies. In: Studd J (ed) Progress in Obstetrics and Gynaecology. Livingstone, Edinburgh, pp 175–183

Krönig B (1906) Die Verkleinerung und die Herausziehung des verkleinerten Kindskopfes (Kraniotomie). In: Fasbender H (Hrsg) Geschichte der Geburtshülfe. Fischer, Jena, S 954–960

Mentzel H (1984) Sectio bei Frühgeburt aus der Sicht des Neonatologen – Indikationen und Grenzen. Gynäkologe 17:243–249

Milligan JE, Shennan AT, Hoskins E (1984) Perinatal intensive care: Where and how to draw the line. Am J Obstet Gynecol 148:499–503

Nwaesei CG et al (1987) Preterm birth at 23 to 26 weeks' gestation: Is active obstetric management justified? Am J Obstet Gynecol 157:890–897

Schulte FJ (im Druck) Neurologische Residualschäden und Rehabilitation bei ehemaligen Frühgeborenen. In: Spiess H (Hrsg) Bericht von der Münchner Tagung des Deutschen Grünen Kreuzes. Deutsches Grünes Kreuz Fördergesellschaft mbH, Marburg

Segerer H, Landendörfer W, Deeg KH, Richter K (1988) Reduktion von Hirnblutung und Atemnotsyndrom bei Frühgeborenen durch Vermeidung einer perinatalen Asphyxie. Monatsschr Kinderheilk 136:176–180

Sells CJ, Neff TE, Bennett FC, Robinson NM (1983) Mortality in infants discharged from neonatal intensive care unit. Am J Dis Child 137:44–47

Smith ML, Spencer SA, Hull D (1980) Mode of delivery and survival in babies weighing less than 2000 gm at birth. Br Med J 281:1118–1119

Stahlman MT et al (1987) Increased survival in VLBW-infants ≤ 1500 g is not associated with increased handicap rate. International Neonatal Intensive Care Collegium Sassari

Stewart A (1988) The baby under 1000 g: Outcome: In: Harvey D, Cooke RW, Leith G (eds) The baby under 1000 g. Wight, Bristol, pp 1–9

Takashima S, Mito T, Becker EL (1985) Neuronal development in the medullary reticular formation in sudden infant death syndrome and premature infants. Neuropediatrics 16:76–79

Wulf KH, Kastendiek E, Sellbach-Göbel B (1984) Zum Geburtsmodus bei Frühgeborenen – abdominal oder vaginal? Z Geburtshilfe Perinatol 188:249–255

Yu VYH, Loke HL, Bajuk B, Szymonowicz W, Orgill AA, Astbury J (1986) Prognosis for infants born at 23 to 28 weeks gestation. Br Med J 293:1200–1203

Die Entbindung aus Beckenendlage – Ist die generelle Sectio gerechtfertigt?

W. Künzel, A. Hahn und M. Kirschbaum

Genereller Kaiserschnitt bei Beckenendlagen?

Zu den schwierigsten Aufgaben in der Geburtshilfe gehört heute immer noch, eine Frau von einem Kind zu entbinden, das sich in Beckenendlage befindet. Bei sehr konservativer Geburtsleitung sind Mortalität und Morbidität der Kinder extrem erhöht (Döring u. Sousa Gerbert 1988; Manzke 1981; Wulf 1981).

Aus diesem Grunde hat Wright bereits 1959 die Forderung erhoben, Kinder in Beckenendlage grundsätzlich durch Kaiserschnitt zu entwickeln. Lange Zeit blieb jedoch dieser Aufruf ungehört, da der Kaiserschnitt, verglichen mit der vaginalen Geburt, mit einer höheren Morbidität für die Mutter einherging. Erst viele Jahre später haben Kubli et al. (1975) diese Anregung von Wright erneut aufgegriffen.

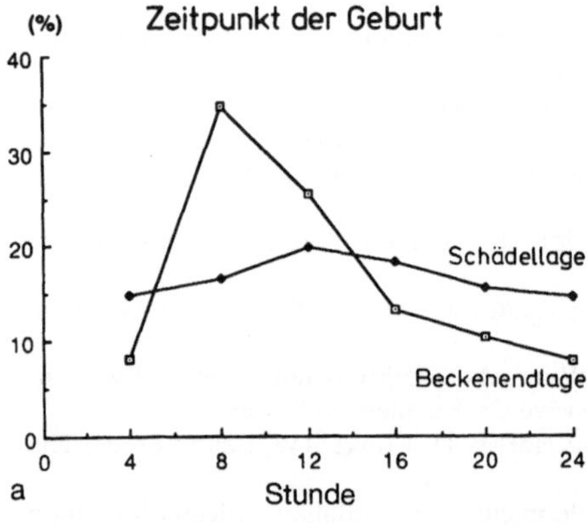

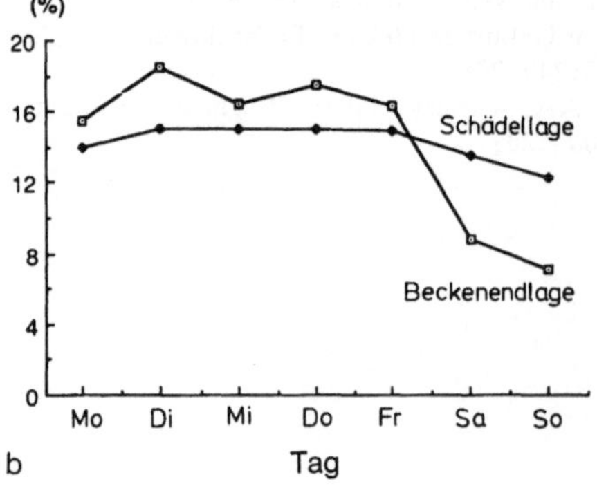

Abb. 1a, b. Zeitliche Verteilung der Entbindung aus Beckenendlage ($n = 1815$) und Schädellage ($n = 40169$) nach den Daten der Hessischen Perinatalerhebung 1987. 84,3% Beckenendlagen-Kinder und 74,0% Schädellagen werden von Montag–Freitag (**b**) in der Zeit von 6.00–22.00 Uhr (**a**; Beckendlagen 84,0%, Schädellagen 70,5%) geboren

Diese Forderung hat damals ein großes Echo gefunden. Eine Umfrage zur Geburtsleitung der Beckenendlage 1977 in der Bundesrepublik Deutschland brachte folgendes Ergebnis: Unabhängig von der Größe der Klinik wurden Erstgebärende in ca. 75% und Mehrgebärende in 24,7% durch Sectio entbunden (Künzel 1981a). Daran hat sich bis heute wenig geändert. Es ist sogar in den letzten Jahren noch eine Zunahme der operativen Entbindungen bei Beckenendlage erfolgt.

Die Vorteile der Entbindung durch Kaiserschnitt liegen auf der Hand: Der Kaiserschnitt ist als operative Maßnahme zu einem definierten Zeitpunkt zu planen, eine eilige Entbindung ist nicht notwendig und die Gefahren für das Kind, die bei der vaginalen Entwicklung aus Beckenendlage auftreten können, sind geringer.

Dem steht bei der exspektativen Geburtsleitung der ungewisse Ausgang der Bekkenendlagenentbindung und der nicht kalkulierbare Zeitpunkt gegenüber. Diese Auffassung reflektiert sich in den Perinatalstatistiken der Bundesländer. Die Geburten aus Beckenendlage durch Sectio konzentrierten sich auf die Wochentage in der Zeit von 8.00–20.00 Uhr. In dieser Zeit finden ca. 80% aller Beckenendlagengeburten statt (Hepe 1987; Abb. 1).

In den letzten Jahren werden jedoch immer häufiger Bedenken von verschiedener Seite angemeldet, auch von den Patienten selbst an uns herangetragen, ob die generelle Sectio bei Vorliegen einer Beckenendlage gerechtfertigt und notwendig ist (Döring u. Sousa Gerbert 1988; Flanagan et al. 1987, Vetter et al. 1988). Neben der Belastung der Mutter werden auch die Kosten als Gründe gegen die Sectio angeführt (Myers u. Gleicher 1987). Auch die Diskussion über die generelle Sectio beim Frühgeborenen ist wieder in Gang gekommen (Bodmer et al. 1986).

Morbidität der Mutter beim Kaiserschnitt

Es stellt sich daher heute erneut die Frage, ob es sinnvoll ist, wie bisher zu verfahren und alle Frauen mit Beckenendlage durch Sectio zu entbinden, oder ob es möglich ist, ein differenzierteres Vorgehen in der Geburtsleitung bei Beckenendlage zu wählen.

Diese Frage sollte nicht mit der Absicht gestellt werden, Assistenten, die sich in der Ausbildung zum Arzt für Gynäkologie und Geburtshilfe befinden, eine Chance zu geben, die Entbindung aus Beckenendlage zu erlernen. Das kann keine Begründung für die Durchführung einer vaginalen Entbindung sein. Wir können uns jedoch bei der Diskussion um das geeignete Entbindungsverfahren der Tatsache nicht verschließen, daß die Sectio, wenn nicht mit einer hohen Mortalität, so doch zumindest mit einer hohen Morbidität einhergeht (Tabelle 1): Es treten 5mal häufiger Fieber im Wochenbett auf, es entstehen 3mal häufiger Thrombosen und Embolien als bei Spontangeburten aus Schädellage. Auch der Krankenhausaufenthalt ist verlängert: In 67,5% der Fälle bleiben die Patienten 7–12 Tage im Krankenhaus gegenüber 15,1% bei Schädellagen, 17,9% der Patienten haben eine Verweildauer von mehr als 13 Tagen gegenüber 0,6% bei Schädellagen.

Diese Unterschiede zwischen beiden Kollektiven beruhen auf der hohen Rate der Kaiserschnitte im Beckenendlagenkollektiv: Sie beträgt 84,3%.

Diese erhöhte Morbidität der Mutter ist sicher Anlaß genug, darüber nachzudenken, ob die generelle Forderung nach einer Sectio bei Vorliegen einer Beckenendlage gerechtfertigt ist.

Tabelle 1. Mütterliche Morbidität bei Spontangeburten aus Schädellage, bei Sectio aus Schädellage und bei Geburt aus Beckenendlage. Es wird deutlich, daß die Entbindung durch Sectio mit einer erhöhten Morbidität der Mutter einhergeht. (Hessische Perinatalerhebung 1987)

	Schädellage spontan $n = 32492$ [‰]	Schädellage Sectio $n = 4926$ [‰]	Beckenendlage 84,3% Sectio $n = 1815$ [‰]
Fieber	4,2	37,6	22,6
Sekundärnaht	3,9	6,3	3,3
Thrombosen	0,4	1,4	1,1
Embolien	0,3	1,0	1,1
Sonstige Ereignisse	5,1	21,7	5,0

Entbindung von Kreißenden mit Kindern in Beckenendlage in der Bundesrepublik Deutschland

Die derzeitige Situation der Beckenendlagenentbindung in der Bundesrepublik im Jahre 1987 spiegeln die Perinatalstatistiken der einzelnen Länder wider (Tabelle 2).

Die vaginale Entbindung aus Beckenendlage ist in den einzelnen Bundesländern generell sehr niedrig. Es zeigen sich jedoch von Land zu Land Unterschiede. So wird in den Ländern Rheinland-Pfalz und im Saarland die vaginale Entbindung einer Beckenendlage nur in ca. 12% der Fälle durchgeführt, gefolgt von Baden-Württemberg, Hessen und Bayern mit ca. 18%. Eine Spitzenposition unter den Ländern nehmen Hamburg mit 24,9%, Westfalen-Lippe (Nordrhein-Westfalen) mit 21,1% und Schleswig-Hostein mit 27,4% ein. Aufgrund der Perinatalstatistiken ist nicht zu erklären, warum in den einzelnen Ländern in dieser unterschiedlichen Häufigkeit die Indikation zum Kaiserschnitt bzw. die Entscheidung für eine vaginale Entbindung getroffen wurde.

In Hessen hat sich seit 1982 die Häufigkeit der vaginalen Entbindung ständig reduziert. Sie betrug 1982 noch 34,8%. Sie fiel dann bis 1985 auf 17,7% ab. Seit dieser Zeit erfolgten bis zum 1. Halbjahr 1988 nur geringe Änderungen.

Auch die Klinikprofile, in der die Häufigkeiten der Sectio bei Beckenendlagen und Erstgebärenden erfaßt sind, zeigen eine breite Streuung. Im Klinikprofil der Hessischen Perinatalerhebung 1987 wurden die Geburten von 65 Kliniken mit insgesamt 2094 Beckenendlagen erfaßt. Im Mittel wurden 94% der Erstgebärenden durch Sectio entbunden; 90% der Krankenhäuser haben in 84,2% eine Sectio durchgeführt. Der niedrigste Wert lag bei 20%, d. h., in dieser Klinik wurden 80% der Erstgebärenden vaginal entbunden. Eine Analyse dieser Daten wäre sicherlich aufschlußreich.

In der Gießener Klinik zeigen sich ebenfalls Fluktuationen in der Häufigkeit der vaginalen Entbindung einer Beckenendlage. Im Jahr 1982 betrug die vaginale Entbindungsrate der Beckenendlage etwa 50%. Sie fiel bis 1986 auf 34,6% ab und zeigte danach erneut einen kurzen Anstieg auf 45–50%. Interessant ist, daß dieser Abfall einen engen Bezug zur Häufigkeit der Beckenendlagen im gesamten Geburtenkollektiv hat. Im gleichen Zeitraum hat die Anzahl der Frühgeburten zugenommen.

Tabelle 2. Häufigkeit der vaginalen Entbindung bei Beckenendlage aus den Perinatalstatistiken der Bundesländer. Die Häufigkeit der Beckenendlagen am gesamten Geburtsgut (*) liegt in den Bundesländern zwischen 4,1% und 5,6%, die Häufigkeit der vaginalen Entbindung (+) zwischen 11,6% und 27,4%

Bundesland KV-Bereich	Vaginale Entbindung der Beckenendlage			
	Gesamt	[%]*	*n* vag.	[%]+
Schleswig-Holstein	671	4,9	184	27,4
Hamburg	891	5,3	222	24,9
Westfalen-Lippe	3737	4,8	790	21,1
Niedersachsen	2175	4,4	448	20,6
Baden-Württemberg	4133	4,8	723	17,5
Hessen	2094	4,9	362	17,3
Bayern	4125	4,1	707	18,8
Rheinland-Pfalz	1612	4,8	192	11,9
Saarland	560	5,6	65	11,6

Der Abfall der Häufigkeit vaginaler Entbindungen ist durch die großzügige Indikation zur Sectio bei Frühgeburten zu erklären. Der Anteil der Frühgeburten bei Beckenendlage (<36. Woche) beträgt im Gießener Beckenendlagenkollektiv 34,4%.

Geburtsleitung bei Beckenendlage

Prospektive Geburtsleitung

Unter prospektiver Geburtsleitung versteht man die Ausschaltung von Risiken durch primäre Sectio (Abb. 2).

Bei prospektiver Geburtsleitung (Döring u. Hossfeld 1974) wird die schwierige Entscheidung, ob die Geburt einer Beckenendlage auf vaginalem Wege oder durch Sectio erfolgen soll, häufig vor Wehenbeginn getroffen. Risikofaktoren sind:

a) das Mißverhältnis zwischen Kopf und mütterlichem Becken;
b) die Geburt nach Uterusoperationen, wie beispielsweise die Operation nach Straßmann oder Myomenukleationen;
c) die Geburt nach Sectio;
d) das Vorliegen eines Uterus myomatosus;
e) die vollständige Fußlage;
f) Frühgeburt von der 27.–35. Woche.

Frühgeburt von der 27.–35. Woche:

Es ist bekannt, daß Schwangerschaften vor der 36. Woche durch eine Reihe zusätzlicher Faktoren kompliziert sind, zum Beispiel durch vorzeitigen Blasensprung, Infektionen, EPH-Gestose, Placenta praevia und andere Ursachen, so daß sich schon aus diesem Grunde sehr häufig die Indikation zur Sectio stellt. Im Kollektiv der Gießener Frauenklinik von 1986–1988 waren beispielsweise in 53,8% der Fälle

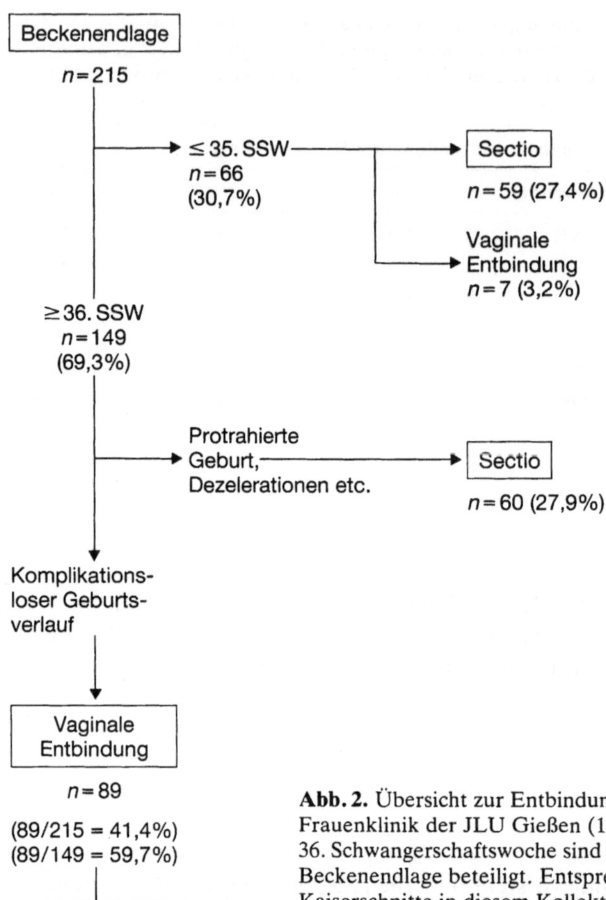

Abb. 2. Übersicht zur Entbindung bei Beckenendlage an der Frauenklinik der JLU Gießen (1986–1988). Frühgeburten vor der 36. Schwangerschaftswoche sind mit 30,7% an der Entbindung aus Beckenendlage beteiligt. Entsprechend hoch ist auch der Anteil der Kaiserschnitte in diesem Kollektiv (59 von 66 = 89,4%) und überraschend hoch der Anteil der Mehrgebärenden (46 von 66 = 69,7%). Die Häufigkeit der Entbindung durch Sectio beträgt in der fortgeschrittenen Schwangerschaft (>36. SSW) 41,3%, wobei eine nahezu gleiche Häufigkeit bei Erst- und Mehrgebärenden besteht

Hypoxiezeichen im CTG die Indikation zur Sectio, und in 21,5% bestimmte der vorzeitige Blasensprung und der daraus resultierende Geburtsfortschritt die Indikation (Tabelle 3). Gefürchtete Komplikation in frühen Schwangerschaftswochen ist zudem das Verfangen des Kopfes bei unvollständig eröffnetem Muttermund, insbesondere bei Fußlagen.

Die Häufigkeit der Sectio beträgt im Geburtengut der Frauenklinik von 1986–1988 in der 35. Schwangerschaftswoche und früher ca. 90%: 7 Kinder aus dieser Gruppe wurden auf vaginalem Weg geboren, davon 1 Kind in der 24. Schwangerschaftswoche, 2 Kinder in der 26. Schwangerschaftswoche, 2 Kinder mit einem intrauterinen Fruchttod in der 33. und 35. Schwangerschaftswoche sowie 1 Kind mit Mißbildungen, das kurz nach der Geburt verstarb.

Tabelle 3. Indikationen zur Sectio vor der 36. Woche und nach der 35. Woche der Schwangerschaft. Hypoxiezeichen im CTG sind eine häufige Indikation zur Sectio vor der 36. Woche

	≤36. Woche $n=65$ [%]	≥37. Woche $n=53$ [%]
Hypoxiezeichen im CTG	53,8	30,2
Vorzeitiger Blasensprung und Geburtsfortschritt	21,5	–
Plazentakomplikationen	9,2	–
Sonstige Risiken	15,4	15,1
Protrahierter Geburtsverlauf	–	26,4
Fußlage/Fußvorfall	–	26,4
Drohende Uterusruptur	–	1,9

Exspektative Geburtsleitung

Nach Ausschluß aller Risikofaktoren ist ein exspektatives Vorgehen in der Behandlung der Beckenendlage vertretbar. Darunter ist der Versuch zu verstehen, durch sorgfältige Kontrolle des Geburtsvorganges und Überwachung des Kindes während des Geburtsverlaufs zu entscheiden, ob eine vaginale Entbindung vertretbar oder die Sectio vorzuziehen ist. Das verlangt Geduld und Erfahrung.

Exspektative Geburtsleitung deshalb, da alle anderen Verfahren, den Geburtsverlauf prospektiv abzuschätzen, sich bisher nicht bewährt haben. Mit dem Zatuchni-Andros-Score (1967) ist der Versuch gemacht worden, aus Parität, Gestationsalter, vorausgegangener Beckenendlage, Muttermundsweite, Höhenstand des Steißes und geschätztem Gewicht des Kindes zu Beginn der Geburt den weiteren Verlauf der Geburt abzuschätzen. Die Aussage war enttäuschend. Bei retrospektiver Analyse des Scores bei 82 Beckenendlagengeburten der Würzburger Frauenklinik der Jahre 1976/77 wird deutlich, daß etwa 75% der Frauen durch Sectio entbunden wurden, wenn ein Score von 3 und weniger vorlag. Mit gleichem oder geringerem Score wurden aber auch 45% der Frauen auf vaginalem Wege entbunden. Eine prospektive Beurteilung der Geburt ist daher unter Berücksichtigung dieser Befunde nicht möglich (Künzel 1977).

Auch die röntgenologische Darstellung des Beckens und die Vermessung durch Ultraschall sind ungeeignet, den Geburtsverlauf vorherzusagen. Die Argumente von Ketscher et al. (1988) können nicht überzeugen. Die Gewichtsschätzung des Kindes ist für die prospektive Geburtsleitung ebenfalls nicht zuverlässig. Es fehlt bisher an prospektiven Studien, die den Aussagewert dieser Maßnahmen eindeutig belegen. Es bleibt daher nur, den Verlauf der Geburt abzuwarten, zu prüfen, ob der Muttermund sich eröffnet, der Steiß im Becken tiefer tritt und die fetale Herzfrequenz während dieser Zeit im Normbereich bleibt. Bei diesem exspektativen Vorgehen werden z. Zt. an der Gießener Universitätsfrauenklinik 60% der Patienten zwischen der 37. und 42. Schwangerschaftswoche vaginal entbunden.

Tabelle 4. Geburtsdauer ab Beginn regelmäßiger Wehen bis zur Geburt des Kindes bei Geburt aus Schädellage und Beckenendlage. (Hessische Perinatalerhebung 1987)

	Schädellage spontan $n = 32492$ [%]	Beckenendlage vaginal $n = 285$ [%]
1–2 h	12,7	18,2
3–6 h	55,9	55,1
7–12 h	26,4	18,9
Über 12 h	4,8	6,7
Ohne Angabe	0,1	1,1

Für die exspektative Leitung einer Beckenendlagengeburt müssen neben den bereits genannten Kriterien folgende Voraussetzungen erfüllt sein:

a) Die kontinuierliche Kontrolle des Geburtsvorganges, d.h. Dilatation des Muttermundes und Höhenstand des Steißes, muß gewährleistet sein.
b) Die fetale Herzfrequenz ist zur Überwachung der fetalen Oxygenation und frühen Diagnose des fetalen Schocks kontinuierlich zu kontrollieren.
c) Die Geburt ist durch Anlegen einer Periduralanästhesie zu erleichtern.

Zu a: Die Kontrolle des Geburtsverlaufs
Bei der Überwachung des Geburtsverlaufes kommt es darauf an, die Dilatation des Muttermundes in ihrem zeitlichen Verlauf zu erfassen und zum Höhenstand des Steißes in Beziehung zu setzen. Ein Vergleich der in der Hessischen Perinatalerhebung 1987 vaginal entbundenen 285 Beckenendlagen mit den 32492 vaginal entbundenen Schädellagen zeigt, daß wesentliche Unterschiede in der Geburtsdauer zwischen Schädellage und vaginal entbundenen Beckenendlagen nicht bestehen. Ein hoher Anteil von Beckenendlagen-Kindern wird bereits nach einer kurzen Geburtsdauer von 1–2 h geboren (18,2%), und nur wenige Entbindungen erfolgen nach mehr als 12 h (Tabelle 4). Dies belegt, daß bei rascher Eröffnungsperiode und gutem Geburtsfortschritt vaginale Entbindungen vermehrt durchgeführt werden können.

Zu b: Kontrolle der kindlichen Herzfrequenz
Die Kontrolle der fetalen Herzfrequenz während der Geburt ist eine ganz wesentliche Voraussetzung für die Überwachung einer Beckenendlage. Dies kann zunächst in der frühen Eröffnungsphase bei noch nicht gesprungener Fruchtblase diskontinuierlich geschehen, da Patienten häufig das Bedürfnis haben, sich frei zu bewegen. Bei weiterer Eröffnung des Muttermundes sollte jedoch die kontinuierliche Kontrolle bis zur Geburt des Kindes erfolgen.

Die Ableitung der Herzfrequenz erfolgt zunächst extern über einen Ultraschallaufnehmer. Nach spontanem Blasensprung ist dann die interne Kontrolle wegen der geringeren Störanfälligkeit sinnvoll. Eine Blasensprengung zum Zwecke der internen Ableitung der Herzfrequenz ist nicht ratsam, da durch das abfließende Fruchtwasser die Physiologie der umbilikalen Zirkulation gestört werden kann (Künzel 1981b).

Bei der Beurteilung der fetalen Herzfrequenz sind 4 Parameter fortwährend zu kontrollieren:

1. die basale Herzfrequenz,
2. die Oszillationen der fetalen Herzfrequenz,
3. die Akzelerationen der fetalen Herzfrequenz und
4. die Dezelerationen der fetalen Herzfrequenz.

Bei der Beurteilung dieser Parameter kommt den Dezelerationen der größte Stellenwert zu, da sie eine Information über die Sauerstoffversorgung des Fetus geben. Wesentliche Veränderungen der fetalen Herzfrequenz treten in der Regel erst in der letzten Stunde vor der Geburt auf.

Die basale fetale Herzfrequenz steigt im Kollektiv der vaginal entbundenen Beckenendlagen stärker an als in einer Vergleichsgruppe mit Schädellagen. Auch die Fläche der Dezelerationen zeigt einen stärkeren Anstieg (Kurz u. Künzel 1977).

Anhand eines Punktescores läßt sich der Zustand des Fetus in utero recht gut beschreiben. Der Anstieg der basalen Herzfrequenz, der Verlust der Oszillationen und das Auftreten von Dezelerationen kennzeichnen die Verschlechterung des fetalen Zustandes in utero. Häufigkeit, Dauer und Tiefe der Dezelerationen sowie Höhe der basalen Herzfrequenz und der Grad des Oszillationsverlustes sind bei der Bewertung des CTG von besonderer Bedeutung. So besteht deshalb auch eine gute Korrelation zwischen dem ermittelten Score 1 h ante partum und dem in der Nabelschnur gemessenen pH-Wert (Abb. 3).

Das Abwägen zwischen dem CTG-Befund und dem Geburtsfortschritt gehört sicher zu den schwierigsten Beurteilungen bei der Leitung einer Beckenendlagengeburt. So wird es in der Regel wenig Probleme bereiten, wenn bei Tiefertreten des Steißes Dezelerationen der fetalen Herzfrequenz nicht beobachtet werden. In solchen Fällen kann man sich Zeit lassen und der Geburt in Ruhe entgegensehen. In jenen Fällen, in denen wehenabhängig wiederholt Dezelerationen auftreten und die

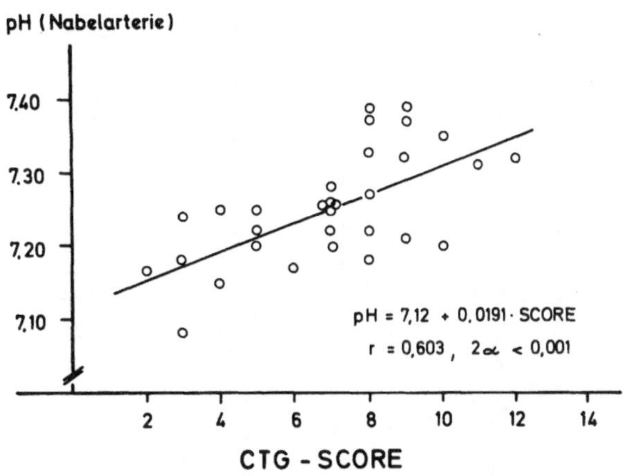

Abb. 3. pH-Wert in der Nabelarterie in Korrelation zu einem Beurteilungsscore des Kardiotokogramms von 60 min bis zur Geburt. Anstieg der fetalen Herzfrequenz, Verlust von Oszillationen und Häufigkeit und Dauer von Dezelerationen sind zu einem erniedrigten CTG-Score korreliert. Die Abnahme des Scores geht mit Erniedrigung des pH-Wertes im Nabelschnurblut einher. (Künzel 1981a)

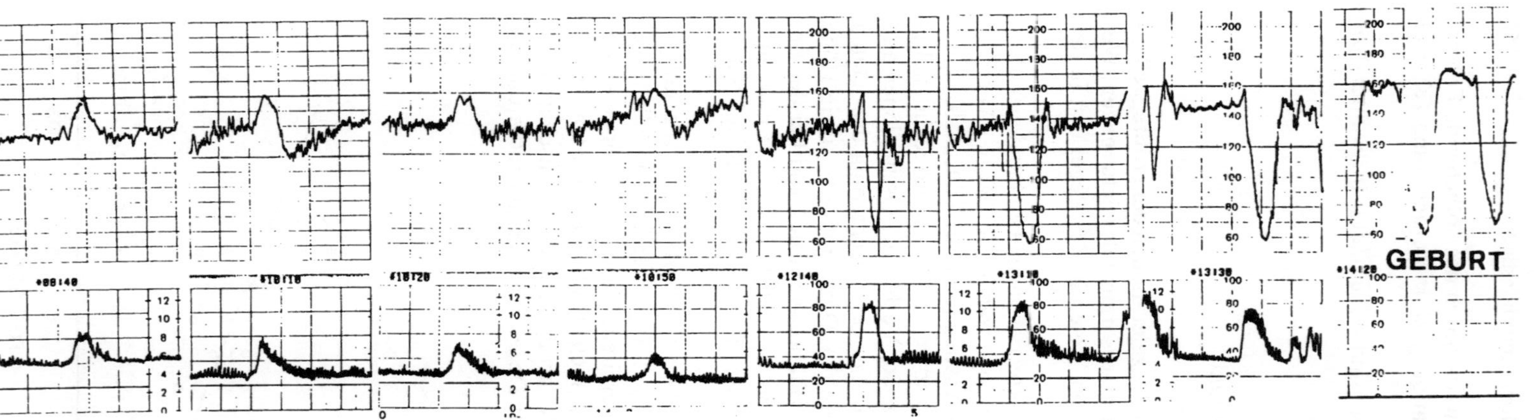

Abb. 4. Kardiotokogramm (in Ausschnitten) bei einer vaginalen Geburt aus Beckenendlage (J. Nr. 597/20). I-Para, Geburtsdauer 7,5 h, Entwicklung nach Bracht (14.28 Uhr), 40. Woche, Gewicht 3090 g, Länge 50 cm. Apgar 7/9/10, pH akt. 7,09, pCO_2 42,2 mm Hg, pO_2 21 mm Hg, Base excess − 17,4 meq/l. Der Verlauf dieser Beckenendlagenentwicklung stellt eine Grenzsituation dar. Bei ungünstigeren geburtsmechanischen Bedingungen wäre die Entbindung durch Sectio indiziert gewesen

basale fetale Herzfrequenz einen Anstieg mit Oszillationseinschränkung zeigt, sollte das Kind bald geboren werden (Abb. 4).

Tritt der Steiß nicht tiefer und sind die Spinae in den Wehenpausen noch gut zu palpieren, dann ist es im Zweifelsfalle besser, auch nach langem Geburtsverlauf sich für eine Sectio zu entscheiden. Die Extraktion am Steiß oder am Fuß sollte der Vergangenheit angehören. Es ist allzugut bekannt, welche Schäden daraus für das Kind resultieren (Hall et al. 1965; Bolte et al. 1968).

Zu c: Periduralanästhesie
Für die Führung der Patientin während der Geburt ist es von großer Hilfe, wenn eine Periduralanästhesie gelegt wird. Dies sollte bei einer Muttermundsweite von etwa 5 cm geschehen. Die dadurch erreichte Schmerzfreiheit vermeidet nicht nur eine Erschöpfung der Patientin, sondern erleichtert auch die Führung der Patientin in der Austreibungs- und Preßperiode. Durch eine entsprechende Dosierung des Anästhetikums ist zu erreichen, daß die Patientin in der letzten Phase der Geburt über den physiologischen Preßreiz weiterhin verfügt.

Mortalität und Morbidität des Kindes

Perinatale Mortalität

Die Entbindung aus Beckenendlage war bisher immer mit einer hohen Mortalität der Kinder belastet, deren Ursache sicherlich im großen Anteil von Frühgeburten in diesem Kollektiv zu suchen ist (Übersicht bei Döring u. Sousa Gerbert 1988).

Im Kollektiv der Frauenklinik Gießen wurden beispielsweise 34,4% der Beckenendlagenkinder in der 36. Schwangerschaftswoche und früher geboren. Die perinatale Mortalität nahm bei den Beckenendlagen in den vergangenen Jahren signifikant ab. Obgleich die gesamte perinatale Mortalität in den vergangenen 40 Jahren von etwa 5% auf 0,8% zurückgegangen ist, erfolgte dieser Rückgang bei den Beckenendlagen langsamer (Abb. 5).

Erst heute liegt die perinatale Mortalität bei Beckenendlagen mit 1,2% in der Hessischen Perinatalstudie nur geringfügig höher als im Gesamtkollektiv. Es läßt sich natürlich „statistisch belegen", daß mit Zunahme der Sectiorate die perinatale Mortalität von 1952–1987 bei Beckenendlagen beträchtlich reduziert werden konnte. Es läßt sich jedoch auch nachweisen, daß mit niedriger Sectiorate die Mortalität der Kinder ebenfalls gering sein kann (Tabellen 5 und 6). Sie ist dann niedrig, wenn die Geburtsleitung darauf ausgerichtet ist, Hypoxie und Azidose des Fetus zu vermeiden und riskante geburtshilfliche Manöver umgangen werden, d. h. wenn ein exspektatives Vorgehen bei der Leitung einer vaginalen Beckenendlagengeburt sichergestellt wird.

Früh- und Spätmorbidität: Apgar-Score, pH-Wert, Hirnblutung

Auch eine hohe Sectiorate von 84,3%, wie sie im Kollektiv der Hessischen Perinatalerhebung 1987 vorliegt, ist offenbar nicht in der Lage, niedrige Apgar-Werte bei

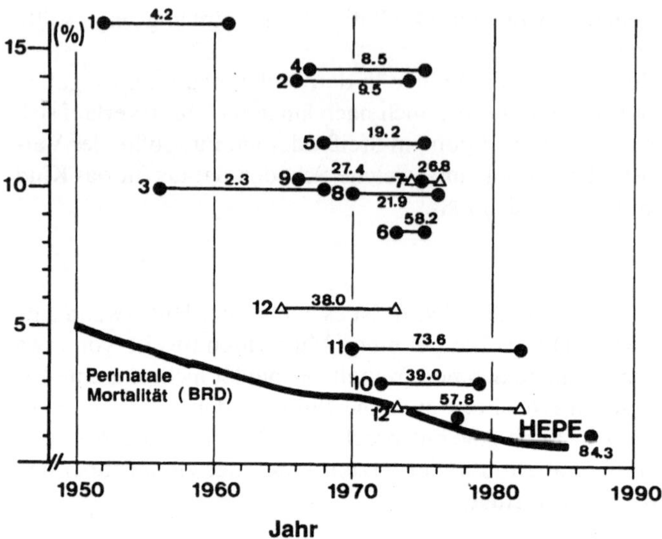

Abb. 5. Die perinatale Mortalität bei Beckenendlage von 1950–1987 (Literaturübersicht bei Döring u. Gerbert 1988) im Vergleich zur perinatalen Mortalität in der Bundesrepublik im gleichen Zeitraum *(ausgezogene Linie)*. Nach 1975 war ein deutlicher Abfall der Mortalität zu verzeichnen, dessen Ursache wohl im Rückgang der Frühgeborenenmortalität zu sehen ist. Die perinatale Mortalität beträgt bei Beckenendlagen in der HEPE 1987 1,21% und bei Schädellagen 0,5%. (●——●) = (Autor ●——Sectiohäufigkeit %——●). (*1* Kauppila 1975; *2* Muth et al. 1976; *3* Fianu 1976; *4* Prügel u. Link 1977; *5* Issel 1977; *6* Lyons u. Papsin 1978; *7* De Crespigny u. Peperell 1979; *8* Lewis u. Seneviratne 1979; *9* Auerbach et al. 1979; *10* Hochuli u. Käch 1981; *11* Karl et al. 1982; *12* △ Döring u. Gerbert 1987; *13* Hessische Perinatalerhebung 1987)

Tabelle 5. Perinatale Mortalität bei Beckenendlage in Abhängigkeit vom Geburtsgewicht – Vergleich zwischen den Daten der HEPE 1987 ($N = 1815$) und dem Kollektiv der Gießener Universitäts-Frauenklinik 1986–1988 ($N = 214$)

Gewicht [g]	HEPE 1987					Gießen 1986–1988				
	Ante-partal W	Sub-partal W	Post-partal W	Gest./gesamt		Ante-partal W	Sub-partal W	Post-partal W	Gest./gesamt	
				n/N[a]	[%]				n/N[a]	[%]
<1000	1	0	5	6/19	31,6	0	0	3	3/13	23,1
1000–1499	5	0	6	11/43	25,6	0	0	1	1/21	4,8
1500–1999	2	0	0	2/55	3,6	1	0	2	3/20	15,0
2000–2499	3	0	3	6/131	4,6	1	0	0	1/16	6,2
>2499	3	0	0	3/1567	0,2	1	0	0	1/144	0,7
Gesamt	14	0	14	28/1815	1,5	3	0	6	9/214	4,2

[a] n/N gestorbene Kinder pro geborene Kinder.

Tabelle 6. Ursachen der perinatalen Mortalität bei Geburt aus Beckenendlage im Gießener Kollektiv. (*V* vaginal, *S* Sectio, *IFT* intrauteriner Fruchttod)

Jahr	SSW/ Modus	Gewicht [g]	pH	Apgar	Lebensdauer	Komplikationen
88	24 / V	710	7,38	3 – 7 – 7	1 Tag	Das Kind verstirbt am nächsten Morgen
87	28 / V	940	7,30	3 – 8 – 8	4 Tage	Schwere Asphyxie, ANS Grad IV, Hirnblutung Grad II, postpartale Anämie, Claviculafraktur
86	29 / S	640	7,24	2 – 6 – 8	5 Tage	Nekrotisierende Enterokolitis, akutes Nierenversagen → OP → protrahiertes Herz-Kreislauf-Versagen
86	29 / S	1080	7,30	3 – 6 – 8	2 Tage	Hirnblutung, Sepsis, bronchopneumonale Dysplasie
88	30 / V	1500	–	–	5 min	Mißbildungssyndrom (Kind verstirbt 5 min nach Geburt)
88	31 / S	1520	7,26	3 – 7 – 8	Wenige Stunden	Sofort Intubation → Kind verstirbt kurz nach Aufnahme
87	33 / V	1500	–	–	IFT	EPH-Gestose u. Wachstumsretardierung
88	34 / S	3100	–	–	IFT	Fetopathia diabetica
88	35 / V	2030	–	–	IFT	Wachstumsretardierung

Beckenendlagen zu vermeiden. So besteht bei 12,4% der Beckenendlagenkinder ein Apgar-Score von weniger als 6 und in 37% der Fälle ein Apgar-Score von weniger als 8 nach einer Minute. Auch im Gießener Kollektiv der 37.–42. Schwangerschaftswoche finden sich ähnliche Werte. Ein Unterschied im Apgar-Wert zwischen Sectio und vaginaler Entbindung war nicht vorhanden (Abb. 6). Auch im Säure-Base-Status konnte kein Unterschied zwischen den vaginal entbundenen Beckenendlagen und den durch Sectio geborenen Kindern nachgewiesen werden (Abb. 7).

Die Häufigkeit schwerer Azidosen unter 7,15 lag bei der vaginalen Entbindung bei 7%. Azidosen unter pH 7,0 wurden nicht beobachtet.

Von großer Bedeutung ist auch die Frage nach dem Auftreten von Hirnblutungen bei Geburt aus Beckenendlage. In der 35.–43. Schwangerschaftswoche war das Risiko der Blutungen auf die durch Sectio geborenen oder vaginal entwickelten Kinder gleichmäßig verteilt. Es fanden sich keine signifikanten Unterschiede zwischen beiden Gruppen (Jensen et al. 1988) (Abb. 8).

Daraus leitet sich auch die Berechtigung für ein exspektatives Vorgehen bei der Leitung einer Beckenendlagengeburt bei fortgeschrittener Schwangerschaft ab.

Die Hirnblutungsrate steigt jedoch auch bei durch Sectio entwickelten Kindern signifikant an, je früher die Schwangerschaft beendet wird. Damit erhöht sich auch die Gefahr der Hirnblutung aufgrund der höheren Vulnerabilität fetalen Gewebes. Besonders häufig sind Hirnblutungen in der 30. Schwangerschaftswoche und früher zu beobachten, davon ca. 50% 3. Grades. Es ist deshalb sinnvoll, das Geburtstrauma

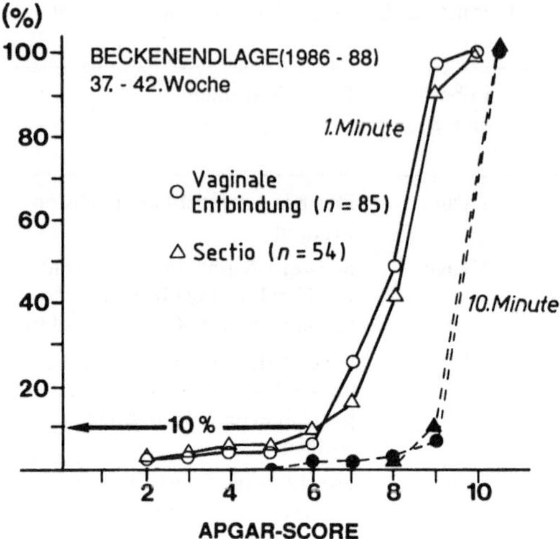

Abb. 6. Apgar-Score nach 1 min und nach 10 min bei Kindern, die in der 37.–42. Woche vaginal ($n = 85$) und durch Kaiserschnitt ($n = 54$) entbunden wurden. Etwa 10% der Kinder haben unabhängig von der Entbindungsmethode einen Apgar-Score von 6 und weniger. Die Ergebnisse sind als Summenkurve dargestellt

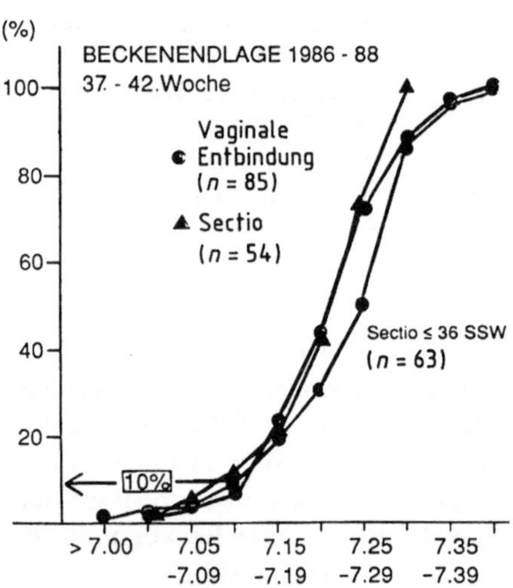

Abb. 7. Der pH-Wert im Nabelarterienblut bei Kindern, die in der 37.–42. Woche vaginal und durch Sectio und die in der 36. Woche und früher durch Sectio geboren wurden. Die Ergebnisse sind als Summenkurven dargestellt. Unabhängig von der Entbindungsart beträgt bei 10% Kinder der pH-Wert 7,14 und weniger, jedoch nie unter 7,00

bei Kindern, die vor der 36. Schwangerschaftswoche geboren werden, so klein wie möglich zu halten und in diesen Fällen operativ durch Sectio zu entbinden.

Zusammenfassung

1. Die Entbindung eines Kindes aus Beckenendlage auf vaginalem Weg ist vertretbar, wenn bestimmte Voraussetzungen erfüllt sind. Im Sinne der prospektiven Geburtsleitung erfolgt die Entbindung bei bekannten Risikofaktoren durch Sectio.
2. Die exspektative Geburtsleitung orientiert sich am Verhalten der fetalen Herzfrequenz während der Geburt als Zeichen der Sauerstoffversorgung und an den mechanischen Faktoren der Geburt: der Eröffnung des Muttermundes und dem Tiefertreten des Steißes.

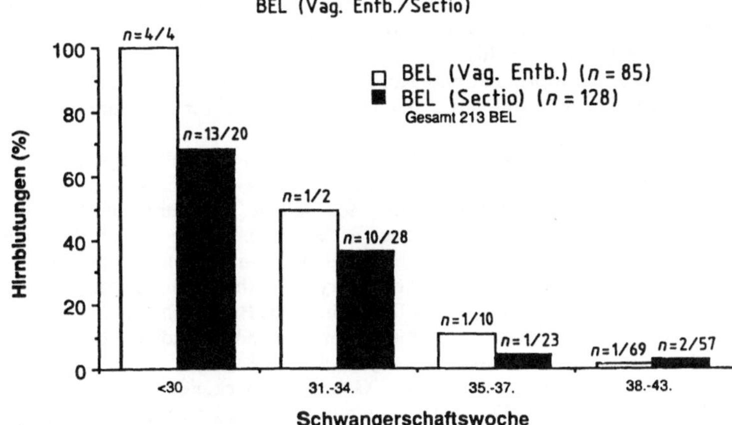

Abb. 8. Hirnblutungsrisiko bei 85 vaginal geborenen und bei 128 durch Sectio geborenen Beckenendlagen der Frauenklinik der JLU Gießen von 1984–1986. Die Hirnblutungen wurden in 3 Grade eingeteilt. Zwischen der 35. und 42. Schwangerschaftswoche ist das Hirnblutungsrisiko unabhängig von der Entbindungsart. Unter der 35. Woche steigt das Hirnblutungsrisiko auch bei der Sectio deutlich an. (Jensen et al. 1988)

3. Die Abwägung zwischen Geburtsfortschritt und dem Verhalten der fetalen Herzfrequenz erfordert viel Erfahrung, aber auch Geduld. Riskante geburtshilfliche Manöver sollten vermieden werden. Unter solchen Bedingungen ist es möglich, in ca. 60% der Fälle am Termin eine vaginale Geburt aus Beckenendlage auch mit gesunden Kindern zu erreichen.

Literatur

Bodmer B, Benjamin A, Mc Lean F, Usher RH (1986) Has use of cesarean section reduced the risk of delivery in the preterm breech presentation? Am J Obstet Gynecol 154/2:244

Bolte A, Steinmann HW, Beusch CH, Pütz HJ, Schraven GA (1968) Kindliche Hirnschäden nach operativen Geburten. Arch Gynäkol 205:110

Döring GK, Hoßfeld CG (1974) Ergebnisse der prospektiven Geburtsleitung bei 500 Einlingsgeburten aus Beckenendlage. Geburtshilfe Frauenheilk 34:436

Döring GK, Sousa Gerbert AI de (1988) Zum Wandel der Beckenendlagenentbindung. Geburtshilfe Frauenheilk 48:150

Flanagan TA, Mulchahey KM, Korenbrot CC, Freen JR, Laros RK (1987) Management of term breech presentation. Am J Obstet Gynecol 156:1492

Hall JE, Kohl SG, O'Brien F, Ginsberg M (1965) Breech presentation and perinatal mortality. Am J Obstet Gynecol 91:665

Hessische Perinatalerhebung (1987) in der Kassenärztlichen Vereinigung Hessen

Jensen A, Klingmüller V, Sefkow S (1988) Hirnblutungsrisiko bei Früh- und Reifgeborenen: Eine prospektive sonographische Untersuchung an 2781 Neugeborenen: Berichte Gynäkol Geburtshilfe 125:583

Ketscher KD, Retzke U, Hermann K (1988) Möglichkeiten der geburtshilflichen Beckendiagnostik. Zbl Gynäkol 110:179

Kubli F, Rüttgers H, Meyer-Menk M (1975) Die fetale Acidosegefährdung bei vaginaler Geburt aus Beckenendlage. Z Geburtshilfe Perinat 179:1

Künzel W (1977) Die Geburt aus Beckenendlage – Ein abschätzbares Risiko für das Kind. (Vortrag auf der 84. Tagung der Nordwestdeutschen Gesellschaft für Gynäkologie vom 11. bis 13. Nov. 1977, nicht veröffentlicht)

Künzel W (1981a) Mortalität und Morbidität bei Geburt aus Beckenendlage. Perinatale Medizin. Bd VIII. Thieme, Stuttgart (9. Deutscher Kongreß für Perinatale Medizin Berlin, 11. bis 14. Juni 1979)

Künzel W (1981b) Umbilical circulation – Physiology and pathology. J Perinat Med [Suppl 1] 9:68

Kurz CS, Künzel W (1977) Fetale Herzfrequenz, Dezelerationsfläche und Säure-Basen-Status bei Entbindungen aus Beckenendlage u. Schädellage. Z Geburtshilfe Perinat 181:9

Manzke H (1981) Cerebrale Spätschäden nach Beckenendlage-Geburt. Perinatale Medizin. Bd VIII. Thieme, Stuttgart (9. Deutscher Kongreß für Perinatale Medizin Berlin, 11. bis 14. Juni 1979)

Myers SA, Gleicher N (1987) Breech delivery: Why the dilemma. Am J Obstet Gynecol 156:6

Vetter K, Fiedler P, Huch A (1988) Die Geburt aus Beckenendlage. Gynäkol Prax 12:651

Wright RC (1959) Reduction of perinatal mortality and morbidity in breech delivery through routine use of Caesarean section. Obstet Gynecol 14:758

Wulf KH (1981) Leitung der vaginalen Geburt bei Beckenendlagen. Perinatale Medizin. Bd VIII. Thieme, Stuttgart (9. Deutscher Kongreß für Perinatale Medizin Berlin, 11 bis 14. Juni 1979)

Zatuchni GI, Andros GJ (1967) Prognostic index for vaginal delivery in breech presentation at term. Am J Obstet Gynecol 98:854

Hirnblutungsrisiko bei Früh- und Reifgeborenen: Eine prospektive sonographische Reihenuntersuchung an 2781 Neugeborenen

A. Jensen, V. Klingmüller und S. Sefkow

Einleitung

Die erfolgreiche Senkung der perinatalen Mortalität in Hessen in den Jahren 1981 (10,7‰, HEPS) bis 1987 (7,2‰, HEPS) in die Nähe des erreichbaren Optimums hat zur Folge, daß die Mortalität als Maßstab für die Qualität der Geburtshilfe an Bedeutung verliert. Sie muß stärker als bisher an der kindlichen Morbidität, d.h. am Grad der Asphyxie unter der Geburt, am klinischen Zustand post partum und an der Schädigung des Gehirns sowie anderer Organe gemessen werden. Deshalb wurden die in den Jahren 1984–1986 an der Universitäts-Frauenklinik in Gießen geborenen Kinder in der Röntgenabteilung Pädiatrie (Prof. Dr. Schuster, Dr. Klingmüller) einer hirnsonographischen Reihenuntersuchung unterzogen, um an diesem Kollektiv die Häufigkeit von Hirnblutungen und die anderer von der Norm abweichender Befunde mit geburtshilflichen Befunden, Verfahrensweisen und Risikofaktoren in Beziehung zu setzen.

Material und Methoden

Aufbauend auf einer Pilotstudie aus den Jahren 1981–1982 (Schumacher et al. 1983; Jensen et al. 1984) konnten in der vorliegenden prospektiven Untersuchung von 3092 in den Jahren 1984–1986 in der Frauenklinik geborenen Kindern 90% ($n =$ 2781) der Neugeborenen 6,5 ± 6 Tage post partum (Medianwert ± SD) einer Hirnsonographie zugeführt werden. Die erhobenen, ausnahmslos fotodokumentierten Befunde wurden von einem erfahrenen Untersucher überprüft (V.K.). Sonographisch sicher diagnostizierbare peri- und/oder intraventriculäre Blutungen wurden in Anlehnung an die von der zerebralen Computertomographie her gebräuchliche Gradeinteilung (Papile et al. 1978) in 3 Schweregrade eingeteilt (Schumacher et al. 1983; Jensen u. Schumacher 1987):

Grad I (leicht): alleinige subependymale Blutung mit oder ohne Ventrikeleinbruch, aber *ohne* Ventrikelerweiterung (entspricht CT-Grad I *und* Grad II nach Papile et al. 1978).

Grad II (mittel): wie Grad I, aber *mit* zusätzlicher Ventrikelerweiterung (entspricht CT-Grad III nach Papile et al. 1978).

Grad III (schwer): wie Grad II, aber *mit* ausgeprägter Einblutung ins Parenchym (entspricht CT-Grad IV nach Papile et al. 1978). Hierbei ist zu berücksichtigen, daß im Gegensatz zu mittelschweren (Grad II) und schweren (Grad III) Hirnblutungen leichte Hirnblutungen (Grad I) nur einen geringen Einfluß auf die psychomotorische Entwicklung der Kinder zu haben scheinen.

Ergebnisse

Von den an 2781 Neugeborenen durchgeführten Schädelsonographien waren 7,7% ($n = 213$) auffällig, wobei sich in 5,2% der Fälle Hirnblutungen der Grade I (2,9%), II (1,5%) und III (0,9%) nachweisen ließen. Es bestanden am Gesamtkollektiv keine signifikanten Geschlechtsunterschiede (5,7% männlich vs. 4,7% weiblich, n.s.). Das Risiko, eine Hirnblutung zu erleiden, erhöhte sich bei vorzeitigem Blasensprung um den Faktor 2,6, bei nachgewiesener fetaler Wachstumsretardierung um den Faktor 3,0 und bei Fieber der Mutter unter der Geburt (>38°C) um den Faktor 5,1 (Abb. 1), wobei bei den letzten 3 Risiken der Unterschied gegenüber den jeweiligen Kontrollgruppen auch für schwere Blutungen (Grad III) hochsignifikant war ($p < 0{,}001$).

Die Inzidenz von Hirnblutungen aller Schweregrade nahm mit der Unreife der Neugeborenen zu (Abb. 2). Nach Beginn der 38. SSW ließ sich in 2,6%, zwischen der 35. und 37. SSW in 8,6%, in der 33. und 34. SSW in 18,4% und unterhalb der 32. SSW in 54% der Fälle eine Hirnblutung nachweisen, wobei der Prozentsatz für mit-

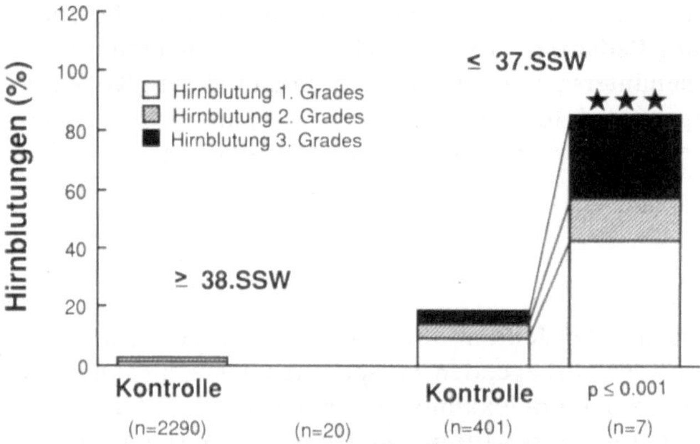

Abb. 1. Hirnblutungsrisiko bei Fieber sub partu

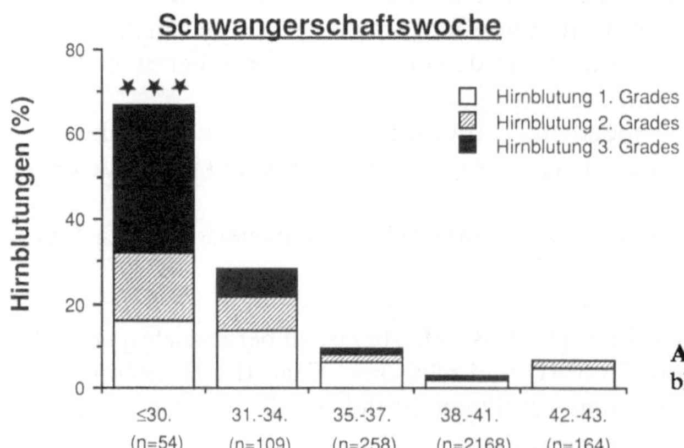

Abb. 2. Gestationsdauer und Hirnblutungsrisiko

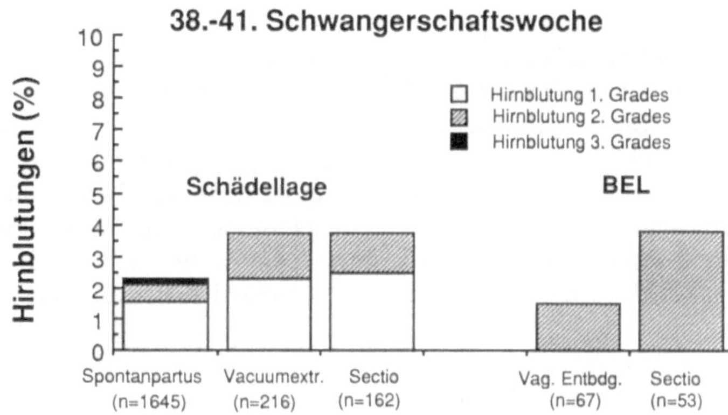

Abb. 3. Geburtsmodus und Hirnblutungsrisiko bei reifen Neugeborenen

telschwere (Grad II) und schwere (Grad III) Blutungen zusammengenommen in denselben Intervallen 0,9%, 3,5%, 2,9% und 37% betrug. Aber auch eine Überreife der Neugeborenen war ungünstig. Das Risiko, eine leichte oder mittelschwere Hirnblutung zu erleiden, war nach Überschreiten der 41. SSW doppelt so hoch, als wenn die Kinder zwischen der 38. und 41. SSW geboren worden waren.

Überraschenderweise war der Vorhersagewert eines pathologischen Kardiotokogramms in bezug auf die Entstehung einer Hirnblutung post partum (Grad I–III) in jeder Altersgruppe gering. Ähnliches gilt bei reifen Neugeborenen für den pH-Wert des Nabelarterienblutes, nur bei Werten unter 7,00 stieg in dieser Gruppe das Hirnblutungsrisiko auf 30% an. Bei weitem den besten prognostischen Wert hatte die klinische Beurteilung des Neugeborenen nach Apgar. Am Gesamtkollektiv, d.h., ohne das Schwangerschaftsalter zu berücksichtigen, betrug das Hirnblutungsrisiko 3,1% (Grad I–III), wenn der Apgar-Wert 1 min post partum 8–10 Punkte betrug. Bei einem Apgar-Wert zwischen 5–7 Punkten stieg dieses Risiko um den Faktor 5,1 und bei Apgar-Werten darunter sogar um den Faktor 12 auf 40% an. Ähnliches gilt auch für den 5- und 10-min-Apgar-Wert, auch wenn man die Hirnblutungen nach Schweregraden I, II und III aufschlüsselt. Bei reifen Neugeborenen war das Hirnblutungsrisiko auch bei schlechten Apgar-Werten (0–4 Punkte) erheblich geringer (15%) als bei unreifen (52%).

Der Einfluß der Lage des Kindes in utero auf das Hirnblutungsrisiko nimmt mit zunehmender Reife ab und ist nach der 37. SSW nicht mehr nachweisbar. So konnten z.B. ohne Berücksichtigung des Geburtsmodus bei reifen Kindern in Beckenendlage (2,4%) Hirnblutungen in gleicher Häufigkeit festgestellt werden wie bei Kindern in Schädellage (2,6%). Vor der 32. SSW war dieses Risiko mit 62% für Beckenendlagen deutlich größer als für Kinder in Schädellage (45%).

Bei Kindern in Beckenendlage wurden an der Gießener Frauenklinik ohne Berücksichtigung des Schwangerschaftsalters 2 Drittel aller Erstgebärenden und die Hälfte aller Mehrgebärenden durch Sectio caesarea entbunden. Bei *reifen* Kindern und expektativer Geburtsleitung überwog jedoch der Anteil vaginaler Beckenendlagenentwicklungen mit 55% zu 45% (Parität unberücksichtigt). Bei diesem Vorgehen war das Hirnblutungsrisiko für Kinder nach vaginaler Beckenendlagenentwicklung mit 1,5% nicht signifikant unterschiedlich von dem nach Sectio (3,5%) (Abb. 3). Mit zunehmender Unreife der Kinder wurde der Nutzen der Sectio caesarea zur Verringerung des Hirnblutungsrisikos immer deutlicher.

Bei Kindern in Schädellage war der Einfluß des Geburtsmodus auf das Risiko, eine Hirnblutung zu erleiden, natürlich stark vom Schwangerschaftsalter abhängig. Dieses Risiko war bei Kindern unter 32 SSW bei Geburt durch Sectio am geringsten. Andererseits war bei *reifen* Kindern zwischen der 38. und 41. SSW, verglichen mit Spontangeburten (2,3%), durch eine Sectio (3,7%) oder eine Vakuumextraktion (3,7%) keine signifikante Erhöhung des Hirnblutungsrisikos zu beobachten (s. Abb. 3).

Schlußfolgerungen

Die wichtigsten, sich teilweise verstärkenden prädisponierenden Faktoren für die Entstehung von Hirnblutungen beim Neugeborenen im Zusammenhang mit der Geburt sind Unreife, Wachstumsretardierung, Beckenendlage bei Frühgeborenen und Fieber unter der Geburt, wobei die Apgar-Zahl, aber nicht das Kardiotokogramm oder das pH des Nabelarterienblutes einen sehr hohen Vorhersagewert hat. Im Gegensatz zu unreifen ist bei reifen Neugeborenen das Hirnblutungsrisiko weitgehend unabhängig vom Geburtsmodus, das gilt auch für Beckenendlagen.

Die hirnsonographische Reihenuntersuchung Neugeborener ist zur Risikoabschätzung innerhalb des Krankengutes außerordentlich hilfreich und dient der Qualitätskontrolle geburtshilflichen Handelns.

Literatur

Jensen A, Künzel W, Schumacher R, Ringel MR, Reither M (1984) Analyse hirnsonographischer Befunde bei klinisch unauffälligen Neugeborenen unter Berücksichtigung von Geburtsmodus, Kardiotokographie, Säure-Basenstatus und klinisch-neurologischer Untersuchung. In: Dudenhausen JW, Saling E (Hrsg) Perinatale Medizin, Bd X. Thieme, Stuttgart New York, S 320

Jensen A, Schuhmacher R (1987) Intrakranielle Blutungen: Ursache, Diagnostik und Bedeutung. Gynäkologe 20:52

Papile L-A, Burstein J, Burstein R, Koffler H (1978) Incidence and evolution of subependymal and intraventricular hemorrhage: A study of infants with birth weights less than 1,500 gm. J Pediatr 92(4):529

Schumacher R, Reither M, Ringel M, Jensen A (1983) Ergebnisse der Hirnsonographie als Screeningmethode bei Neugeborenen. In: Haller U, Wille L (Hrsg) Diagnostik intrakranieller Blutungen beim Neugeborenen. Springer, Berlin Heidelberg New York Tokyo, S 118

Die psychomotorische Entwicklung von Kindern der 24.–30. Schwangerschaftswoche

G. Neuhäuser

Um Einblick in Entwicklungsprozesse und die sie bestimmenden Faktoren zu erhalten, sind epidemiologische und prospektive Untersuchungen nötig. Die Aussagen solcher Studien hängen davon ab, wie gut die jeweils erfaßten Variablen definiert sind und kontrolliert werden können: Nicht immer gibt das Ergebnis statistischer Analysen ein getreues Bild von der Wirklichkeit.

So sind auch entsprechende Untersuchungen bei frühgeborenen Kindern nicht einfach miteinander zu vergleichen, da sie sich in Selektion, Beurteilungskriterien, Verlaufsdauer, verwandten Testinstrumenten oder statistischen Verfahren unterscheiden. Der organisatorische Aufwand ist beträchtlich, will man wirklich alle Kinder der ursprünglichen Stichprobe kontinuierlich erfassen. Ein gut kooperierendes Team muß dabei möglichst viele Aspekte der Entwicklung kontrollieren, nicht nur neurologische Befunde, sondern auch Intelligenz- und Sozialentwicklung, Verhalten und psychosoziale Beziehungen sowie wesentliche Umweltbedingungen (Beckmann et al. 1988).

Trotz aller Schwierigkeiten und Probleme haben Längsschnittuntersuchungen, die beispielsweise in Groningen (Huisjes et al. 1980; Touwen u. Huisjes 1984), Rostock (Meyer-Probst u. Teichmann 1984) oder Zürich (Largo et al. 1986) durchgeführt wurden, Kenntnisse und Verständnis von der Entwicklung des Kindes und den bedeutsamen Umweltfaktoren wesentlich erweitert. Entsprechende Studien können auch dabei helfen, Behandlungs- und Interventionsverfahren zu überprüfen, um die optimale Versorgung frühgeborener Kinder sicherzustellen und geburtshilfliche und neonatologische Maßnahmen weiter zu verbessern. Dafür sind auch kleine Längsschnittuntersuchungen wertvoll, die sich auf Patienten eines bestimmten perinatologischen Zentrums beschränken. Man muß sich nur davor hüten, die Ergebnisse rasch zu verallgemeinern: Nicht immer sind alle Bedingungen bekannt, die einem validen Vergleich zugrunde gelegt werden müssen.

Die Erfahrungen der letzten Jahre haben gezeigt, daß Kinder der 24.–30. Schwangerschaftswoche zunehmend häufig zu betreuen sind, da die Mortalität gesenkt werden konnte: Nach einer repräsentativen Erhebung in Hamburg (Veelken et al. 1986) hat sich dort die Zahl überlebender frühgeborener Kinder mit einem Geburtsgewicht von weniger als 1500 g innerhalb von 7 Jahren verdoppelt.

Im folgenden werden Fragen zur Mortalität und zu den Überlebens- bzw. Entwicklungschancen von extrem frühgeborenen Kindern (Geburtsgewicht 500–1200 g) analysiert.

Häufigkeit von Frühgeborenen der 24.–30. Schwangerschaftswoche

Die Möglichkeiten der modernen Geburtshilfe (Wulf 1988), der perinatalen Versorgung, eines möglichst schonenden Transportes und der neonatalen Intensivbehandlung (Beatmung, Surfactantgabe, Prophylaxe von Hirnblutungen usw.) haben in den letzten Jahren die Grenze der extrauterinen Lebensfähigkeit kontinuierlich gesenkt: Kinder der 24.–30. Schwangerschaftswoche sind heute keine Ausnahme mehr. Auch die Statistik unserer Abteilung für Neonatologie (Abb. 1) läßt erkennen, daß die Zahl frühgeborener Kinder mit einem Geburtsgewicht von weniger als 1000 g kontinuierlich zunahm; die Mortalität sank, auch wenn sie, offenbar in Abhängigkeit vom Herkunftsort und von anderen Bedingungen, noch relativ groß ist.

Niedriges Geburtsgewicht kann natürlich nicht allein auf verminderte Gestationsdauer zurückgeführt werden. Manche Kinder sind „small for gestational age" (SGA). Dies erschwert eine globale Beurteilung von Mortalität und Morbidität, wenn man nur von einem Parameter – Gestationsalter oder Geburtsgewicht – ausgeht. SGA-Kinder haben wohl eine ungünstigere Prognose hinsichtlich ihrer weiteren Entwicklung, wie verschiedene Untersuchungen zeigen (u. a. Haas et al. 1986a; Hack u. Breslau 1986). Einen Hinweis darauf gibt auch die Analyse kleiner informativer Anomalien (Tabelle 1): Sie kommen bei Frühgeborenen und vor allem bei SGA-Kindern häufiger vor als bei reif geborenen und deuten mit einer gewissen

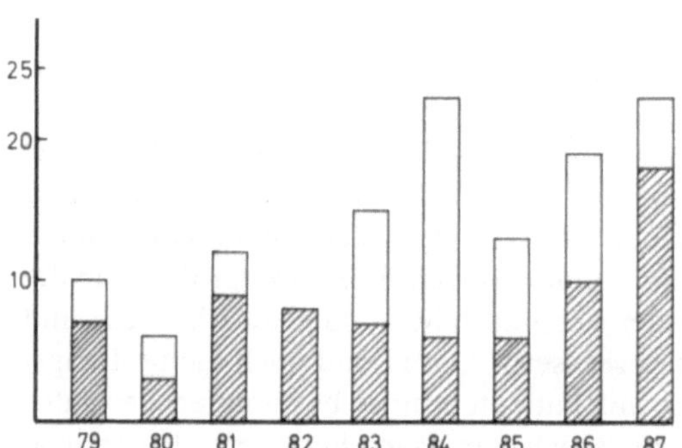

Abb. 1. Anzahl frühgeborener Kinder mit einem Geburtsgewicht unter 1000 g, die 1979–1987 in der Abteilung Neonatologie des Zentrums für Kinderheilkunde Gießen aufgenommen wurden (*schraffierter Anteil der Säulen* gestorbene Kinder)

Tabelle 1. Vorkommen informativer kleiner Anomalien und Gestationsalter. (Nach Méhes 1988)

Gestations-alter	*n*	Vorkommen kleiner Anomalien [%]		
		0	1	2 oder mehr
Reifgeboren	3316	90	8	2
Frühgeboren	418	77	17	6
Small for date	366	64	22	14

Wahrscheinlichkeit auf größere Anomalien, also auf eine pränatale Entwicklungsstörung, hin.

Mortalität bei Frühgeborenen mit einem Geburtsgewicht von weniger als 1000 g

Die ersten umfassenden Studien über das Schicksal frühgeborener Kinder stammen von Ylppö (1919), dem jetzt 101 Jahre alten finnischen Archiater, Ehrendoktor unserer Universität seit 1956, der die im Berliner Kaiserin-Auguste-Victoria-Haus (KAVH) behandelten Patienten verfolgte (Tabelle 2): Die Mortalität war noch in allen Gewichtsgruppen beträchtlich. Auch die Morbidität unter überlebenden Kindern war hoch, 12,2% wurden als schwerbehindert eingestuft.

Durch intensive Bemühungen und technische Fortschritte bei der Betreuung frühgeborener Kinder ist erreicht worden, daß die Mortalität stetig abnahm; heute sind erst ab einem Gewicht von 1200 bis 1500 g Unterschiede gegenüber reifgeborenen Kindern zu erkennen, was auch Ergebnisse eines Zentrums (Kinderklinik Tübingen) mit einem gut eingespielten Team in Geburtshilfe und Neonatologie zeigen (Tabelle 3; Haas et al. 1983 u. 1986a).

Für die Mortalität verantwortlich sind hauptsächlich Atemstörungen und Hirnblutungen, seltener andere Ursachen, wie Sepsis, Enterokolitis, Fehlbildungen von Herz, Magen/Darm, Nieren usw. Surfactantgabe hat, was den Erfahrungen auch unserer Klinik entspricht, bei extrem frühgeborenen Kindern eine deutliche Verbesserung bei der Beatmung gebracht. Wie sonographische Längsschnittuntersuchungen demonstrieren, treten Hirnblutungen bei Kindern diesen Gestationsalters fast regelmäßig auf, nach massivem Ventrikeleinbruch können sie die Ursache einer tödlichen Atemstörung sein. Durch verschiedene prophylaktische Maßnahmen (schonendes „handling", Hyperventilation, Barbituratgabe) ist möglich, dieser Komplikation vorzubeugen. Ein postoperativer Hydrozephalus bedroht allerdings hauptsächlich Kinder mit sehr niedrigem Geburtsgewicht: Auch bei frühzeitiger Shuntversorgung

Tabelle 2. Mortalität und Morbidität[a] bei Frühgeborenen ($n = 668$); KAVH Berlin 1909–1918. (Nach Ylppö 1919)

Geburtsgewicht	*n*	Mortalität	
		1. Mon.	5. LJ
600–1000 g	37	83,8%	94,4%
1001–1500 g	183	48,1%	67,4%
1501–2000 g	240	23,3%	48,1%
2001–2500 g	208	14,9%	37,5%

[a] Morbidität 5,1%. Schwere Behinderung bei 12,2% überleb. Kinder.

Tabelle 3. Mortalität und Morbidität bei Frühgeborenen der Kinderklinik Tübingen. (Nach Haas et al. 1983)

Geburtsgewicht	501–1500 g	1501–2500 g
Jahr	1977/81	1974/78
Anzahl	245	230
Mortalität	29,8%	9,1%
Schwere Behind.	8,2%	3,5%
Leichte Störg.	5,3%	1,7%
Auffallende Entw.	6,9%	3,0%
Unauffällig	41,6%	72,3%
Keine Information	8,2%	10,4%

ist die Prognose nicht günstig (Boynton et al. 1986). Spätmortalität geht hauptsächlich auf Kosten von Komplikationen bei Hydrozephalus (Shuntinsuffizienz, Infektion) oder bronchopulmonaler Dysplasie.

Morbidität bei Frühgeborenen der 24.–30. Schwangerschaftswoche

Statistiken verschiedener Autoren (Tabelle 4) zeigen eine unterschiedliche Frequenz bleibender Folgen bei ehemals frühgeborenen Kindern mit einem Gewicht von weniger als 1200 g. Angaben aus den letzten Jahren (Tabelle 5) verzeichnen bei extrem frühgeborenen Kindern eine Mortalität von 50–80% und eine Morbidität von 20–60%, was wohl mit den jeweils anderen Bedingungen zusammenhängt (Buckwald et al. 1984; Saigal et al. 1984 u. a.).

Die detaillierte Statistik der Universitäts-Kinderklinik Tübingen (Tabelle 6) macht dies ebenfalls deutlich (Haas et al. 1986b): Trotz verminderter Mortalität ist die Morbidität nicht gestiegen. Als „schwere Behinderung" wurden sichere Befunde bei nachuntersuchten Kindern (1–8 Jahre) angesehen, während „leichte Behinderung" nur eine geringe Funktionsstörung anzeigt. Bei dieser Untersuchung wird, wie es leider nicht immer geschieht, auch auf Patienten mit sicher pränatal verursachten Störungen hingewiesen (Down-Syndrom bei einem Kind, Alkoholembryopathie bei 3 Kindern). Ebenfalls aufgeführt sind jene Patienten, die nicht zur vereinbarten Kontrolle kamen: Diese „Dunkelziffer" ist in verschiedenen Arbeiten unterschiedlich, muß deshalb immer hinsichtlich möglicher Selektionseffekte analysiert werden.

Tabelle 4. Morbidität bei Frühgeborenen mit einem Geburtsgewicht von weniger als 1200 g

Autoren	Janus-Kukulska u. Lis (1966)	Drillien (1967)	Fitzhardinge u. Ramsay (1973)
Zeitraum	1950–1958	1955–1960	1960–1966
Schw. Beh.	20%	28%	6%
IQ unt. 90	63%	59%	43%
Retrol. FP	–	6%	6%

Tabelle 5. Mortalität und Morbidität bei Frühgeborenen mit einem Geburtsgewicht unter 1000 g

Autor	Ort	Zeitraum	*n*	Mort. [%]	Beh. [%]	Norm. [%]
Frisch (1985)	Innsbruck	1974–1981	117	82	57	43
Kitchen (1987a)	Melbourne	1979–1980	351	75	28	72
Hoffman (1988)	Seattle	1977–1980	95	80	13	87
(unter 800 g)		1983–1985	129	64	21	79
Brothwood (1988)	London	1980–1984	149	48	30	70
Saigal (1984)	Hamilton	1977–1980	255	54	50	50

Tabelle 6. Mortalität und Morbidität bei Frühgeborenen mit einem Geburtsgewicht unter 1000 g (Kinderklinik Tübingen). (Nach Haas et al. 1986a)

Zeitraum	1977/79	1980/81	1982/83
Anzahl	46	48	42
Mortalität	60,9%	45,8%	42,8%
Nach Entl. verst.	–	4,2%	9,5%
Schwere Behind.	8,7%	6,3%	2,4%
Leichte Behind.	4,3%	2,1%	7,1%
Normal	17,4%	33,3%	35,7%
Keine Kontr.	8,7%	8,3%	2,4%

Tabelle 7. Mortalität und Morbidität bei Frühgeborenen mit einem Geburtsgewicht unter 1500 g ($n = 489$). Repräsentative Erhebung in Hamburg 1983–86. (Nach Veelken et al. 1988)

Mortalität	13,1%	Nach Entl. verst.	2,2%
Überlebende	84,7%	Keine Inform.	6,8%
Normalbefunde bei	60,9%		
Zerebralparese	14,5%	3,6%	Hemipl.
		80,4%	Diplegie
Min. cerebr. Dysf.	10,6%	7,1%	Tetrapl.
Retardierung	10,9%	8,9%	Dystonie
Sonstiges	3,1%		
Wenn Hydrozephalus u. Shunt	CP bei 50%		
Wenn neonatale Anfälle	CP bei 80%		
Retardierung bei AGA in 4,7%,	CP in 16,9%		
Retardierung bei SGA in 23,0%,	CP in 5,1%		

Die Bedeutung regionaler Bedingungen zeigt auch ein Vergleich mit Resultaten, die bei einer repräsentativen Erhebung in Hamburg ermittelt wurden (Veelken et al. 1986 u. 1988): Bei ähnlicher Mortalität ist die Zahl der Kinder mit deutlicher Behinderung größer als in Tübingen, in 14,5% wurden Zerebralparesen, in 10,9% Retardierungen festgestellt (Tabelle 7). Der Einfluß des Gestationsalters auf die Ausprägung von Folgen ist deutlich.

Alle Ergebnisse, über die bisher berichtet wurde, rechtfertigen letztlich unsere Behandlungsmaßnahmen, wenn man einen Kosten-Nutzen-Standpunkt einnehmen will, der ja überaus problematisch ist.

Die zum Teil recht unterschiedliche Morbidität ist auch damit zu erklären, daß die Behandlungsmaßnahmen differieren. Beispielsweise ist die Zahl der Kaiserschnittentbindungen bei extrem kleinen Frühgeborenen offenbar bedeutsam, wie die Untersuchungen von Hoffman u. Bennett (1988) zeigen: Kinder mit „major handicap“

waren in 20% vaginal entbunden, nicht durch Sectio. Deutliche Unterschiede ergaben sich auch für Zwillinge und Einlingsgeburten.

Von verschiedenen Autoren wird bestätigt (Hjalmarson et al. 1986), daß Kinder, bei denen nach extremer Frühgeburt Komplikationen vorkommen, vielfach besonders schwer und mehrfach behindert sind. Ungünstige Voraussetzungen potenzieren das Risiko, indem beispielsweise eine intraventrikuläre Blutung zum Verschlußhydrozephalus führt, der mehrere Shuntrevisionen erfordert, zerebrale Bewegungsstörung und geistige Behinderung zur Folge hat, wobei zusätzlich eine Retinopathia praematurorum das Sehvermögen behindert, vielleicht auch noch eine Schwerhörigkeit festgestellt wird. Die Probleme, mit denen sich die betroffenen Familien auseinandersetzen müssen, sind nicht näher zu illustrieren. Auch wenn nur selten sicher entschieden werden kann, ob wirklich alle Behinderungen auf perinatale Komplikationen zu beziehen sind oder möglicherweise pränatale Ursachen haben, müssen die Erfahrungen mit diesen außerordentlich schwer behinderten Kindern zu denken geben.

Entwicklung von Frühgeborenen der 24.–30. Schwangerschaftswoche

In den ersten Lebensmonaten werden die Entwicklungsfortschritte eines Kindes hauptsächlich nach seinen motorischen Fähigkeiten beurteilt; gleichzeitig aber vollzieht sich die kognitive, geistige, seelische, emotionale und soziale Entwicklung, entsteht die nichtverbale und sprachliche Kommunikationsfähigkeit. Wenn man allein die psychomotorische Entwicklung verfolgt, wird nur ein einzelner Aspekt betrachtet (Tabelle 8): Immer gibt es aber Wechselbeziehungen zu anderen Entwicklungsbereichen.

„Meilensteine" der motorischen Entwicklung kennzeichnen bestimmte Fähigkeiten, die innerhalb einer gewissen Zeit erworben sein sollen. Für die Beurteilung bei Frühgeborenen muß natürlich das Gestationsalter zugrundegelegt werden: Zumin-

Tabelle 8. Zerebrale Funktionsstörungen nach Frühgeburt

Entwicklungsverzögerung
Zerebralparese
– Spastische Diplegie
– Dystonie, Dyskinesie
– Ataxie
Zerebrale Anfälle
Sehstörungen
Hörstörungen
Sprachentwicklungsstörungen
Verhaltensauffälligkeiten
– primär („MCD")
– reaktiv

Tabelle 9. Kriterien zur Beurteilung der psychomotorischen Entwicklung

Verzögerter Ablauf der Bewegungsentw.
– „Meilensteine" werden verspätet erreicht (bezogen auf Gestationsalter)
Hinweis auf infantile Zerebralparese
– Spast. Tetraplegie, Diplegie, Hemiplegie
– Dyskinetische Bewegungsstörung
– Ataktisches Syndrom
Motorische Dyskoordination
– „Ungeschicklichkeit"
Reaktive psychomotor. Störungen

Tabelle 10. Definition und Klassifikation infantiler Zerebralparesen. (Nach Michaelis u. Erdebol-Tysk 1988)

Spastische Syndrome

- Tonusvermehrung (nicht immer in Ruhe)
- Gesteigerte Muskeleigenreflexe
- Babinski-Phänomen und andere sog. Pyramidenzeichen
- Typische Haltungs- und Bewegungsmuster
- Oft persistierende Haltungs- und Bewegungsautomatismen des ersten Lebenshalbjahres

Spastische Hemiparesen
- Armbetont, beinbetont, obere und untere Extremität gleichmäßig betroffen

Spastische Tetraparesen
- Beinbetont (Diplegie), tribetont, seitenbetont, komplett

Ataktisches Syndrom

- Kongenitale Ataxien
- Dysäquilibriumsyndrom

Dyskinetische Syndrome

- Chorea, Athetose, Choreoathetose, Torsionsdystonie in reiner Ausprägung

Tabelle 11. Auswirkung von leichten Störungen der psychomotorischen Entwicklung

Geringer Erfahrungsspielraum

Häufige Mißerfolgserlebnisse

Mangelnde Konkurrenzfähigkeit, Außenseiterposition

Auffallendes Verhalten
- Hyperaktivität, Aggressivität
- Ängstlichkeit, Rückzugstendenz

Psychosomatische Beschwerden

dest bis zum Alter von 2 Jahren ist eine solche Korrektur nötig, will man Fehlbeurteilungen vermeiden. Werden „Meilensteine“ nicht zeitgerecht erreicht, bezogen auch auf die Variabilität der Normentwicklung (Michaelis u. Krägeloh-Mann 1988), spricht man von Retardierung und muß nach den Ursachen fahnden (Tabelle 9).

Hinweise für eine Zerebralparese (zerebrale Bewegungsstörung) geben Tonusveränderungen, Reflexanomalien, Seitendifferenzen, Dyskinesien und Koordinationsschwächen (Neuhäuser 1989). Vielfach ist eine sichere Diagnose mit Zuordnung zu einem der bekannten Typen von Zerebralparesen (Tabelle 10) erst gegen Ende der Säuglingszeit möglich. Die bekannten Kriterien der neurologischen Untersuchung geben Hinweise; eine Diagnostik allein aufgrund von Lagereaktionen, wie

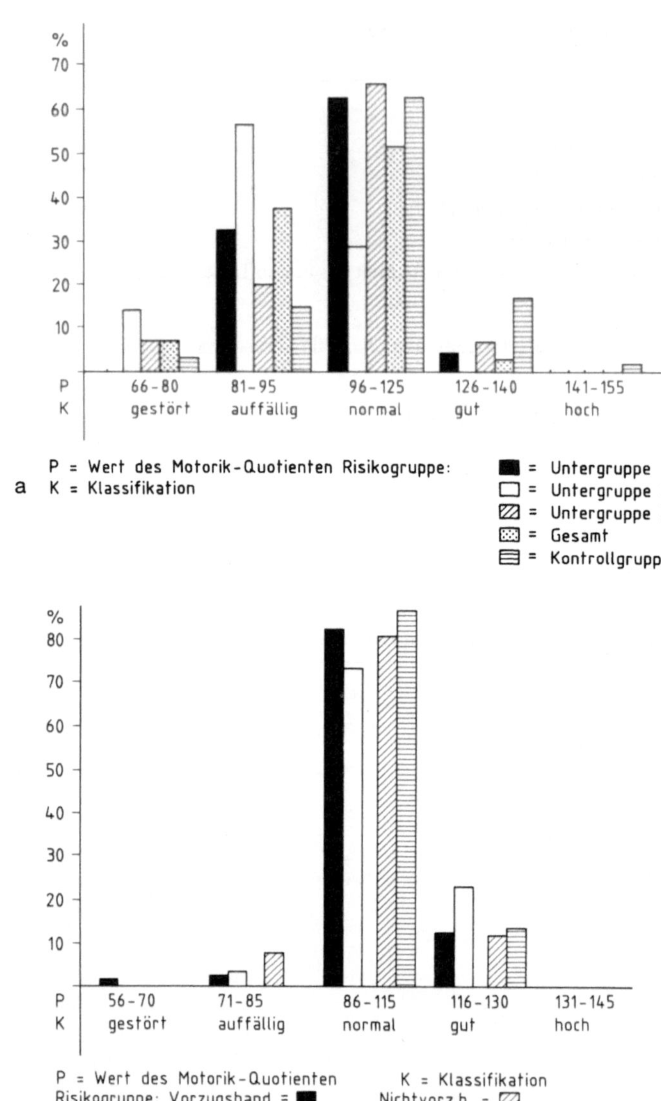

Abb. 2a, b. Ergebnisse des Körperkoordinationstests (**a**) zum Erfassen grobmotorischer Fähigkeiten und des Leistungsdominanztests (**b**) zum Nachweis feinmotorischer Funktionen bei ehemaligen Risikokindern im Schulalter; Vergleich mit Klassenkameraden (Kontrollgruppe). Untergruppe 1: Bewegungsstörung und Krankengymnastik im Säuglingsalter ($n = 24$); 2: Bewegungsauffälligkeit ohne Behandlung ($n = 21$); 3: keine Bewegungsstörung bei Risikoanamnese ($n = 15$). (Aus Friedrich u. Neuhäuser 1987)

sie von Vojta (1988) propagiert wird, erscheint uns zur Früherkennung echter Zerebralparesen problematisch. Manche Erfolge der „Frühbehandlung" sind möglicherweise mit ungenauer Diagnose zu erklären, zumal es „Durchgangssyndrome" gibt (Haas 1983b), die von selbst wieder verschwinden.

Die am Ende des 1. bzw. 2. Lebensjahres erhobenen Befunde lassen eine relativ gute Prognose hinsichtlich der weiteren Entwicklung ehemals frühgeborener Kinder zu (Prechtl 1986 u. 1988). Auch eigene Untersuchungen bei Patienten mit unterschiedlichen Risiken haben gezeigt, daß im 1. Lebenshalbjahr nur schwer eine verbindliche Diagnose gestellt werden kann, daß eine Besserung, aber auch eine Verschlechterung des neurologischen Befundes im Längsschnittverlauf zu beobachten ist (Beckmann et al. 1988).

Der Zerebralparese kann eine allgemein verzögerte Entwicklung vorausgehen, allerdings werden schon früh Tonusveränderungen der Muskulatur, Seitendifferenzen und abnorme motorische Symptome gefunden. Wichtiger Hinweis ist auch eine Diskrepanz zwischen motorischer und geistiger Entwicklung.

Betrachtet man Angaben der Literatur zur psychomotorischen Entwicklung frühgeborener Kinder (Kraybill et al. 1984; Michelsson et al. 1984; Ross et al. 1985 usw.), erkennt man die Schwierigkeit einer exakten Diagnose auch darin, daß neben der Gruppe behinderter Kinder noch „auffällige“ verzeichnet werden, bei denen offenbar keine eindeutige Aussage gelingt. Allgemein ist damit zu rechnen, daß bei ehemals frühgeborenen Kindern mit sehr niedrigem Geburtsgewicht in etwa 15% eine Behinderung bleibt, überwiegend als Zerebralparese und geistige Behinderung. Zerebralparesen treten hauptsächlich (etwa 80%) als spastische Diplegie (beinbetonte Tetraplegie) auf, seltener als Hemiplegie, Dyskinesie oder Ataxie. Periventrikuläre Blutungen (Keimlagerblutungen) und Hypoxie verursachen eben hauptsächlich eine Läsion jener Fasern der Marksubstanz, die zu den unteren Extremitäten ziehen (Schulte 1986 u. a.).

Außer Zerebralparesen, die allgemein bei Kindern in einer Frequenz von 0,2–0,5% zu erwarten sind (Hjalmarson et al. 1986), können leichtere Bewegungsauffälligkeiten entstehen, die zwar keine deutliche Funktionseinbuße bringen, für das Kind aber weitreichende Folgen haben, auch wenn sie erst im Kindergarten oder im Schulalter auffallen (Tabelle 11), wenn nämlich vermehrt Anforderungen gestellt werden oder Konkurrenzsituationen entstehen. Ungeschicklichkeit kann die Folge einer minimalen Zerebralparese bzw. einer motorischen Dyskoordination sein: Psychomotorische Störungen haben Rückwirkung auf die kognitive, emotionale und soziale Entwicklung des Kindes, sind Ursache von sekundär-reaktiven Störungen und setzen damit einen Circulus vitiosus in Gang, der letztlich die Entfaltung der kindlichen Persönlichkeit beeinträchtigt. Die Pathogenese dieser leichten psychomotorischen Störungen muß also differenziert betrachtet werden. Will man Beziehungen prüfen, sind Befunde sorgfältig zu kontrollieren. Wir fanden in einer Gruppe ehemaliger Risikokinder im Vergleich mit altersentsprechenden Kontrollen bei motodiagnostischer Analyse deutliche Unterschiede (Friedrich u. Neuhäuser 1987): Ehemals frühgeborene Kinder waren im Schulalter weniger geschickt als ihre Klassenkameraden (Abb. 2).

Zur kognitiven und psychosozialen Entwicklung

Bedeutsam für das weitere Schicksal extrem frühgeborener Kinder sind auch Konsequenzen hinsichtlich der kognitiven Entwicklung (Eilers et al. 1986; Klein et al. 1985 u. a.). Sie können erst nach mehreren Jahren festgestellt werden, auch wenn Beziehungen zwischen motorischer und intellektueller Entwicklung relativ eng sind. Noch weiß man ziemlich wenig darüber, wie sich die andere Umgebung nach einer frühen Geburt auswirkt (Touwen 1980), welche Rolle veränderte Interaktionen zwischen Eltern und Kind spielen (Minde et al. 1988). Befunde bei Kindern, die keine deutliche Behinderung haben, müssen deshalb mit „normalen“ verglichen werden, zusätz-

Tabelle 12. Variablen einer kontrollierten Untersuchung bei ehemaligen Frühgeborenen. (Nach Portnoy et al. 1988)

Variablen	Frühgeb.	Kontr.
Einlingsgeburt	14	14
Zwillingsgeburt	1	1
Alter (Monate)		
mittel	62,07	62,53
SD	7,67	7,38
Jungen	9	9
Mädchen	6	6
SGA-Kinder	4	4
AGA-Kinder	11	11
Erstgeborene	11	11
Nicht Erstgeborene	4	4
Weiß	10	10
Schwarz	5	5
Eltern alleinerziehend	2	4
Eltern verheiratet	10	11
Alter der Mutter		
unter 20	2	1
20–29	10	12
30–35	1	1
36–41	2	1
Sozioökonom. Status		
1, 2	5	4
3	5	5
4, 5	1	2
6, 7	4	4

lich sind auch verschiedene Umgebungsbedingungen zu berücksichtigen (Neuhäuser 1988).

Eine jüngst erschienene Studie aus London (Portnoy et al. 1988), in der extrem frühgeborene Kinder (unter 1000 g) und vergleichbare Reifgeborene (mehr als 2500 g) untersucht wurden (Tabelle 12), konnte nur geringe Differenzen aufzeigen. Allerdings war die Schwankungsbreite in den mit dem McCarthy-Test ermittelten kognitiven Fähigkeiten größer, besonders bei Knaben (Abb. 3). Unterschiede fehlten bezüglich des allgemeinen Verhaltens, nicht aber in Temperamentseigenschaften.

Letztlich sieht es so aus, als habe eine extrem frühe Geburt nur wenig Einfluß auf die Entwicklung geistig-seelischer Funktionen, wenn es nicht zu Behinderung durch zerebrale Läsionen (s. Tabelle 8) im Zusammenhang mit prä- oder perinatalen Komplikationen gekommen ist. Bedeutsam sind die psychosozialen Bedingungen wäh-

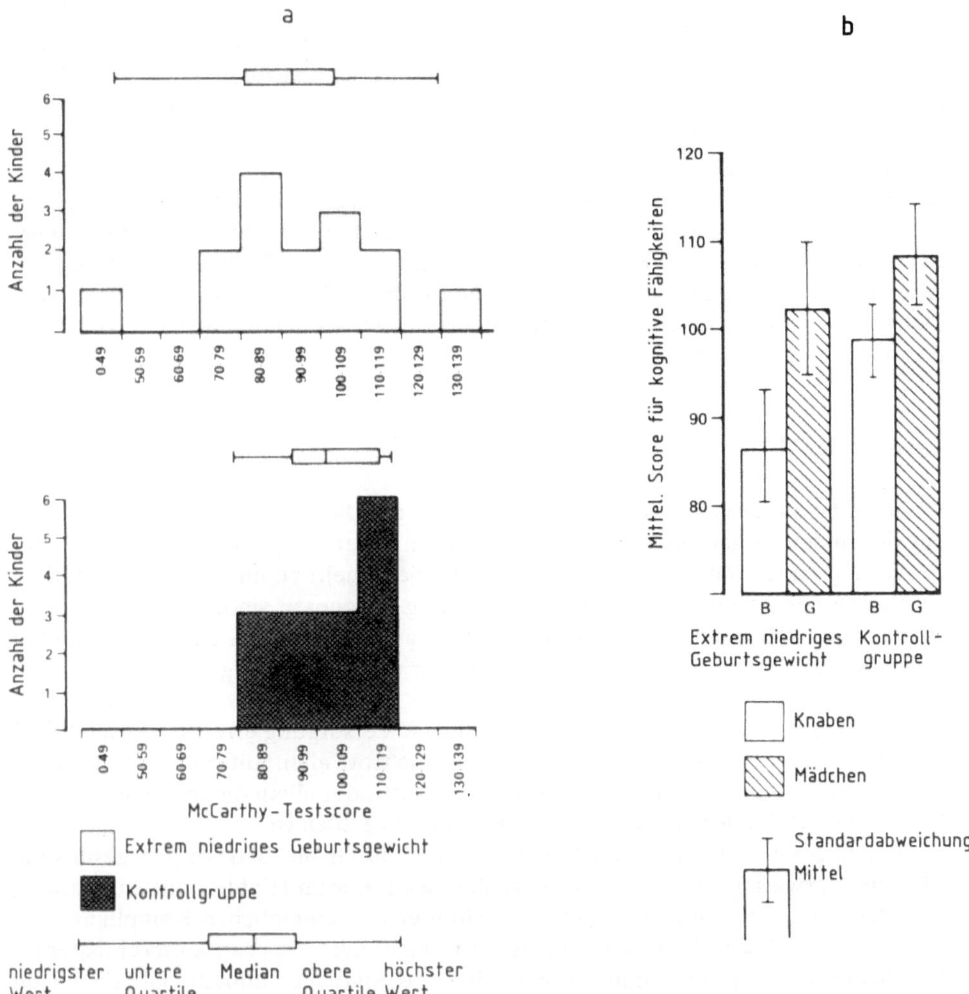

Abb. 3a, b. Ergebnisse des McCarthy-Tests bei Frühgeborenen im Vergleich mit gepaarten Kontrollen (s. Tabelle 12). Größere Variationsbreite (**a**), Unterschied zwischen Jungen und Mädchen (**b**). (Aus Portnoy et al. 1988)

rend des frühen Kindesalters, so daß die Prognose letztlich auch von Faktoren bestimmt wird, die nicht unmittelbar mit der Frühgeburt zu tun haben.

Prognostisch bedeutsame Faktoren

Neben Gestationsalter und Geburtsgewicht spielen für das Schicksal frühgeborener Kinder zahlreiche Variablen eine Rolle. Pränatale Faktoren (Ursachen der Frühgeburt), perinatale Komplikationen und Erkrankungen in den ersten Lebensmonaten

(Bozynski et al. 1987) bilden gewissermaßen eine „biologische Basis“, die durch bestimmte Folgen (posthämorrhagischer Hydrozephalus, bronchopulmonale Dysplasie usw.) oder Sinnesstörungen (Retinopathie usw.) noch „verbreitert“ werden kann (Bor et al. 1988; Zorzi et al. 1988). Bei Kindern mit nur geringer Entwicklungsverzögerung sind psychosoziale Faktoren geeignet, den Entwicklungsverlauf zu beeinflussen (Beckmann et al. 1988; Hunt et al. 1988; Klein et al. 1985; Vohr u. Coll 1985). Offensichtlich können Einstellung, Haltung und Beziehungen der Eltern, Familiendynamik, soziales Netzwerk und andere psychosoziale Bedingungen sowohl in positiver wie auch in negativer Hinsicht Modifikationen bringen. Deshalb sind prognostische Aussagen nicht nur vom neurologischen Befund abhängig (Prechtl 1986), vielmehr müssen auch psychosoziale Bedingungen berücksichtigt werden, zu denen letztlich die Therapiemaßnahmen gehören.

Grenzen der Möglichkeiten?

Ob man davon ausgehen darf, daß im Hinblick auf die Funktionsfähigkeit des sich entwickelnden Organismus, besonders des Zentralnervensystems mit seiner Differenzierung im letzten Trimenon, eine Grenze nicht mehr zu unterschreiten ist? Die Erfahrung der letzten Jahre zeigt, wie schwierig Prognosen sind: Es ist wohl damit zu rechnen, daß durch noch bessere Technik auch Kinder am Leben zu erhalten sind, die weniger als 500–600 g wiegen, also vor der 24. Schwangerschaftswoche geboren werden.

Ist das sinnvoll? Kann eine wirklich optimale Versorgung erreicht werden? Sind nicht die Reserven des Organismus erschöpft, die trotz aller Hilfen ein extrauterines Leben erst ermöglichen? Ist der Preis nicht zu hoch, der allein durch die unvermeidbar schwere Behinderung bei manchen Kindern zu zahlen ist?

Wir müssen den erreichten Fortschritt, der durch die beträchtlich gesunkene Mortalität erwiesen ist, sicher hoch bezahlen, nicht nur im Hinblick auf Ausstattung und Personal, sondern auch wegen der mitunter unvermeidlichen Komplikationen im Verlauf der Entwicklung des Kindes. Es ist nicht nur eine Frage unserer materiellen Ressourcen, wie wir damit fertig werden – es sind auch ethische Überlegungen und Entscheidungen gefordert!

Hier ist nicht der Ort, eine Kosten-Nutzen-Analyse anzustellen. Sie würde auch nicht dabei helfen, unser tägliches Tun zu begründen. Das Handeln des Neonatologen darf davon nicht bestimmt werden: Eine Intensivtherapie kann immer nur optimal sein, oder sie muß unterbleiben – das aber ist meines Erachtens nach dem heutigen Stand unserer Kenntnisse und technischen Möglichkeiten ethisch nicht zu rechtfertigen, auch wenn dieser Standpunkt einschließt, verantwortliche Entscheidungen zu treffen, wenn wir an Grenzen stoßen.

Eine enge Kooperation von Geburtshelfern, Neonatologen, Pädiatern, Neuropädiatern und allen anderen, die mit einem frühgeborenem Kind befaßt sind, muß dabei helfen, einen „vernünftigen Weg“ zu finden. Risiken sollten früh erkannt und nach Möglichkeit vermieden werden.

Literatur

Beckmann D, Neuhäuser G, Meyer A, Pauli U, Tapfer E (1988) Abschlußbericht für die Deutsche Forschungsgemeinschaft zum Projekt „Interaktion und Dynamik bei Familien mit behinderten Säuglingen". Manuskript, Gießen

Bor M van de, Verloove-Vanhorick SP, Baerts W, Brand R, Ruys JH (1988) Outcome of periventricular-intraventricular hemorrhage at 2 years of age in 484 very preterm infants admitted to 6 neonatal intensive care units in the Netherlands. Neuropediatrics 19:183–185

Boynton BR, Boynton CA, Merritt TA, Vaucher YE, James HE, Bejar RF (1986) Ventriculoperitoneal shunts in low birth weight infants with intracranial hemorrhage: Neurodevelopmental outcome. Neurosurgery 18:141–145

Bozynski AEA, Nelson MM, Matalon TAS, O'Donnell KJ, Naughton PM, Vasan U, Meier WA, Ploughman L (1987) Prolonged mechanical ventilation and intracranial hemorrhage: Impact on developmental progress through 18 months in infants weighing 1200 grams or less at birth. Pediatrics 79:670–676

Brothwood M, Wolke D, Gamsu H, Cooper D (1988) Mortality, morbidity, growth and development of babies weighing 501–1000 grams and 1001–1500 grams at birth. Acta Paediatr Scand 77: 10–18

Buckwald S, Zorn WA, Egan EA (1984) Mortality and follow-up data for neonates weighing 500 to 800 g at birth. Am J Dis Child 138:779–782

Drillien CM (1967) The incidence of mental and physical handicaps in school age children of very low birth weight, II. Pediatrics 39:238–247

Eilers BL, Desai NS, Wilson MA, Cunningham MD (1986) Classroom performance and social factors of children with birth weights of 1250 grams or less: Follow-up at 5 to 8 years of age. Pediatrics 77:203–208

Fitzhardinge PM, Ramsay M (1973) The improving outlook for the small prematurely born infant. Develop Med Child Neurol 15:447–459

Friedrich G, Neuhäuser G (1987) Bewegungsauffälligkeiten bei ehemaligen Risikokindern im Schulalter. Motorik 10:145–149

Frisch H, Luz O, Pastner E, Haberfellner H (1985) Entwicklung frühgeborener Kinder unter 1500 g Geburtsgewicht. Monatsschr Kinderheilkd 133:86–92

Fritsch G, Müller WD, Reisinger A, Schober P, Trop M (1984) Untersuchungen zur Mortalität und Morbidität intensivgepflegter Frühgeborener (Geburtsgewicht unter 1501 Gramm). Pädiatr Pädol 19:377–383

Fritsch G,Winkler E, Flanyek A, Müller WD (1986) Neurologische, psychologische und logopädische Nachuntersuchung von 6- bis 8jährigen ehemaligen Frühgeborenen mit einem Geburtsgewicht unter 1501 g. Monatsschr Kinderheilkd 134:687–691

Haas G (1983a) Entwicklung und Schicksal Frühgeborener – damals und heute. Monatsschr Kinderheilk 131:702–707

Haas G (1983b) Neurologische Durchgangssyndrome im frühen Säuglingsalter. Pädiatr Prax 27: 585–588

Haas G, Buchwald-Saal M, Mentzel H, Michaelis R (1983) Mortalität und neurologische Morbidität bei ehemaligen Frühgeborenen und untergewichtigen Termingeborenen. Monatsschr Kinderheilkd 131:733–735

Haas G, Buchwald-Saal M, Leidig E, Mentzel H (1986a) Improved outcome in very low birth weight infants from 1977 to 1983. Europ J Pediatr 145:337–340

Haas G, Asprion B, Leidig E, Buchwald-Saal M, Mentzel H (1986b) Obstetrical and neonatal risk factors in very low birthweight infants related to their neurological development. Europ J Pediatr 145:341–346

Hack M, Breslau N (1986) Very low birth weight infants: Effects of brain growth during infancy on intelligence quotient at 3 years of age. Pediatrics 77:196–202

Hjalmarson O, Hagberg B, Hagberg G (1986) Epidemiologic panorama of brain impairments and causative factors – Swedish experiences. In: Kubli F, Patel N, Schmidt W, Linderkamp O (eds) Perinatal events and brain damage in surviving children. Springer, Berlin Heidelberg New York Tokyo, pp 28–38

Hoffman EL, Bennett FC (1988) Changing outcomes for infants with less than 800 g birthweight. Develop Med Child Neurol [Suppl 30] 57:29(a)

Huisjes HJ, Touwen BCL, Hoekstra J, van Woerden-Blanksma JT, Bierman-van Endenburg MEC, Jurgens-van der Zee AD, Fidler VJ, Olinga AA (1980) Obstetrical-neonatal neurological relationship. A replication study. Eur J Obstet Gynecol 10: 247–256

Hunt JV, Cooper BAB, Tooley WH (1988) Very low birth weight infants at 8 and 11 years of age: Role of neonatal illness and family status. Pediatrics 82: 596–603

Janus-Kukulska A, Lis S (1966) Developmental peculiarities of prematurely born children with birth-weight below 1250 grams. Develop Med Child Neurol 8: 285–295

Kitchen WH, Ford GW, Orgill A, Rickards AL, Astbury J, Lissenden J, Bajuk B, et al (1987a) Outcome in infants of birth weight 500 to 999 g: A continuing regional study of 5-year-old survivors. J Pediatr 111: 761–766

Kitchen WH, Ford GW, Rickards AL, Lissenden JV, Ryan MM (1987b) Children of birth weight less than 1000 g: Changing outcome between ages 2 and 5 years. J Pediatr 110: 283–288

Klein N, Hack M, Gallagher J, Fanaroff AA (1985) Preschool performance of children with normal intelligence who were very low-birth-weight infants. Pediatrics 75: 531–537

Kraybill EN, Kennedy CA, Teplin SW, Campbell SK (1984) Infants with birth weights less than 1001 g. Am J Dis Child 138: 837–842

Largo RH, Molinari L, Pinto-Comenale L, Weber M, Duc G (1986) Language development of term and preterm children during the first five years of life. Develop Med Child Neurol 28: 333–350

Méhes K (1988) Informative morphogenetic variants in the newborn infant. Akadémiai Kiadó, Budapest

Meyer-Probst B, Teichmann H (1984) Risiken für die Persönlichkeitsentwicklung im Kindesalter. VEB Thieme, Leipzig

Michaelis R, Edebol-Tysk K (1988) Zerebralparesen. Definition, Nosologie, Neuorientierung. Pädiatr Prax 36: 199–205

Michaelis R, Krägeloh-Mann I (1988) Früherkennung neurologischer Ausfälle und psychomotorischer Retardierungen bei Kindern. In: Spranger J (Hrsg) Früherkennung und Verhütung von Behinderungen im Kindesalter. Umwelt und Medizin, Frankfurt, S 34–43

Michelsson K, Lindahl E, Parre M, Helenius M (1984) Nine-year follow-up of infants weighing 1500 g or less at birth. Acta Paediatr Scand 73: 835–841

Minde K, Perrotta M, Hellmann I (1988) Impact of delayed development in premature infants on mother-infant interaction: A prospective investigation. J Pediatr 112: 136–142

Neuhäuser G (1988) Entwicklungsneurologie und psychosoziale Bedingungen. Pädiatr Prax 36: 207–213

Neuhäuser G (1989) Klinische Aspekte der infantilen Zerebralparesen. In: Bachmann D, Ewerbeck H, Kleinhauer E, Rossi E, Stalder G (Hrsg) Klinische Pädiatrie in Praxis und Klinik, 2. Aufl, Bd III. Thieme-Fischer, Stuttgart New York, S 165–177

Portnoy S, Callias M, Wolke D, Gamsu H (1988) Five-year follow-up study of extremely low-birth-weight infants. Dev Med Child Neurol 30: 590–598

Prechtl HFR (1986) Frühe Schäden – späte Folgen. Neuere Erkenntnisse aus Nachuntersuchungen von Kindern. In: Schmidt MH, Drömann S (Hrsg) Langzeitverlauf kinder- und jugendpsychiatrischer Erkrankungen. Enke, Stuttgart, S 15–21

Prechtl HFR (1988) Grundlagen der Entwicklungsneurologie. In: Remschmidt H, Schmidt MH (Hrsg) Kinder- und Jugendpsychiatrie in Klinik und Praxis, Bd I. Thieme, Stuttgart New York, S 12–24

Ross G, Lipper EG, Auld PAM (1985) Consistency and change in the development of premature infants weighing less than 1501 grams at birth. Pediatrics 76: 885–891

Saigal S, Rosenbaum P, Staskopf B, Sinclair JC (1984) Outcome in infants of 501 to 1000 gm birth weight delivered to residents of the McMaster Health Region. J Pediatr 105: 969–976

Schulte FJ (1986) Pathophysiological mechanisms leading to permanent brain damage in surviving children. In: Kubli H, Patel N, Schmidt W, Linderkamp O (eds) Perinatal events and brain damage in surviving children. Springer, Berlin Heidelberg New York Tokyo, pp 58–63

Touwen BCL (1980) The preterm infant in the extrauterine environment. Implications for neurology. Early Hum Dev 4: 287–300

Touwen BCL, Huisjes HJ (1984) Obstetrics, neonatal neurology and later outcome. In: Almli CR, Finger S (eds) Early brain damage, vol I. Academic Press, Orlando San Diego San Francisco New York London Toronto Montreal Sydney Tokyo, pp 169–187

Veelken N, Stollhoff K, Winkler P, Helmke K, Schulte FJ (1986) Neurological sequelae of infants with very low birthweight in Hamburg. First results of a regional study. In: Kubli F, Patel N, Schmidt W, Linderkamp O (eds) Perinatal events and brain damage in surviving children. Springer, Berlin Heidelberg New York Tokyo, pp 322–329

Veelken N, Stollhof K, Claussen M, Schulte FJ (1988) Entwicklung von Kindern mit einem Geburtsgewicht unter 1500 g. Eine repräsentative Studie zweier Jahrgänge aus Hamburg. (84. Tagung der Deutschen Gesellschaft für Kinderheilkunde in Mainz)

Vohr BR, Coll CTG (1985) Neurodevelopmental and school performance of very low-birth-weight infants: A seven-year longitudinal study. Pediatrics 76:345–350

Vojta V (1988) Die zerebralen Bewegungsstörungen im Säuglingsalter, 5. Aufl. Enke, Stuttgart

Wulf KH (1988) Geburtshilfe im Wandel. Zur geburtshilflichen Situation in der Bundesrepbulik Deutschland. Dtsch Ärztebl 85:2348–2355

Ylppö A (1919) Zur Physiologie, Klinik und zum Schicksal der Frühgeborenen. Z Kinderheilkd 24: 1–110

Zorzi C, Angonese I, Zaramella P, Benini F, Dalla Barba B, Cavedagni M, Melli R, Carolis G de (1988) Periventricular intraparenchymal cystic lesions: Critical determinant of neurodevelopmental outcome in preterm infants. Helv Paediatr Acta 43:195–202

Analysen von geburtshilflichen Gutachten aus der Schlichtungsstelle der Landesärztekammer Hessen

W. Cyran

Die Gutachter- und Schlichtungsstellen haben die vorrangige Aufgabe, zur Befriedung des Arzt-Patienten-Verhältnisses beizutragen. Durch die Klärung von Meinungsverschiedenheiten über ärztliche Behandlungen sollen vor allem die das Arzt-Patienten-Verhältnis stark belastenden Straf- und Zivilgerichtsverfahren vermieden werden. Wir bemühen uns, objektiv und überzeugend zu klären, ob ein ärztliches Fehlverhalten nachweisbar ist und zu einem Gesundheitsschaden geführt hat; damit ist im allgemeinen dem Anliegen des Patienten entsprochen, der nur objektiv geklärt haben möchte, ob er einen Schadenersatzanspruch geltend machen kann. Ich möchte Ihnen nun kurz 3 Fälle aus unserer gutachterlichen Praxis vorstellen, die nach meiner Meinung über den Einzelfall hinaus Bedeutung haben.

1. Fall. Eine Erstgebärende kommt nach glattem Verlauf der Schwangerschaft zur Entbindung in die Klinik und erklärt, sie wolle natürlich entbinden und weder Schmerz- noch Wehenmittel haben. Der Gynäkologe sagt ihr das zu mit der Einschränkung, „soweit das möglich ist". Die Geburt verläuft zunächst ohne Schwierigkeiten, bis der Kopf fast auf Beckenboden angelangt ist. Jetzt werden die Herztöne schlecht, und der Arzt erklärt, er müsse die Geburt durch eine Vakuumextraktion beenden, damit das Kind keinen Schaden erleide. Der bei der Geburt anwesende Ehemann will jetzt in eine Diskussion eintreten, ob dies wirklich notwendig sei. Der Arzt bejaht diese Frage kurz, legt eine Episiotomie an und holt das Kind mit der Saugglocke. Das Kind ist lebensfrisch.

Die Frau wendet sich an die Gutachterstelle mit dem Vorwurf, der Arzt habe „in krimineller Weise" ihr Recht auf Unversehrtheit des Körpers mißachtet und ihr den Dammschnitt beigebracht, der ihr nach Wochen noch Beschwerden mache. Der Bescheid der Gutachterstelle geht dahin, daß der Arzt verpflichtet sei, auch an das Wohl des Kindes zu denken; die Episiotomie und die anschließende Vakuumextraktion seien daher nicht zu beanstanden, da sie zur Abwendung von Gefahren für das Kind unbedingt notwendig gewesen seien. Gegen diesen Bescheid wendet sich die Frau mit der Begründung, dies sei ein Gefälligkeitsgutachten, das sie nicht akzeptieren könne. In der Entscheidung der Gutachterkommission wird nicht nur die Richtigkeit des Bescheids bestätigt, sondern der in Fragen des Arztrechts besonders erfahrene juristische Vorsitzende, Dr. Kleinewefers, bescheinigt der Frau zusätzlich, daß der Arzt selbst dann diese Operation hätte vornehmen dürfen, wenn sie sie ausdrücklich abgelehnt hätte.

Dieser Fall ist im Hinblick auf die Grenzen des Selbstbestimmungsrechts der Patienten von grundsätzlicher Bedeutung. Nach Auffassung von Dr. Kleinewefers endet dieses Selbstbestimmungsrecht da, wo es um Leben und Gesundheit des Kindes geht, über das die Frau nicht verfügen kann. Während sonst auch unvernünftig erscheinende Entscheidungen des Patienten, wie etwa die Ablehnung einer dringend gebotenen Therapie, vom Arzt zu respektieren sind, hat die Frau nicht das Recht, eine Operation zur Rettung ihres Kindes abzulehnen. Das gilt z. B. auch für den – sicherlich sehr ungewöhnlichen – Fall, daß eine Frau eine Sectio aus kindlicher Indikation ablehnt. Hier ist der Arzt berechtigt, u. U. sogar verpflichtet, auch ohne Zustimmung, ja gegen den Willen der Frau, die Sectio durchzuführen.

2. Ein anderer Fall, der sich allerdings nicht in einer hessischen Universitätsklinik ereignet hat und den ich zu begutachten hatte, lag folgendermaßen: Eine Frau war bei ihrer 3. Geburt wegen Beckenendlage in dieser Klinik durch Sectio entbunden worden. Die erste Regel nach 6 Wochen war zugleich die letzte Regel: es war sogleich eine neue Schwangerschaft eingetreten. Diese 4. Schwangerschaft verlief komplikationslos. Bei der letzten Schwangerschaftsuntersuchung stellte der niedergelassene Gynäkologe eine Druckdolenz des unteren Uterinsegments fest und überwies sie an die Universitäts-Frauenklinik, in der die erste Entbindung stattgefunden hatte und in der sie wieder entbinden wollte. Dort erfolgten ambulant tägliche Kontrolluntersuchungen, aber schon nach 3 Tagen setzten Wehen ein; einige Stunden später sprang die Fruchtblase, und die Frau suchte die Klinik auf, wo sie 6 Tage nach dem errechneten Termin morgens um 7.30 Uhr mit guten Wehen zur Aufnahme kam. Um 8.15 Uhr wird eine Periduralanästhesie angelegt; um 11.10 Uhr beginnt die Frau zu pressen. Schon nach 2 Preßwehen sinkt die fetale Herzfrequenz auf 80/min ab. Der zugezogene Oberarzt stellt wegen Verdachts auf Uterusruptur die Indikation zur sofortigen Sectio. Der Transport in den Operationssaal verzögert sich, weil der Aufzug in einer anderen Etage blockiert ist; als die Patientin dann schließlich im Operationssaal eintrifft, beginnt der Anästhesist eine längere Diskussion, ob nicht in Periduralanästhesie operiert werden könnte. Um 11.49 Uhr, also nach 34 Minuten, beginnt die Narkose, um 11.52 Uhr wird ein schwer asphyktisches Kind mit einem Apgar-Score von 1-1-1 geboren. Das Kind wird sofort intubiert und mit Sauerstoff beatmet; es wird ein Nabelvenenkatheter gelegt und das Kind in die Kinderklinik verlegt. Es ist schwer zerebral geschädigt (zerebrale Tonus- und Koordinationsstörungen, Schulterretraktion, vermehrte Beinextension und Abspreizbehinderung infolge Adduktorenspasmus).

Der Uterus war in der alten Sectionarbe rupturiert, das Kind lag teilweise in der Bauchhöhle, in der sich reichlich Blut befand. Der Riß läuft an der rechten Uteruskante nach oben und unten weiter. Wegen der Lage und Größe der Uterusverletzung bleibt nur die Totalexstirpation des Uterus. Nach entsprechender Nachbehandlung mit mehreren Bluttransfusionen und künstlicher Nachbeatmung erholt sich die Frau rasch und kann am 10. postoperativen Tag nach Hause entlassen werden.

Die Eltern wenden sich durch ihren Rechtsanwalt an die Gutachterstelle, weil sie befürchten, daß der schwere Hirnschaden des Kindes auf Fehler bei der Geburtsleitung zurückzuführen ist. Insbesondere wird beanstandet, daß

a) die Geburt zu langsam verlaufen ist;
b) von der Feststellung einer schlechten Herzfrequenz um 11.15 Uhr bis zur Geburt durch Sectio 35 Minuten vergangen sind, in denen das Kind nicht ausreichend mit Sauerstoff versorgt war;

c) es sich um eine Risikogeburt gehandelt habe, da erst ganz kurz vor Beginn der Schwangerschaft ein Kaiserschnitt erfolgt war;
d) es fragwürdig sei, warum während des Versuchs, vaginal zu entbinden, nicht die sofortige Sectiobereitschaft gewährleistet war. Bei einem vorausgegangenen Kaiserschnitt sei primär eine Sectio vorzusehen.

Der Direktor der Universitäts-Frauenklinik nimmt zu diesen Vorhaltungen wie folgt Stellung:

a) Zur Frage, warum nicht primär eine Sectio vorgenommen worden ist, zählt er die 8 Indikationen auf, die im Lehrbuch von Käser für einen wiederholten Kaiserschnitt ohne vorherigen Versuch einer vaginalen Entbindung angegeben sind. Keine dieser speziellen Indikationen habe hier vorgelegen. Eine Schwangerschaft so rasch nach der Sectio sei keine „absolute Kontraindikation zum Versuch einer vaginalen Entbindung, sofern die übrigen Bedingungen entsprechend sind."
b) Da diesmal keine Steißlage vorgelegen habe, sei der Versuch einer vaginalen Entbindung gerechtfertigt gewesen.
c) Das Kind sei zwar mit 4060 g relativ groß gewesen, jedoch habe es nur ein Mehrgewicht von etwa 300 g im Vergleich zu dem letzten vaginal geborenen Kind gehabt; dies könnte zu einem Mißverhältnis geführt und damit zu dem unglücklichen Ausgang beigetragen haben. Die Ultraschallmessungen vor Geburtsbeginn hätten jedoch keinen Hinweis darauf gegeben, daß es sich um ein besonders großes Kind handele, das zu einem Mißverhältnis Anlaß geben würde. „Auch mit den heutigen Techniken sind die präpartalen Gewichtsschätzungen nicht so genau, daß es nicht Fehleinschätzungen um 300 g geben kann."
d) Grundsätzlich könne das Risiko einer Uterusruptur bei vaginaler Entbindung nach vorausgegangener Sectio nie mit absoluter Sicherheit ausgeschlossen werden; die Geburtsleitung müsse lediglich das Risiko einer Ruptur und bei eingetretener Ruptur die Folgen so gering wie möglich halten. In derartigen Fällen kämen Rupturen bei der modernen Schnitt- und Nahttechnik nur in weniger als 1‰ der Fälle vor. Normalerweise führe eine Uterusruptur auch nicht zu so katastrophalen Folgen wie im vorliegenden Fall. Allerdings sei Voraussetzung einer vaginalen Geburt die besonders sorgfältige Überwachung, die Vermeidung protrahierter Geburtsverläufe und rasche Operationsbereitschaft.
e) Prospektiv sei auch bei sorgfältiger Prüfung der vorliegenden Situation keine zwingende Indikation zum Verzicht auf den Versuch einer vaginalen Entbindung gegeben gewesen.
f) Den Zeitraum von 35 Minuten von der Verschlechterung der Herztöne bis zur Geburt des Kindes durch Sectio halte auch er, insbesondere für eine Universitätsklinik, für lange, wobei wohl eine Verkettung unglücklicher Umstände mitgespielt haben dürfte.

Diese Geburt ist wie folgt beurteilt worden:

Zwei der von dem Klinikleiter erwähnten Indikationen für eine Resectio bedürfen einer näheren Erörterung, nämlich die lange Geburtsdauer und Schmerzen im Bereich der Sectionarbe:

a) Was den protrahierten Geburtsverlauf anbetrifft, so ist im Geburtsbericht davon die Rede, daß wegen „protrahierten Geburtsverlaufs" um 11.00 Uhr der Oberarzt in den Kreißsaal gebeten wird. Nach den Angaben im Geburtsbericht war der Wehenbeginn um 3.30 Uhr; um 11.10 Uhr ist der Muttermund vollständig. Diese Zeit von 7 h 40 min für die Eröffnungsperiode bei einer Viertgebärenden kann angesichts einer mittleren Gesamtgeburtsdauer für Mehrgebärende von 3–4 h (Martius) nur als verlängerte Geburtsdauer beurteilt werden – dies auch dann, wenn man von einer protrahierten Geburt bei Mehrgebärenden erst dann sprechen will, wenn 8 h Geburtsdauer bis zur Geburt des Kindes, also einschließlich Austreibungsperiode, überschritten werden. Wenn man als Austreibungsperiode bei einer Mehrgebärenden 20 min ansetzt, würden im vorliegenden Fall 8 h erreicht sein, in dem übrigens um 11.00 Uhr vermerkt ist: „Kopf kommt trotz gerader Pfeilnaht tiefer"; es wäre also mit an Sicherheit grenzender Wahrscheinlichkeit eine längere Austreibungsperiode zu erwarten gewesen, ganz abgesehen davon, daß dieser Befund für ein funktionelles Mißverhältnis sprach; außerdem war schon bei der vorausgehenden Untersuchung um 9.30 Uhr ein hoher Gradstand erkannt worden, der um 11.00 Uhr immer noch vorhanden war. Wenn schon um 9.30 Uhr dieser Befund nicht Anlaß für eine Sectio und auch nicht für eine häufigere Befundkontrolle gegeben hat, so hätte angesichts der Vorgeschichte der um 11.00 Uhr immer noch vorhandene hohe Gradstand Anlaß für eine sofortige Sectio sein müssen, zumal es sich um ein großes Kind handelte. Daß die wirkliche Größe des Kindes (4060 g) nicht erkannt worden ist, kann den beteiligten Ärzten nicht angelastet werden.

b) Die Zeit von der Feststellung der schlechten kindlichen Herzfrequenz bis zur Geburt des Kindes – 37 min – ist sicherlich viel zu lange; dies spricht eindeutig dafür, daß es an einer sofortigen Sectiobereitschaft gefehlt hat. Wenn in einem solchen Fall der Versuch einer vaginalen Entbindung gewagt wird, dann ist dies nur unter genauester Überwachung der Kreißenden und bei dauernder, sofortiger Sectiobereitschaft vertretbar. Auch die Überwachung der Kreißenden scheint unzureichend gewesen zu sein: Bei dem protrahierten Geburtsverlauf sind zwischen 9.30 und 11.00 Uhr keine Befunde eingetragen.

c) Es war bekannt, daß nur wenige Wochen vor Beginn der Schwangerschaft eine Sectio erfolgt war. Es handelte sich also um eine Risikogeburt. Wie der Klinikchef selbst ausführt, gehören Schmerzen im Bereich der früheren Sectionarbe zu den Indikationen für eine Resectio. Diese hätten aber nicht vorgelegen. Sie konnten auch nicht bemerkt werden, da eine Periduralanästhesie angelegt worden war, nach deren Abklingen um 11.00 Uhr die Frau „heftig über Wehenschmerzen klagt" (Geburtsbericht). Gerade um diese wichtige Indikation für eine Resectio nicht zu übersehen, hätte im vorliegenden Fall eine Periduralanästhesie nicht angelegt werden dürfen.

Es lagen also mehrere Gründe vor, zumindest sekundär wesentlich früher den Entschluß zu einer Sectio zu fassen. Die Fehler bei der Geburtsleitung sind für den schweren Hirnschaden des Kindes kausal geworden.

3. Fall. Schließlich möchte ich Ihnen einen geburtshilflichen Fall vorstellen, der zwar ganz ungewöhnlich ist, aus dem wir aber doch wohl manches lernen können.

Eine 30jährige Zweitgebärende wird von dem Ehemann, der Arzt ist, in die geburtshilfliche Abteilung eines Kreiskrankenhauses zur Entbindung gebracht. Während der ersten Schwangerschaft hatte eine Gestose bestanden; die Geburt erfolgte durch Sectio wegen hohen Gradstands. Das Kind kam gesund zur Welt. Bei der jetzigen zweiten Schwangerschaft war der 19.03. als Termin errechnet worden. In den folgenden Tagen war die Frau mehrfach zur ambulanten Untersuchung in die Klinik gekommen, wobei stets eine unreife Portio festgestellt wurde. Im Urin war Eiweiß schwach positiv, der Blutdruck betrug zwischen 110 und 120 systolisch und 70–75 diastolisch. Am 27.03., also 8 Tage nach dem errechneten Termin, wird ein Belastungskardiogramm durchgeführt; unter diesem steigt der Blutdruck auf 130/85; die vaginale Untersuchung ergibt, daß jetzt die Portio fast aufgebraucht und dezentriert ist.

Am 01.04. abends erleidet die Patientin zu Hause einen „Krampfanfall mit Atemstillstand“, den der Arzt-Ehemann als eklamptischen Anfall deutet. Er mißt den Blutdruck mit 240 systolisch und bringt seine Frau sofort in die Klinik. Dort wird bei der Aufnahme der Blutdruck mit 150/90 gemessen. Es wird eine Infusion mit Catapressan angelegt, unter der der Blutdruck in der nächsten Stunde auf normale Werte von 120/70 abfällt. Wegen Status nach Eklampsie wird durch Sectio entbunden. Die Operation verläuft komplikationslos, das Kind ist lebensfrisch. Die Patientin kommt auf die operative Intensivstation, von wo sie nach 2 Tagen mit stabilem Kreislauf und ausreichender Urinausscheidung auf die Allgemeinstation verlegt werden kann. Der häufig gemessene Blutdruck ist in den folgenden Tagen immer im Bereich der Norm.

Am Abend des 7. postoperativen Tages besucht die Nachtschwester, wie üblich, gegen 20.15 Uhr alle Patientinnen und findet bei unserer Patientin nichts Auffälliges. Um 22.40 Uhr dieses 7. postoperativen Tages erleidet die Frau erneut einen Krampfanfall, bei dem es nach den Angaben des anwesenden Ehemanns zu Streckkrämpfen, Atemstillstand und fraglichem Herzstillstand kommt. Der Ehemann beginnt sofort mit der Reanimation durch Mund-zu-Mund-Beatmung und Herzmassage und ruft die Nachtschwester durch die Klingel herbei. Da die Nachtschwester auf einen solchen Zwischenfall nicht vorbereitet ist, dauert es gut 15 Minuten, bis sie erscheint. Auf Ersuchen des Ehemanns wird sofort der diensthabende Anästhesist gerufen, der auch sofort kommt; bei seinem Eintreffen etwa 20 Minuten nach Beginn des Krampfanfalles ist die Frau ausgeprägt zyanotisch, atmet nicht, die Herzaktion im EKG ist 40/min; Blutdruck systolisch 80 mm, die Pupillen weit und reaktionslos. Er intubiert, versorgt die Patientin notfallmäßig und verlegt sie sofort auf die operative Intensivstation. Nach Abschluß der Reanimation ist die Frau weiterhin bewußtlos. Umfassende intensivmedizinische Maßnahmen, zunächst in dem Kreiskrankenhaus, dann in der benachbarten Universitätsklinik, schließen sich an. Es bleibt ein schwerer zerebraler Schaden mit hirnorganischer Wesensänderung, Antriebsstörung, extrapyramidalen Bewegungsstörungen, einem schweren amnestischen Syndrom sowie einer leichten Halbseitenschwäche links zurück.

Verständlicherweise schuldigt der Ehemann das Kreiskrankenhaus an, durch mangelhafte Organisation das verspätete Eintreffen der Nachtschwester, damit auch des Anästhesisten und dadurch schließlich den schweren Hirnschaden seiner Frau verschuldet zu haben. Die Frage ist also, konnten die Ärzte diesen Anfall nach 7 Tagen voraussehen? Die Antwort kann nur lauten: nein. Wenn damit aber nicht zu rechnen war, braucht auch nicht sichergestellt zu werden, daß die Nachtschwester auf das Klingelzeichen sofort erscheint. Ihr konnte die Dringlichkeit nicht erkennbar sein.

Unterstellt man einmal, es hätte sich bei dem ersten Anfall, den nur der Ehemann beobachtet hat, wirklich um eine Eklampsie gehandelt, dann wäre zwar auch nach der Entbindung bis etwa zum zweiten Tage noch ein Anfall möglich gewesen; ein eklamptischer Anfall nach 7 Tagen ohne Prodrome und ohne daß der Blutdruck erhöht und ein nennenswerter Eiweißbefund vorhanden ist, kann wohl als so gut wie ausgeschlossen betrachtet werden. Der zugezogene neurologische Gutachter hält es deswegen für möglich, daß der 2. Anfall durch eine Thrombose der A. basilaris verursacht worden sein könnte. In diesem Fall hätte auch ein sofortiges ärztliches Eingreifen die schweren zerebralen Schäden nicht vermeiden können. Daß das Computertomogramm mit der Fragestellung: hypoxischer Hirnstammschaden? keinen pathologischen Befund ergab, beweist nicht, daß nicht ein solcher doch vorliegen kann. Das betroffene Areal kann so klein sein, daß es sich auf dem CT nicht darstellt.

Mit einer gewissen Wahrscheinlichkeit war auch der 1. Anfall keine Eklampsie. Die neurologische Begutachtung dieses Falles ist noch nicht abgeschlossen. Aber ganz unabhängig davon, welche Diagnose nun endgültig gestellt wird – für die Gutachterstelle ist einzig und allein die Frage von Bedeutung, ob der Anfall nach 7 Tagen vorhersehbar war, so daß entsprechend Vorsorge getroffen werden mußte. Da diese Frage in jedem Fall zu verneinen ist, kann weder den Ärzten ein fehlerhaftes Verhalten noch dem Krankenhaus ein Organisationsfehler vorgeworfen werden.

Verhalten in Schadensfällen

R. Ratzel

Einleitung

Das vorgegebene Thema lautet: „Verhalten in Schadensfällen". Es soll insofern etwas spezifiziert werden, als es „Verhalten in geburtshilflichen Schadensfällen" betitelt wird; zum einen wird damit der Bezug zum Leitthema des heutigen Tages gewahrt, zum anderen ergibt sich die Möglichkeit, auf einige besondere Akzente, die gerade bei geburtshilflichen Schadensfällen zu beachten sind, pointiert einzugehen. Verhalten in Schadensfällen bedeutet zunächst, daß es um die Abwicklung zivilrechtlicher Probleme geht, d.h., die Patientin bzw. die Eltern oder auch das Kind wollen Geld; daneben sollte man aber immer auch die strafrechtliche Komponente im Hinterkopf behalten, auf die – soweit erforderlich – gesondert eingegangen wird. Verhaltensanweisungen für beide Bereiche können, müssen aber nicht dekkungsgleich sein.

Es gibt verschiedene Wege, sich dem vorgegebenen Thema zu nähern. Den einen Weg stellen sogenannte „Schubladenvorträge" dar, deren Quintessenz sich auf die Stichworte „Anwalt und Versicherung informieren, abblocken und abwarten" reduziert. Jedes dieser Stichworte kann für sich gesehen zwar richtig sein, in dieser oftmals sehr verallgemeinernden Form vorgetragen, bringen sie jedoch nichts. Der andere Weg besteht in einer sorgfältig ausgearbeiteten schriftlichen Handlungsanleitung mit Querverweisen: hier gibt es bereits hervorragende Beispiele, u. a. Ulsenheimers schöner Übersichtsaufsatz im *Frauenarzt* 4/87 oder auch die versicherungsrechtliche Darstellung von Herbrand im *Frauenarzt* 4/88.

Hier soll keiner dieser beiden Wege begangen, sondern anhand von Beispielen, wie man es *nicht* macht, gezeigt werden, wo neuralgische Punkte in der Genesis eines Schadensfalles liegen. Diese Kenntnis ist wichtig, weil es auf eine möglichst frühzeitige richtige Weichenstellung ankommt. Kann man im Falle einer Fehldiagnose nach Erkennen des falsch eingeschlagenen Weges in nicht wenigen Fällen mit der richtigen Therapie von vorne beginnen, besteht diese Möglichkeit bei der Verarbeitung von geburtshilflichen Schadensfällen in aller Regel gerade nicht.

Die Eltern treten an den Arzt heran

Fallbeispiel Nr. 1:
Die Eltern eines nach der Geburt behinderten Kindes wenden sich schriftlich oder mündlich an den Arzt mit dem Bemerken, sie seien der Ansicht, die Behinderung sei auf eine fehlerhafte Geburtsleitung zurückzuführen bzw. nur deshalb eingetreten, weil man sich für das falsche Geburtsverfahren entschieden habe. Der Arzt wird entweder lediglich zur Stellungnahme aufgefordert, oder es wer-

den in unmittelbarem Zusammenhang mit dieser Behauptung Ansprüche erhoben. Der Arzt entgegnet, er betrachte das an ihn gestellte Ansinnen als groben Affront; schließlich betreibe er seit über 25 Jahren erfolgreich Geburtshilfe, ohne daß ihm jemals ein Fehler unterlaufen sei, das Ganze sei eine Ungeheuerlichkeit.

Die Einlassung des Arztes war in dreifacher Hinsicht ungünstig:

a) Die Situation der Eltern behinderter Kinder, insbesondere ihre psychische Verfassung, wurde völlig falsch eingeschätzt. Der Arzt vermeint sich einem rational durchdachten, unlauteren Angriff auf seine persönliche Ehre ausgesetzt und verkennt dabei, daß die oftmals im ersten Schock erfolgte Reaktion der Eltern zum Teil überhaupt nicht rational durchdacht ist und durch das sofortige, grobe Abblocken die Situation gerade nicht entschärft, sondern für den Arzt erst recht gefährlich wird.

b) Die Behauptung, man betreibe schließlich seit über 25 Jahren erfolgreich Geburtshilfe, ohne daß einem jemals ein Fehler unterlaufen sei, ist schon nach den Gesetzen der Wahrscheinlichkeit nicht haltbar; außerdem fehlt jegliche logische Verknüpfung zum konkreten Vorfall; denn auch dem Arzt, der – einmal angenommen – 25 Jahre fehlerlos arbeitet, kann im 26. Jahr ein Fehler unterlaufen.

c) Durch das vorschnelle Herausstellen der eigenen Tadellosigkeit bringt sich der Arzt in eine Position, aus der er im Falle eines tatsächlich nachweisbaren Fehlers nicht mehr ohne Blessuren davonkommt. Die Weichen werden falsch gestellt. Angenommen, die Eltern entschließen sich aufgrund der brüsk ablehnenden Haltung des Arztes dazu, bei der Staatsanwaltschaft eine Anzeige wegen angeblich fahrlässiger Körperverletzung zu stellen, was sie ursprünglich nicht erwogen hatten, und weiter angenommen, dem Arzt wäre tatsächlich ein Versehen unterlaufen, sieht er sich plötzlich in der Situation eines staatsanwaltschaftlichen Ermittlungsverfahrens, das möglicherweise in ein förmliches Strafverfahren mündet. Er wird also plötzlich von der Autorität, als die er sich nach außen hin dargestellt hat, zum – aus seiner Sicht – unterlegenen Objekt eines Ermittlungsverfahrens. Diese Situation hätte er vermeiden können, wenn der Fall auf zivilrechtlichem Wege, sei es von der Schlichtungskommission oder sei es in direkten Verhandlungen mit der Haftpflichtversicherung, ohne viel Aufhebens reguliert worden wäre.

Richtiges Verhalten in geburtshilflichen Schadensfällen muß in erster Linie darin bestehen, die oftmals anzutreffende Schärfe aus dem Verfahren zu nehmen. Damit ist natürlich nicht gemeint, von Anfang an gleich den Eindruck eines Schuldeingeständnisses oder der eigenen Unzulänglichkeit zu machen (Stichwort: „Wir machen alle Fehler“). Sondern damit ist gemeint, daß man den Eltern in deren erster Erregung nicht auf dem Fuße mit ebensolcher Erregung antwortet, sondern Zeit gewinnt (ein bis zwei Tage), um die eigene Reaktion rational zu durchdenken. Unabhängig von dem Ergebnis dieser Entscheidung sollte in jedem Falle der Konfrontation mit Patientenansprüchen unverzüglich die Haftpflichtversicherung informiert werden (dazu später). Generell wird man die Empfehlung geben können, den weiteren Kontakt mit den Anspruchstellern nur noch via Haftpflichtversicherung zu führen, weil dies zum einen den Arzt entlastet (die Haftpflichtversicherung führt die Korrespondenz) und zum anderen den Arzt aus der direkten Konfrontation etwas zurücknimmt, was ihm fast regelmäßig zum Vorteil gereicht. Den Anspruchstellern wird formlos mitgeteilt, daß man Arzt und kein Jurist sei und dementsprechend die Berechtigung ihrer Ansprüche nicht selbst prüfen könne; man habe das Ganze ohne Präjudiz an die eigene Haftpflichtversicherung weitergeleitet, von dort werde unaufgefordert eine entsprechende Stellungnahme abgegeben.

Es kann aber auch Fälle geben, und dies ist mit einer generellen Empfehlung nicht zu fassen, in denen sich – unabhängig von der Information der Haftpflichtversicherung – ein persönliches Gespräch mit den Anspruchstellern anbietet; dies immer dann, wenn man erkennt, daß die Anschuldigung aus purer Verzweiflung oder wegen grober Mißverständnisse erhoben wird und die begründete Hoffnung besteht, daß ein klärendes Wort oder auch schlicht nur Trost die Situation entschärfen könnte. Eigentlich unnötig, zu erwähnen, daß dieses Gespräch nur in Anwesenheit Dritter, möglichst aus dem Kollegenkreis, stattfinden sollte. Selbstverständlich kann das Gespräch, wenn z.B. der Assistenz- bzw. der Oberarzt direkt in Anspruch genommen wird, auch vom Chef der Abteilung unter Anwesenheit des jeweiligen Arztes geführt werden. Derartige Gespräche können, und das muß noch einmal deutlich herausgestellt werden, allerdings nur die Ausnahme von der Regel darstellen, sie müssen gründlich vorbereitet sein und sollten sich auf eine Darstellung der Fakten unter Weglassung sämtlicher Vermutungen beschränken.

Ein Anwalt verlangt die Herausgabe der Krankenakten

Fallbeispiel Nr. 2:
Der Arzt erhält ein Anwaltsschreiben, in dem zum einen die Geltendmachung von Ansprüchen angekündigt wird, zum anderen aber auch die Herausgabe von Krankenunterlagen gefordert wird. Im Hinblick auf die angeblichen Ansprüche reagiert der Arzt vernünftig, d.h. wie unter Ziffer 1 skizziert. Die Herausgabe der Krankenakten lehnt er jedoch kategorisch ab, dies seien seine persönlichen Unterlagen, die niemanden außer ihm etwas angingen.

Der Arzt hat hier zwei Fehler gemacht:

a) Er hat entgegen der gefestigten Rechtssprechung des Bundesgerichtshofes verkannt, daß der Patient (bzw. das Kind, vertreten durch die Erziehungsberechtigten) einen Anspruch auf Einsichtnahme in die Krankenunterlagen hat, der in der Form geltend gemacht werden kann, daß Kopien dieser Krankenunterlagen gegen Kostenerstattung herausverlangt werden. Die herauszugebende Dokumentation bezieht sich z.B. auf die Karteikarte, das Geburtsjournal und ggf. den OP-Bericht, aber auch auf die CTG-Streifen.

Gibt der Arzt bzw. der Krankenhausträger die angeforderten Kopien nicht heraus, kann der Patient bzw. die Erziehungsberechtigten diesen Anspruch klageweise durchsetzen.

b) Durch das ablehnende Verhalten bezüglich der Herausgabe der Dokumentation setzt sich der Arzt dem Verdacht aus, er wolle etwas vertuschen. Abgesehen davon, daß sich dieser Verdacht immer negativ für den Arzt auswirkt, riskiert der Arzt eine umgehende Strafanzeige der Eltern, weil sie auf diesem Wege hoffen können, über eine Beschlagnahme der entsprechenden Unterlagen durch die Staatsanwaltschaft schnell ans Ziel zu gelangen.

Aufgrund der klaren Rechtslage in diesem Bereich hat der Arzt ein Interesse daran, sich im Hinblick auf die Dokumentation besonders kooperativ zu zeigen, d.h. den Eindruck zu vermitteln, nichts zu verbergen zu haben. Voraussetzung ist allerdings stets, daß ihm eine von den Erziehungsberechtigten unterschriebene Schweigepflichtentbindungserklärung und eine zumindest in beglaubigter Fotokopie vorliegende Vollmacht des Anwalts vorgelegt wird. Solange beide Dokumente nicht vorliegen, kann er die Übersendung der verlangten Kopien verweigern.

Nachträglich sollte an der Dokumentation unter keinen Umständen etwas verändert werden. In nicht wenigen Fällen wurden diese nachträglichen Veränderungen entdeckt, mit allen für den Arzt nachteiligen Folgen. Ja, es kann sogar sein, daß die nachträgliche Veränderung dazu führte, daß ein ansonsten für den Arzt positiver Ausgang des Verfahrens unmöglich gemacht wurde, weil man der Argumentation und Beweiskette des Arztes keinen Glauben mehr geschenkt hat.

Ist die Dokumentation lückenhaft, weil z.B. die CTG-Streifen, aus welchen Gründen auch immer, verschwunden sind (man hatte sie z.B. der Patientin zu einem früheren Zeitpunkt mitgegeben, oder der Krankenhausträger ist seiner Aufbewahrungspflicht nicht ordnungsgemäß nachgekommen), muß man zu Notmaßnahmen greifen. Um beim fehlenden CTG zu bleiben: Man sollte sich dann unverzüglich von der Hebamme oder einem möglicherweise sonst während der Geburt anwesenden Arzt einen Gesprächsvermerk gegenzeichnen lassen, daß

1. während der Geburt überhaupt regelmäßig ein CTG gelaufen ist und
2. dieses CTG unauffällig war.

Beides versteht sich natürlich nur dann, wenn die betreffenden Personen dies aus eigener Kenntnis bestätigen können und ihre Bestätigung der Wahrheit entspricht.

Die Staatsanwaltschaft tritt an den Arzt heran

Fallbeispiel Nr. 3:
Die Staatsanwaltschaft meldet sich beim Arzt mit dem Bemerken, das Ehepaar XY habe gegen ihn im Zusammenhang mit der Geburt ihres Kindes Strafanzeige wegen fahrlässiger Körperverletzung bzw. Tötung gestellt; wie er zu der Sache stehe. Eine andere Fallvariante ist, daß Polizeibeamte mit einem Beschlagnahmebeschluß bei dem Arzt erscheinen und die Herausgabe der Krankenunterlagen verlangen. Der Arzt ist entrüstet. Er klärt den Staatsanwalt lang und breit darüber auf, daß seiner Ansicht nach die gegen ihn erhobenen Vorwürfe haltlos sind, weil er diese und jene Maßnahme ergriffen und die von den Eltern behauptete Alternative sich aus diesen und jenen Gründen überhaupt nicht angeboten habe. Im übrigen sei man über das Vorgehen der Staatsanwaltschaft sehr überrascht, man kenne den Generalstaatsanwalt persönlich, die Sache werde noch ein Nachspiel haben.

a) Bei diesem Fallbeispiel fallen zunächst zwei Verhaltensfehler ins Auge: Die sogenannte „informatorische Befragung" durch Polizei oder Staatsanwaltschaft unmittelbar nach einem Zwischenfall, zu einem Zeitpunkt also, in dem noch gar nicht feststeht, ob überhaupt eine Straftat vorliegt und wer an ihr beteiligt sein könnte, trifft den Arzt, zumal den auf einer größeren Abteilung, zunächst als Zeugen mit entsprechender Aussagepflicht an. Gemäß § 55 StPO hat jedoch jeder Zeuge dann ein Auskunftsverweigerungsrecht, wenn die Gefahr besteht, daß er sich durch eine entsprechende Aussage selbst belasten würde. Erkennt der Arzt also, daß er, in welcher

Funktion auch immer, an dem Geschehensablauf, um dessen Klärung es geht, beteiligt ist, sollte er dieses Auskunftsverweigerungsrecht im eigenen Interesse weit auslegen, d.h. auch im Falle der Nichtaufklärung durch den Vernehmungsbeamten sich auf dieses Auskunftsverweigerungsrecht berufen. Dies gilt erst recht für den Fall, daß der Arzt direkt als Verdächtiger zur Sache vernommen werden soll. Es ist eines der ganz wenigen unumstößlichen Gebote in derartigen Situationen, keine Aussage zur Sache zu machen, bevor die Angelegenheit nicht mit einem in diesen Dingen versierten Rechtsanwalt besprochen worden ist. Fehler in diesem Verfahrensstadium lassen sich erfahrungsgemäß nahezu in keinem Fall wieder wettmachen.

b) Die Ausfälle gegenüber der Staatsanwaltschaft sind so überflüssig wie ein Kropf. Die Staatsanwaltschaft ist aufgrund des Legalitätsprinzips verpflichtet, an sie durch Anzeigen herangetragenen Gesetzesverstößen nachzugehen, wenn derartige Verstöße nicht gänzlich im Bereich des Unglaubwürdigen liegen. Man kann den Staatsanwälten in diesen Ermittlungsverfahren im übrigen kein Eigeninteresse unterstellen, weil sie gerade bei Anzeigen wegen fahrlässiger Körperverletzung im ärztlichen Behandlungsbereich nur allzugut wissen, daß sie in vielen Fällen lediglich als "Hilfstruppen" der Anspruchsteller bzw. deren Anwälte eingesetzt werden, die kostenlos an Unterlagen bzw. Sachverständigengutachten kommen wollen.

Die Information der eigenen Haftpflichtversicherung

Fallbeispiel Nr. 4:
Der Arzt erhält ein Anspruchschreiben eines Anwalts. Es folgt zunächst ein mehrwöchiger Schriftwechsel über die Berechtigung bzw. Nichtberechtigung des geltend gemachten Anspruchs; der Arzt nimmt sich daraufhin einen eigenen Anwalt, der für ihn die Rechtslage prüft und zunächst der Ansicht ist, daß wohl keine Haftung zu bejahen ist. Als die Gegenseite dann aber mit neuen Tatsachen aufwartet, entschließt sich der Arzt doch, seine Berufshaftpflichtversicherung einzuschalten. Auf vielen Seiten nimmt er ausführlich zu dem Geschehen Stellung, legt dar, was er sich bei den einzelnen Maßnahmen gedacht hat und begründet ausführlich, warum aus seiner Sicht die geltend gemachten Ansprüche geradezu abwegig sind. Der derart eingeschworene Sachbearbeiter bei der Haftpflichtversicherung lehnt jegliche Eintrittspflicht seiner Gesellschaft ab. Es kommt zum Haftpflichtprozeß, der sich mit reger Öffentlichkeits- bzw. Pressebeteiligung über mindestens zwei Instanzen hinzieht. In beiden Urteilen gelangen die Richter, gestützt auf Sachverständigengutachten, zu der einhelligen Ansicht, daß von Anfang an zweifelsfrei ein Behandlungsfehler habe bejaht werden können. Bei einem angenommenen Streitwert von ca. DM 500000 sind Verfahrenkosten in Höhe von mindestens DM 80000 angefallen. Der Arzt bzw. auch die hinter ihm stehende Haftpflichtversicherung hat hier in mehrfacher Hinsicht falsch reagiert.

a) Der Arzt hat gegen das Gebot verstoßen, den geltend gemachten Anspruch unverzüglich, d.h. spätestens innerhalb einer Woche, seiner Haftpflichtversicherung zu melden und keine Einlassung zur Sache direkt gegenüber der Gegenseite abzugeben (s.o.).

b) Er hat sich zur außergerichtlichen Abwehr der zivilrechtlichen Ansprüche eines Anwalts bedient, dessen Kosten ihm von keiner Seite erstattet werden, weil die Haftpflichtversicherung erst die in einem Gerichtsverfahren entstehenden Kosten der Rechtswahrung übernimmt. Im übrigen ist in den meisten Fällen die Einschaltung eines Anwalts zur außergerichtlichen Abwehr *zivilrechtlicher* Schadensersatzansprüche überflüssig, weil die Versicherungen über entsprechend geschulte Sachbearbeiter verfügen.

c) Der Arzt hat seinen Versicherer unvollständig und damit falsch informiert; er hat damit den Grundstein dafür gelegt, daß der Haftpflichtversicherer von Anfang an eine falsche Taktik eingeschlagen hat. Anstelle von Vermutungen und Spekulationen sollte sich die Schadensmeldung auf objektivierbare Tatsachen beschränken; d.h. die Übersendung der Krankenunterlagen an den Sachbearbeiter in Kopie, das Anspruchschreiben der Gegenseite sowie eine eigene Darstellung der Chronologie mit einer kurzen zusammenfassenden Würdigung aus ärztlicher Sicht. Die größeren Arzthaftpflichtversicherer verfügen darüber hinaus über eigene Haussachverständige, die bei Bedarf eine ergänzende Stellungnahme abgeben. Daß dies alles in manchen Fällen immer noch nicht ausreichend ist, sei nur nebenbei bemerkt. Arzt- und Haftpflichtversicherung sollten im übrigen in jedem Fall darauf hinwirken, daß die Streitsache, bevor sie von der Gegenseite gerichtlich anhängig gemacht wird, vor den Gutachter- und Schlichtungsstellen verhandelt wird. Die Erfahrung zeigt, daß hier in vielen Fällen sachgerechte Ergebnisse erzielt werden.

Daß – entgegen einer weit verbreiteten Ansicht – die Chancen der Ärzte in dem Arzthaftpflichtbereich gar nicht schlecht sind, zeigt die Statistik des größten Arzthaftpflichtversicherers in der Bundesrepublik. Dort wurden von allen geltend gemachten Ansprüchen außergerichtlich 90% abgeschlossen, davon 30% durch auf dem Vergleichsweg erzielte Regelungen zugunsten der Patienten; 60% wurden als unbegründet zurückgewiesen. Von den zurückgewiesenen Ansprüchen wurden insgesamt 10% gerichtlich anhängig gemacht; in den anhängig gemachten Verfahren unterlag der Arzt lediglich in insgesamt 10%; 2 Drittel des Rests endeten durch Vergleiche. Insgesamt wurden also in lediglich ca. 35% *aller* Fälle Zahlungen (unter Einschluß von Kulanzfällen) geleistet; die Parole von den den Patienten haftungsrechtlich ausgelieferten Ärzten oder gar die Bezugnahme auf amerikanische Verhältnisse dient bestenfalls der Verunsicherung der Ärzteschaft, sie ist durch Zahlenmaterial nicht zu begründen.

Sollte allerdings von Anfang an klar sein, daß dem Arzt ein Versehen unterlaufen ist, sollte er nicht zögern, auf seinen Haftpflichtversicherer einzuwirken, möglichst umgehend und rasch zu regulieren. Ein in diesen Dingen versierter Haftpflichtversicherer wird sich diesem Ansinnen in der Regel nicht verschließen, ja man wird sogar dann, wenn die Patientin in diesen Fällen ansonsten mit Strafanzeige droht oder sogar Strafanzeige bereits erstattet hat, eine Verpflichtung des Versicherers begründen müssen, durch rasche Zahlung in angemessener Höhe ein drohendes Strafverfahren für den versicherten Arzt abzuwenden.

Endoskopische Untersuchungen in der Gynäkologie und Geburtshilfe

Stellenwert der Zystoskopie, Urethrozystographie und Sonographie im Rahmen der urodynamischen Diagnostik und Therapie

E. Petri

„Die Erfindung der Zystoskopie ist die segensreichste Tat auf dem Gebiet der Urologie gewesen und hat rasch entscheidenden Einfluß auf die urologische Diagnostik und Therapie gewonnen. Ihre Anwendung setzt spezialistische Technik voraus, die nur durch sehr lange Übung erworben werden kann; die Deutung der Befunde verlangt genügende Erfahrung. Der praktische Arzt kann natürlich nicht zystoskopieren; er muß aber wissen, wie rasch und eindeutig die Blasenableuchtung unklare Diagnosen klären und mit welcher Sicherheit sie der Therapie die wichtigen Wege weisen kann. Er muß jede Gelegenheit benutzen, um sich zeigen zu lassen, was die Methode nicht nur bei klinischer, sondern auch bei ambulanter Verwendung leistet. Sie erfordert wenige Minuten, ohne daß die Patientin irgendwelche Beschwerden davon hat oder gar Schmerzen empfindet. Viele Ärzte wissen auch heute noch nicht, daß das so ist; viele bestreiten es sogar, weil sie sich von technischen Stümpern ergebnislose und für die Patientin qualvoll verlaufende Zystoskopien mit angesehen haben!

Die zweite, gleichfalls deutsche Erfindung, die unser diagnostisches Können gewaltig gefördert hat, ist die Darstellung der Harnwege im Röntgenbild. Die Diagnose von Blasen- und Ureterfisteln, Steinen und Fremdkörpern in der Blase hat dadurch an Sicherheit erheblich gewonnen (Stoeckel 1939)."

Wenn trotz der unbestreitbaren Verdienste der deutschen Gynäkologie für die Entwicklung der endoskopischen und radiologischen Diagnostik des unteren Harntraktes (u. a. Zangemeister 1906; Stoeckel 1939; Richter et al. 1974) diese Techniken vielerorts zu Unrecht etwas in Vergessenheit geraten sind, so hat dieses vielfältige Gründe. Zum Beispiel sind die Diagnostik und Therapie vieler Krankheitsbilder des unteren Harntraktes heute unbestreitbar in die Domäne des Urologen übergegangen; organisatorische Veränderungen haben dazu geführt, daß nur noch wenige große Frauenkliniken über eine eigene Röntgenabteilung verfügen. Wer aber in den ersten Jahren seiner Assistentenzeit routinemäßig jede Patientin vor größeren Operationen chromozystoskopieren mußte, sich mit den technischen Unzulänglichkeiten der batteriebetriebenen, ständig defekten Glühbirnen an der Zystoskopspitze herumärgen durfte, wird kaum verstehen, daß trotz hervorragender dünnlumiger und im Vergleich zur früheren Technik extrem lichtstarker Optiken mit leichter Handhabung die Kenntnis und die Fertigkeiten einer Urethrozystoskopie, geschweige denn einer retrograden Ureterenkatheterisierung, besonders in unserem Fachgebiet zunehmend verloren gehen. Die gelegentlich an Fetischismus grenzende Ultraschallgläubigkeit hat hier sicher einen wesentlichen Beitrag in der falschen Richtung geleistet. Urethrozystoskopie, Urethrozystographie und Sonographie des unteren Harntraktes sind nicht konkurrierende, sondern sich ergänzende Verfahren, auf die bei bestimmten Krankheitsbildern in unserem Fachgebiet nicht verzichtet werden kann.

Urethrozystoskopie

Nachdem die Inspektion von Harnröhre und Blase bis zum Ende des vorigen Jahrhunderts weitgehend durch modifizierte HNO-ärztliche Instrumente erfolgte (Nasenspekula, verlängerte Ohrtrompeten, Beleuchtung durch Einspiegelung über einen Stirnspiegel), stellte die Entwicklung des „Kystoskops" 1879 durch Nitze einen entscheidenden Fortschritt dar. Bei dem heute zur Verfügung stehenden Instrumentarium besteht eine ausgezeichnete Transmissionskapazität, das Licht wird über externe Kaltlichtquellen über Glasfiberbündel in die Blase eingestrahlt. Die Null-Grad- bzw. 30°-Optiken zur Urethroskopie und zur Übersichtszystoskopie sowie die 70°-Optik erlauben bei Metallschäften ab 15 Charr vielfältige transurethrale Eingriffe. Während in Europa vorwiegend flüssiges Füllmedium (Elektrolytlösungen, Aquabidest) verwandt werden, erfreut sich in den anglo-amerikanischen Ländern noch immer die CO_2-Zystoskopie großer Beliebtheit. Von Vorteil ist neben der Sterilität und sauberen Handhabung vor allem der wesentlich günstigere Preis, nachteilig ist jedoch die Verfälschung des Befundes durch die ausgeprägte Gefäßinjektion des Urothels durch Kohlendioxyd und nicht zuletzt die für die Patientin sehr unangenehme subjektive Belästigung (Schüßler u. Hepp 1988).

Im Rahmen der Diagnostik und Therapie von Blasenentleerungsstörungen der Frau ergeben sich folgende Indikationen zur Urethrozystoskopie:

1. Ausschluß von Urogenitaltumoren
Neben der obligaten Urethrozystoskopie beim nachgewiesenen gynäkologischen Malignom im Rahmen der Stadieneinteilung und zur Therapieplanung muß vor allem bei Drangsymptomatik, Pollakisurie und Blasenschmerzen ein Urothelkarzinom ausgeschlossen werden. Während dieser Tumor früher bei Männern 6mal häufiger auftrat als bei Frauen, hat sich diese Relation durch veränderte Lebensgewohnheiten (Nikotin!) in den letzten Jahren auf 2–3 zu 1 zuungunsten der Männer verschoben. Es müssen damit vor allem bei älteren Frauen Blasentumoren ausgeschlossen werden.

2. Abklärung funktioneller Störungen des unteren Harntraktes
Während in der Diagnostik der Streßinkontinenz praktisch nur in den USA die endoskopische Abklärung des Blasenhalses einen wichtigen Stellenwert besitzt (Robertson), bedürfen vor allem Blasenentleerungsstörungen bei infravesikaler Obstruktion zum Ausschluß eines mechanischen Hindernisses oder Rezidivinkontinenzen zur Beurteilung der Operationsfolgen vorangegangener Inkontinenzoperationen einer Abklärung.

3. Rezidivierende Harnwegsinfekte
In diesen Fällen muß nach Infektionsherden im Bereich der Urethra und Blase gesucht werden (z.B. Divertikel, Fremdkörper). Darüber hinaus ist eine Beurteilung der Ostien auf mögliche refluxive Ureteren notwendig.

4. Ausschluß von Urogenitalfisteln
Die urethrozystoskopische Abklärung erlaubt eine topographische Zuordnung zur Harnblase, Urethra und zu den Uretermündungen. Die Endoskopie dient dazu, den

Abheilungsgrad der Fistel zu beurteilen und bestimmt damit auch den optimalen Zeitpunkt zu einer operativen Korrektur (Kümper 1978 u. 1979).

Radiomorphologie

In den 50er und 60er Jahren wurden vor allem von Green und auch Hodgkinson verschiedene Winkel und Hilfslinien im lateralen Urethrozystogramm beschrieben, die eine Klassifikation der Harninkontinenz erlauben sollten (Abb. 1). Immer wieder neue Kriterien wurden angegeben, haben aber letztlich nicht zu einer Steigerung der diagnostischen Sicherheit geführt. So ergeben sich signifikante Unterschiede weder bei den einzelnen Winkeln innerhalb der verschiedenen tonometrischen Kollektive (kontinent, Streßinkontinenz, Urge-Inkontinenz) noch bei der Prüfung der Inzidenz morphologischer Pathologika innerhalb der einzelnen Gruppen. Es finden sich z. B. bei postoperativen Kontrollaufnahmen nach objektiv gutem Operationserfolg bei 50% der Frauen pathologische Röntgenparameter, so daß neben dem diagnostischen auch der prognostische Wert bezweifelt werden muß. Die angegebenen „Normalbereiche" sind entweder extrem groß angelegt oder differieren von Autor zu Autor derart, daß sich der Rückschluß vom Röntgenbild auf den klinischen Grad einer Streßinkontinenz bzw. einer postoperativen Besserung nach numerischen Merkmalen sehr uncharakteristisch gestaltet. Wenn ich das laterale Zystogramm dennoch als wichtigen Bestandteil der gynäkologisch-urologischen Diagnostik mit einbeziehe, dann deshalb, um mit seiner morphologischen Information über die Beziehung von Blase, Blasenhals und Harnröhre zu den Strukturen im kleinen Becken und über die Form vor allem des Blasenhalses unter Belastung eine Verbesserung der Indikationsstellung zu verschiedenen Operationsverfahren anzustreben (Abb. 2 u. 3). Die operationstaktischen Überlegungen sind dabei wesentlich vom röntgenologischen Befund mitbestimmt.

Wie Untersuchungen von Eberhard (1984) zeigen konnten, wird die anatomische Lage der Blasenhalsregion durch verschiedene Inkontinenzoperationstechniken sehr unterschiedlich verändert (Abb. 4). So gelingt die gewünschte Kranioventralverlagerung in Richtung der Symphyse bei der Kolporrhapie nur in geringem Ausmaß, wesentlich besser bei Schlingenplastiken und am ausgeprägtesten bei der Urethropexie. Bei der primären Beckenbodeninsuffizienz mit Ausbildung einer Zystozele oder eines rotatorischen Deszensus und tiefer Blasenhalsregion ist der vaginale Zugang mit

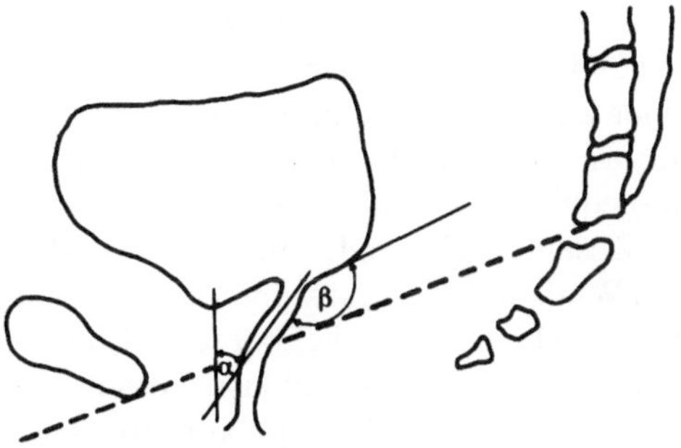

Abb. 1. Auswertungskriterien des lateralen Urethrozystogrammes

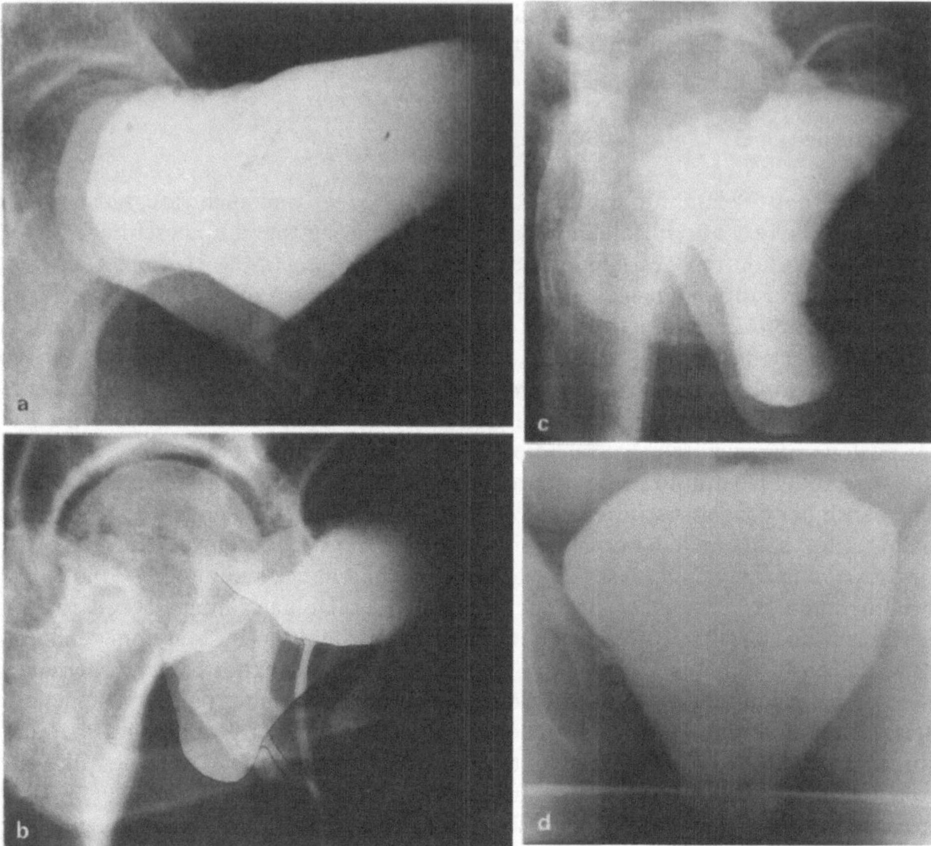

Abb. 2a–d. Typische Befunde im halbseitlichen Urethrozystogramm. **a** Normalbefund, **b** rotatorischer Deszensus, **c** Zystozele, **d** vertikaler Deszensus

Rekonstruktion der Beckenbodenanatomie (Diaphragmaplastik, „vordere Kolporrhaphie", Kolpoperineoplastik) die Therapie der Wahl. Bei nur flachem Dezensus oder Zustand nach mehreren vaginalen Korrekturversuchen ist der neuerliche vaginale Zugang ebenso sinnlos wie beim radiologisch nachgewiesenen vertikalen Deszensus, nachdem mit dieser Methode eine weitere Elevation der Blasenhalsregion sicher nicht möglich ist. Die Kolposuspension z. B. in der Technik nach Burch (1961) ermöglicht eine exzellente Elevation der Blasenhalsregion, kann bei Nichtkorrektur einer Zystozele oder Enterozele jedoch über einen Quetschhahnmechanismus nicht nur eine Dranginkontinenz und obstruktive Miktionsbeschwerden, sondern auch ausgedehnte Douglasozelen provozieren.

Zusammenfassend: Die radiologische Diagnostik beeinflußt unter Mißachtung von Winkeln, die wohl keine wesentliche Bedeutung haben, das therapeutische Vorgehen dahingehend, daß bei relativ tiefer Lage der Blasenhalsregion und allen Formen der Zelenbildung inklusive des rotatorischen Deszensus die vaginale Korrektur zumindest Teil des Therapiekonzepts sein muß. Bei primär radiologisch hochstehen-

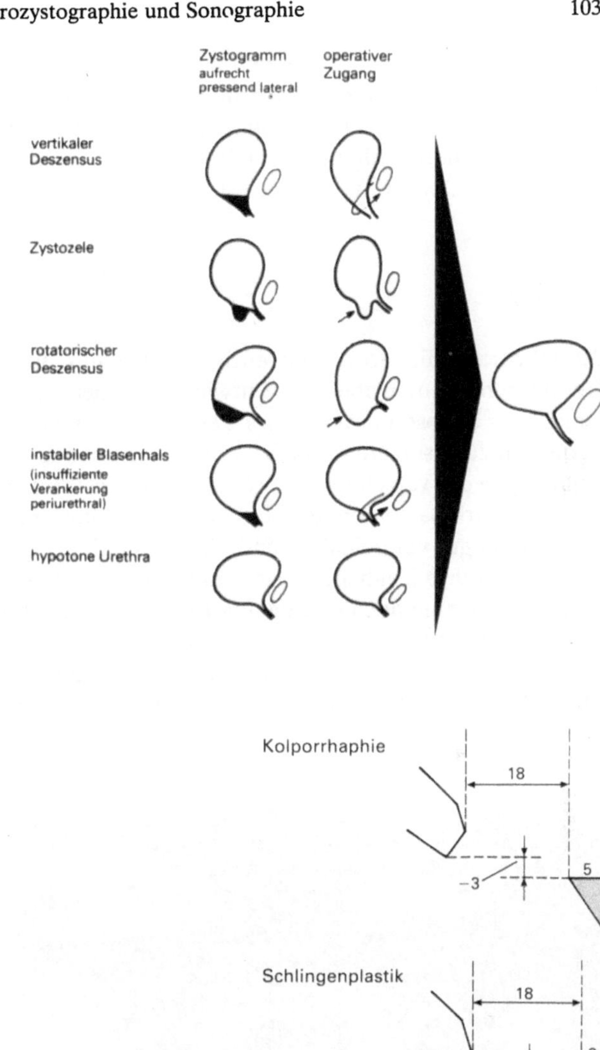

Abb. 3. Operativer Zugang in Abhängigkeit vom radiomorphologischen Befund

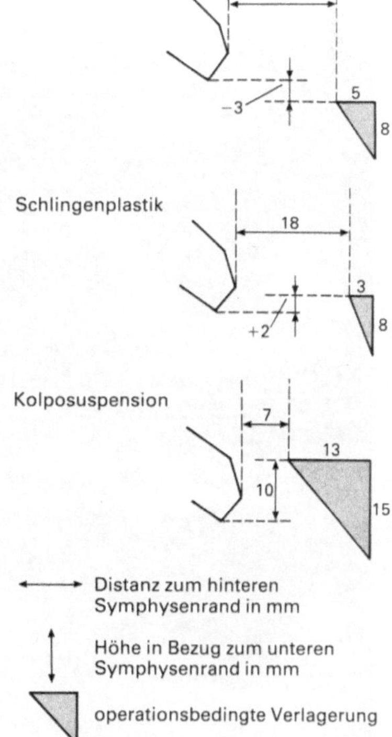

Abb. 4. Lageveränderungen der Blasenhalsregion bei verschiedenen Inkontinenzoperationen. (Nach Eberhard 1984)

der Blasenhalsregion (im Bereich der Symphysenmitte oder Symphysenoberkante) ist es hingegen sinnlos, einen vaginalen Zugang zu wählen, nachdem dieser eine Verbesserung der Lage nicht ermöglicht. Insgesamt dient die Röntgendiagnostik weniger der Diagnosestellung als vielmehr einer verbesserten Therapieplanung, d.h. Auswahl des Operationsverfahrens.

Sonographie

Die Ultraschalldiagnostik hat auch in der gynäkologischen Urologie einen breiten Einsatz gefunden, wobei die Entwicklung noch nicht abgeschlossen ist. Mit perinealer oder endosonographischer Technik wird z. B. versucht, die röntgenologischen Verfahren zu ersetzen. In mehreren Untersuchungen hat sich gezeigt, daß die Bestimmungen der verschiedenen Urethra-Blasen-Winkel und -Distanzen mit der nichtinvasiven perinealen sonographischen Darstellung mit denen im lateralen Urethrozystogramm gut vergleichbar sind. Aufgrund der o. g. Einschränkungen und Bedenken ist allerdings fraglich, ob sie im klinischen Alltag einen breiteren Einsatz finden wird, da auch eine noch so elegante Bestimmungstechnik den Wert dieser Parameter nicht verbessert (Bernaschek et al. 1981; Debus-Thiede et al. 1985).

Auch die Zystosonographie dürfte vorwiegend beim Staging von gynäkologischen Malignomen Einsatz finden, indem sie gegenüber der Zystoskopie den Vorteil

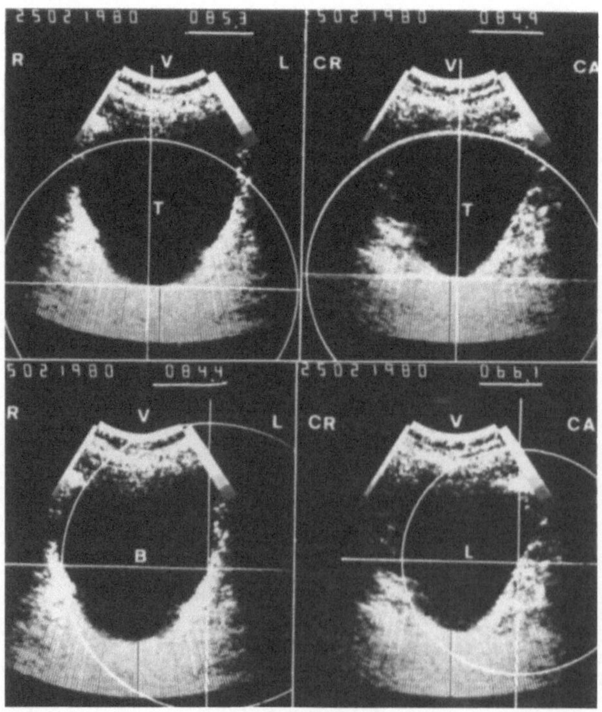

Abb. 5. Sonographische Restharnbestimmung: Querschnitt *(li)* und Längsschnitte *(re)* der Blase von ventral nach Entleerung. Größte Tiefe *(T)* im Quer- oder Längsschnitt meßbar, größte Breite *(B)* im Querschnitt und größte Länge *(L)* im Längsschnitt. Restharn: größte Länge mal größte Breite mal größte Tiefe mal 0,5 – Fehlerbreite ±5–10%

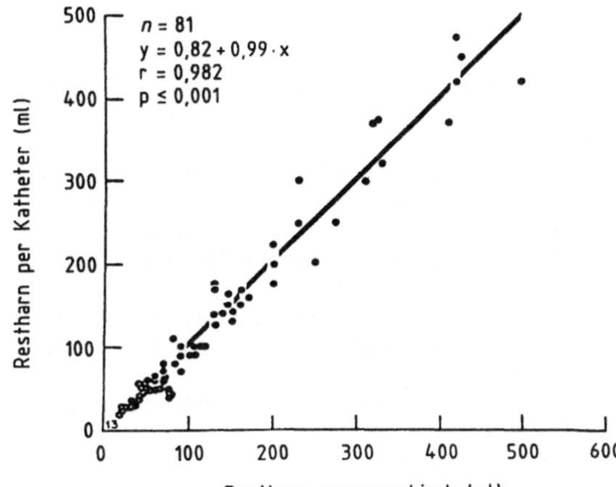

Abb. 6. Restharn per Katheter und sonographisch. (Nach Röhrborn 1985)

hat, bei unauffälligen Schleimhautverhältnissen den Nachweis einer Blasenwandinfiltration und einer topographischen Zuordnung zu ermöglichen (Kölbl u. Bernaschek 1987). Den klinisch bedeutsamsten Fortschritt hat die Ultraschalldiagnostik bei der perioperativen Betreuung von Inkontinenzoperationen über die Restharnbestimmung erfahren. War diese bisher nur durch wiederholten Einmalkatheterismus oder speziell zu diesem Zweck länger verbliebene suprapubische Blasendrainagen möglich, bietet die Ultraschallbestimmung ein nichtinvasives genaues Verfahren, welches für Patient und Personal einen wesentlichen Vorteil gebracht hat. Die meisten Geräte der neueren Generation verfügen über spezielle Maßprogramme, die nach Abgreifen von 3 Parametern automatisch den Restharnwert in ml angeben. In Abhängigkeit der verwandten Berechnungsformel ergeben sich im Vergleich zur Katheterrestharnbestimmung Fehlerquoten von maximal 10%, welche klinisch bedeutungslos sind (Abb. 5 u. 6) (Henriksson u. Maršál 1982).

Zusammenfassung

Endoskopische, radiologische und sonographische Untersuchungstechniken haben bei der Diagnostik und Therapie in der gynäkologischen Urologie, speziell bei Blasenentleerungsstörungen, einen festen Platz. Dabei hat die Urethrozystoskopie im Vergleich zur Sonographie leider an Bedeutung verloren, ist jedoch ohne wesentlichen Aufwand in der Lage, wichtige morphologische Informationen zu bieten und gleichzeitig eine Vielzahl von Begleiterkrankungen zu erkennen. Radiomorphologische und sonographische Untersuchungen dienen bei der diagnostischen Abklärung von Blasenentleerungsstörungen der Therapieplanung, sind aber als Screeningmethoden oder differentialdiagnostische Kriterien eher ungeeignet. Bei der postoperativen Restharnbestimmung ist die Ultraschalltechnik Methode der Wahl.

Literatur

Bernaschek G, Spernol R, Wolf G, Kratochwil A (1981) Vergleichende Bestimmung des Urethra-Blasenwinkels bei Inkontinenzfällen mittels Ultraschall und lateralem Urethrozystogramm. Geburtshilfe Frauenheilk 41:339–342

Burch JC (1961) Urethrovaginal fixation to Cooper's ligament for correction of stress incontinence, cystocele and prolapse. Am J Obstet Gynecol 81:281–293

Debus-Thiede G, Wagner U, Schürmann R, Christ F (1985) Erste Erfahrungen mit der transvaginalen Sonographie von Urethra und Blase im Rahmen der Inkontinenz-Diagnostik. Geburtshilfe Frauenheilk 45:891–894

Eberhard J (1984) Diagnostik und Therapie der weiblichen Harninkontinenz. Speculum 2:8–14

Green TH (1962) Development of a plan for diagnosis and treatment of urinary stress incontinence. Am J Obstet Gynecol 83:632

Henriksson L, Marsál K (1982) Bedside ultrasound diagnosis of residual urine volume. Arch Gynecol 231:129–133

Hodgkinson CP, Doub HP, Kelly WT (1958) Urethrocystograms-metallic bead-chain technique. Clin Obstet Gynecol 1:608

Kölbl H, Bernascheck G (1987) Der Stellenwert der Zystosonographie beim Staging von gynäkologischen Malignomen. Tumor Diagn Ther 8:177–180

Kümper HJ (1978 u. 1979) Urethrozystoskopie in der Gynäkologie. Gynäkol Prax 2:113–124, 497–505; 3:131–139

Petri E (1985) Möglichkeiten und Grenzen urodynamischer Diagnostik. Thieme, Stuttgart New York

Petri E (1986) Therapeutische Konsequenzen der urodynamischen Diagnostik. In: Melchert F, Beck L, Hepp H, Knapstein PG, Kreienberg R (Hrsg) Aktuelle Geburtshilfe und Gynäkologie. Springer, Berlin Heidelberg New York Tokyo, S 143–159

Richter K, Hausegger K, Lissner J, Kümper HJ, Koch J, Macketanz P (1974) Die Dochtmethode. Eine vervollkommnete Art der Kolpozystorektogrpahie. Geburtshilfe Frauenheilk 34:711

Robertson JR (1984) Urethroscopy with carbon-dioxide cystometrogram. In: Symonds EM, Zuspan FP (eds) Clinical and diagnostic procedures in obstetrics and gynecology part B: Gynecology. Dekker, New York Basel, pp 29–56

Röhrborn CG (1985) Sonographische Restharnbestimmung. Niere Blase Prostata Akt 10:6–7

Schüßler B, Hepp H (1988) Urethrozystoskopie. In: Käser O, Friedberg V, Ober KG, Thomsen K, Zander J (Hrsg) Gynäkologie und Geburtshilfe, Bd III, Teil 2, Spezielle Gynäkologie 2. Thieme, Stuttgart New York, S 23.20–23.25

Stoeckel W (1939) Lehrbuch der Gynäkologie. Hirzel, Leipzig

Zangemeister W (1906) Atlas der Cystoskopie des Weibes. Enke, Stuttgart

Hysteroskopie – Wann ist sie indiziert?

H.-J. Lindemann

Die Hysteroskopie wird bei intrauterinen Erkrankungen zur Diagnostik und Therapie eingesetzt. Ihr Indikationsbereich ist breit gefächert (Tabelle 1). Durch Erfahrungen, die Kliniken und praktizierende Gynäkologen gewannen, besitzt sie ihren festen Stellenwert. Für bestimmte Fragestellungen und bestimmten therapeutischen Einsatz ist sie einzige Alternative. Obgleich älteste endoskopische Methode in der Gynäkologie – 1869 von Pantaleoni eingeführt – wurde sie immer nur sporadisch und von nur wenigen Untersuchern praktiziert (Bumm 1895; Gauss 1928; Mikulicz-Radecki u. Freund 1927; Schroeder 1934). Technische Schwierigkeiten hinderten ihre Durchführung. Erst in den letzhten Jahren, nach Weiterentwicklung der Endoskope, Kaltlichtquellen und des begleitenden Instrumentariums sowie der praktischen Verwendung des CO_2-Gases als Aufdehnungsmedium für die Entfaltung der Gebärmutterhöhle durch Lindemann (1970) ist sie ein praktikables Verfahren. Der Vorteil der Methode liegt im Vergleich zu blinden Tastverfahren mit Sonde und Kürette oder röntgenologischen Kontrastmitteldarstellungen darin, daß der Untersucher die Vorgänge im Uterus sehen und beobachten kann. Die visuelle Information über die anatomischen, physiologischen und pathologischen Zustände der Gebär-

Tabelle 1. Indikationen und Kontraindikationen

Diagnostische Indikationen

- Auffindung intrauteriner Blutungsursachen bei rezidivierenden und therapieresistenten Metrorrhagien sowie bei Prä- und Postmenopausenblutungen
- Entdeckung von Corpus-uteri-Karzinomen unter Zuhilfenahme einer gezielten Biopsie, Erkennung von Lokalisation und Ausbreitung
- Suche nach intrauterinen Sterilitäts- und Infertilitätsursachen, auch im Zusammenwirken mit der gynäkologischen Laparoskopie
- Chorionzottenbiopsie

Therapeutische Indikationen

- Suche nach Entfernung verlorengegangener Intrauterinpessare
- Resektion von Synechien und intrauterinen Septen
- Entfernung von Polypen und submukösen Myomen

Kontraindikationen

- Gravidität
- Akute und subakute Pelveoperitonitis
- Starke Uterusblutungen

mutter erlaubt eine subtilere Diagnostik und ermöglicht, intrauterine Erkrankungen leichter und effektiver zu behandeln.

Eine ungestörte endoskopische Untersuchung, wie z. B. bei der Blasenspiegelung, läßt sich mit keiner Technik erreichen. Die Ursache liegt im Organ selbst. Im Gegensatz zur Harnblase, die als Behälter für Ausscheidungen von Stoffwechselabläufen dient, oder zur Gallenblase als Aufbewahrungsort von Sekreten der Leber, die beide mit einem nur wenig funktionierendem Epithel ausgekleidet sind, stellt die die Gebärmutter auskleidende Schleimhaut, das Endometrium, ein hochempfindliches, funktionelles Organ dar. Blutungen und Sekretbildungen sind physiologisch und werden häufig schon durch kleinste Berührungen provoziert. Entsprechend treten auch zeitweilig Sichtbehinderungen auf. Dieses muß sich der Untersucher immer wieder vergegenwärtigen. Beim Erlernen der Hysteroskopie begegnet ihm eine neue Welt im Vergleich zur Laparoskopie, wo der Bauchsitus bereits bekannt ist. Er muß das normale, sich zyklisch verändernde Endometrium und pathologische Befunde kennenlernen, ebenso das richtige Verhalten in einer so kleinen Dimension.

Diagnostische Indikationen

Der Einsatz der diagnostischen Hysteroskopie ist indiziert bei Vorgängen in der Gebärmutterhöhle, die sich nicht als normale physiologische Abläufe erklären lassen. Dies sind z. B. therapieresistente Menometrorrhagien oder abnormale Blutungen in der Prä-, Peri- und Postmenopause. Jede dieser Blutungen kann durch eine Dysfunktion im endokrinologischen System verursacht sein, genauso können aber auch organische Veränderungen vorliegen. Endometriumspolypen, submuköse Myome, Synechien und Karzinome sind bis zu 48% beteiligt (Tabelle 2).

Die Hysteroskopie bietet eine schnelle Abklärung über das Vorhandensein pathologisch anatomischer Veränderungen. Sie ist in wenigen Minuten durchgeführt, auch in der Praxis des niedergelassenen Gynäkologen. Für den Frauenarzt mit hysteroskopischer Erfahrung ist es logisch, vor einer geplanten Abrasio das Cavum uteri visuell zu inspizieren. So kann es nicht vorkommen, daß der Operateur um ein pathologisches Gebiet herumschabt und ein submuköses oder pendelndes Myom oder ein kleines verstecktes Adenokarzinom im Uterustubenwinkel verfehlt. (In einem solchen Fall kann die keine Therapie fordernde histologische Diagnose für die Patienten schicksalhaft sein.)

Die Endometriumsdiagnostik stellt einen wesentlichen Teilbereich der Hysteroskopie dar. In der Literatur liegen zahlreiche Mitteilungen über die Möglichkeiten der endoskopischen Diagnostik von Endometriumsveränderungen vor (Baggish 1986; Braendle et al. 1984; Hamou et al. 1981; Marchionni et al. 1983; Mencaglia et al. 1983; Sugimoto et al. 1984). Hier wird allgemein eine hohe Treffsicherheit beschrieben. Stellenweise wird sogar der Eindruck vermittelt, als könne die hysteroskopische Diagnose die Histologie ersetzen, wenn eine Kontakt-Mikrokolpohysteroskopie mit leistungsstarken Hysteroskopen, die eine optische Vergrößerung bis zu 150fach leisten, eingesetzt wird. Dieses muß jedoch kritisch diskutiert werden. Denn Erfahrungen zeigen, daß es durchaus Fälle geben kann, in denen sich hinter hysteroskopisch benigne erscheinenden Strukturen prämaligne Veränderungen verbergen können. Die Hysteroskopie ist eine Methode, mit der nur die Oberflächentextur des Endo-

Tabelle 2. Hysteroskopische Befunde bei 2360 Frauen mit Blutungsstörungen

1683 Hysteroskopien bei Blutungsstörungen im geschlechtsreifen Alter (17–50 Jahre)	
Polyposis	211 = 12,5%
Polypen	172 = 10,2%
Myome	93 = 5,5%
Deziduale Reste	21 = 1,2%
Korpuskarzinome	2 = 0,1%
677 Hysteroskopien bei klimakterisch-postmenopausalen Blutungen und bei Blutungen im Senium (Alter ab 50 Jahre)	
Polyposishyperplasie	59 = 8,7%
Adenome	34 = 5,0%
Isolierte Polypen	28 = 4,1%
Korpuskarzinome (6mal stumm bei High-risk-Patientinnen)	12 = 1,7%

Tabelle 3. Sammelstatistik hysteroskopischer Befunde von 1557 Infertilitäts- und Sterilitätspatientinnen. (Nach Lindemann 1985)

	n	[%]
Polypen	202	13,0
Polyposis	75	4,8
Adhäsionen	194	12,5
Myome	59	3,8
Uterus arcuatus	12	0,8
Uterus septus	13	0,8
Uterus subseptus	14	0,9
Uterus bicornis unicollis	10	0,6
Uterus bicornis bicollis	3	0,2
	582	37,4

metriums beobachtet werden kann. Ähnliche Schwierigkeiten treten bei der Beurteilung der Corpus-uteri-Polypen auf. Hinter einer glatten Oberfläche können Hyperplasien bzw. invasive Karzinome verborgen sein. Hieraus folgt die Konsequenz, daß jedes hysteroskopisch suspekte Gewebe, also auch der Polyp, histologisch aufgearbeitet werden muß. Unter Sicht ist das betroffene Gewebe zu biopsieren und anschließend noch eine gezielte Abrasio vorzunehmen (Neiss 1986).

Eine weite Domäne für die Indikationen einer Hysteroskopie sind Infertilität und Sterilität. Bevor zeitraubende und teure endokrinologische Untersuchungen vorgenommen werden, womöglich am „untauglichen Objekt“, sollte die endoskopische Untersuchung die anantomische Beschaffenheit der Genitalorgane mittels Hysteroskopie und Laparoskopie abklären (Cumming u. Taylor 1986; Lindemann u. Mohr 1975; Lindemann 1980; Lübke u. Hindenburg 1986, Siegler 1977; Taylor et al. 1984). Beide Untersuchungen können gleichzeitig in einer One-day-procedure durchgeführt werden. Die Pelviskopie gibt Auskunft, ob die Anatomie der Reproduktionsorgane Uterus, Eileiter und Ovar von normalen Befund ist oder ob anatomische Veränderungen, Adhäsionen, verursacht durch vorangegangene Pelveoperitonitiden oder Endometriosen, vorliegen. Die Tubendurchgängigkeit kann geprüft werden, eine Einschränkung der Tubenmotilität für das Pick-up-System des Eiauffangmechanismus oder eine Adhösionswand, die Tubenampulle und Ovar wie ein Paravent voneinander trennt, lassen sich diagnostizieren. Das Ovar selbst kann auf seine Dignität beurteilt werden.

Die Beurteilung des Cavum uteri ist von besonderer Bedeutung. Für uns Menschen ist wie für alle Säuger die Gebärmutterhöhle der Ort, wo erstes menschliches Leben sich zu entwickeln beginnt. Mit keiner anderen uns heute bekannten Untersuchungsmethode als der Hysteroskopie erhält man so viele und dezidierte Informationen über den Uterus mit seiner Fruchthöhle, dem wichtigsten Fortpflanzungsorgan nach dem Ovar.

Im Gegensatz zu vielen anderen passiven Körperhöhlen stellt der Uterus mit seiner Physiologie ein aktives Organ dar, das Sekrete, Fermente, Hormone und vieles mehr, was bis heute noch nicht identifiziert werden konnte, produziert. Hier liegt noch ein weites Feld vor uns, wo Gynäkologen und andere mit der Medizin kooperierende Disziplinen Pionierarbeit leisten müssen. Die endoskopische Untersuchung vermittelt naturgetreu die anatomischen, physiologischen und pathologischen Verhältnisse im Cavum uteri. Aus dem mit CO_2 entfalteten Cavum werden Mukus für Sekretanalysen und die Beobachtung der Spermienmigration sowie gezielte Endometriumsbiopsien vorgenommen, das Endometrium als Nidationsort einer Blastozyste kann beurteilt werden. Flach eingebettete submuköse oder pendelnde Myome, Synechien und Polypen oder ein das Cavum uteri in 2 Räume teilendes Septum lassen sich leicht diagnostizieren. Man kann wohl davon ausgehen, daß eine Blastozyste, die sich auf einem Myom oder Septum einnistet, hier häufig einen nicht ausreichenden Nährboden für ihr ungestörtes Wachstum findet. Das Endometrium ist an diesen Plätzen nur relativ flach entwickelt, es bietet nicht die Voraussetzungen für das Wachstum der Plazenta und damit für die Ernährung der heranwachsenden Frucht. Es kommt zum Abort.

Vor einem Embryo- oder Gametentransfer sollte es eine Conditio sine qua non sein, eine Hysteroskopie durchzuführen. In vielen Kliniken und Instituten ist dies selbstverständlich, in anderen noch nicht (Bordt et al. 1986). Ich sehe in der Unterlassung die Nichtbeachtung einer wichtigen diagnostischen Indikation. Eine wichtige Information wird nicht eingeholt, nämlich ob die Gebärmutterhöhle der betroffenen Frau überhaupt geeignet ist, eine Blastozyste aufzunehmen, und ob die intrauterinen Verhältnisse einen störungsfreien Schwangerschaftsablauf erlauben. Mit Sicherheit sind intrauterine Anomalien und Terrainstörungen Ursache für eine große Anzahl von Aborten. Eine Sammelstatistik hysteroskopischer Befunde von 5 Autoren über 1557 Infertilitäts- und Sterilitätspatientinnen zeigt Veränderungen in 37,4% (Tabelle 3). Ein weiterer Indikationsbereich der Hysteroskopie ist die Chorionbiopsie (Ghirlandi et al. 1986; Holgreve et al. 1986; Kullander u. Sandahl 1973). Der Vorteil der Methode liegt in der Frühentnahme von Zotten aus dem Chorion frondosum bereits in der 8. Schwangerschaftswoche. Der Genetiker braucht seine Erkenntnis nicht aus einer Zellkultur von aspiriertem Fruchtwasser zu gewinnen, sondern kann die Diagnose direkt vom embryonalen Gewebe ablesen. Die Methode wird heute nur noch selten angewendet, nachdem mit der Vaginosonographie eine einfachere Technik entwickelt werden konnte.

Liegt die Situation eines sog. „lost IUD" vor, ist die Indikation zur Hysteroskopie besonders gegeben, wenn andere Methoden wie u. a. die Ultraschalldiagnostik nicht zur Verfügung stehen (Lindemann u. Lueken 1977; Lindemann 1979; Wagner et al. 1980). Die Röntgenaufnahme ist heute nur noch einzelnen Fällen vorbehalten. Mit der Endoskopie des Cavum uteri kann nicht nur schnell das Vorhandensein und die Lokalisation der Spirale ermittelt werden, sondern es kann auch im selben Vorgang die Spirale entfernt werden. Unnötiges Traumatisieren von Gewebe, wie von den Manipulationen mit Sonde, Haken oder Faßzangen bekannt, wird vermieden. Für die schonende Entfernung eines Pessars aus einem graviden Uterus ist die Hysteroskopie die Methode der Wahl (Van der Pas 1985; Wagner et al. 1983; Wagner u. Schweppe 1984). Bis zur 10. Schwangerschaftswoche ist es fast immer möglich, unter Sicht das Pessar zu entfernen, ohne den Amnionsack zu verletzen.

Therapeutische Indikationen

Therapeutisch ist die Hysteroskopie für die Behandlung fast aller pathologisch-anatomischer Veränderungen einsetzbar, außer dem Karzinom, das eine Totalentfernung des Uterus erfordert. Ein Uteruspolyp wird biopsiert, damit er isoliert histologische beurteilt werden kann, eine nachfolgende Abrasio vollendet den Eingriff (DeCherney 1984; Lueken u. Lindemann 1978; Neiss 1986). Der Erfolg der Therapie ist in der frühen Proliferationsphase des nächsten Zyklus zu kontrollieren.

Kleine, nicht breitbasig aufsitzende Myome lassen sich gut mit der Biopsiezange kappen, größere werden morcelliert. Bei flach eingebetteten submukösen Myomen mit Blutungsstörungen besteht die Operation darin, möglichst auch den Kern mitzuentfernen. Bei tiefergewachsenen Myomen kann der sich vorbuckelnde Bereich lediglich abgetragen und das regelrechte Oberflächenwandrelief wiederhergestellt werden. Bedeutende Blutungen treten normalerweise nicht auf. Eine präoperative Injektion von 2,5 Einheiten POR 8 in das Corpus uteri reduziert signifikant die Blutungsbereitschaft. Ansonsten lassen sich Blutungsquellen, wie von der Urologie bekannt, mit einer über das Hysteroskop eingeführten Hochfrequenzstromsonde oder einer Thermosonde koagulieren. Neuerdings wird auch ein Resektoskop mit guten Ergebnissen eingesetzt (Hallez 1986; Lindemann 1980; Neuwirth 1982). Synechien löst man unter Sicht mit der Hysteroskopspitze, oder sie werden mit der Schere an ihrer Basis durchtrennt und abgetragen oder mit der Elektrosonde koaguliert (Siegler u. Kontopolous 1981; Stelmachow 1983; Wamsteker 1984). Bei Vorliegen einer Uterusanomalie, wie dem Uterus septus duplex, Uterus subseptus und Uterus biforis ist der hysteroskopische Eingriff die Alternative (Corson u. Batzer 1986; Lindemann 1980; Perino et al. 1985). Nach Abklärung, daß kein Uterus bicornis vorliegt, was nur durch eine Pelviskopie zu diagnostizieren ist, wird das Septum mit Schere und Biopsiezange oder mit dem Resektoskop abgetragen. Auch hier empfiehlt es sich, präoperativ POR 8 in das Corpus zu applizieren, um ein trockenes Cavum für eine gute Übersicht und störungsfreie Arbeit zu haben. Unterläßt der Operateur die präoperative Diagnostik, kann es ihm widerfahren, eine Perforation zu setzen, weil ein Uterus bicornis statt eines Septums vorliegt.

Anstelle der konventionellen Operationsmethoden wird auch die Anwendung der Lasertechnik für intrauterines Operieren praktiziert. Diese Technik ist für alle operativen Eingriffe indiziert, die pathologisches Gewebe entfernen sollen. Ein CO_2-Laser ist für intrauterine Eingriffe weniger geeignet, dafür jedoch ein Neodym-Yag- oder Argonlaser. Die bisherigen Resultate sind vielversprechend, jedoch lassen sie eine endgültige Beurteilung im Vergleich zu den konventionellen Ergebnissen noch nicht zu.

Transuterine Tubensterilisation

Die Ergebnisse der transuterinen Tubensterilisation sind bis zum heutigen Tag enttäuschend. Die anfangs hoffnungsvollen Aussichten führten leider nicht zu dem gewünschten Erfolg. Die Anwendung von Hochfrequenz-, Thermo- und Kryokoagulation, die Applikation von Quinacrin, Methylcyanoacrylat und zahlreichen anderen chemischen Substanzen sowie verschiedene mechanische Verschlußmechanismen mit Plugs wurden versucht (Lindemann 1980). Die bilateralen Verschlußraten lagen zwischen 40 und 80%. Die Gründe für den nicht eingetretenen Tubenverschluß liegen sicher nicht so sehr im technischen und methodischen Bereich als vielmehr in der Eigenschaft der Tube selbst. Ihre Regenerationsfähigkeit ist nach den gesammelten Erfahrungen sehr groß. Oblgeich eine ausgedehnte Schädigung gesetzt wurde, kam es oft nicht zu einer dauerhaften Okklusion. An der Verbesserung der transuterinen Tubensterilisation wird an verschiedenen Zentren weitergearbeitet. Gelingt es, ihre Effektivität den abdominalen Methoden gleichzusetzen, wird sie als einfacher und risikoarmer Eingriff in der Praxis willkommen sein. Bei der Indikation zur Sterilisation würde diese Technik an erster Stelle stehen.

Kontraindikationen

Die Hysteroskopie sollte nicht ausgeführt werden bei starken Uterusblutungen und Aborten. Man wird kaum einen ausreichenden Überblick der Gebärmutterhöhle erreichen. Ebenso sind Entzündungen der Genitalorgane und Pelveoperitonitiden eine Kontraindikation. Die Gravidität stellt eine relative Kontraindikation dar. Wir wählen die Hysteroskopie zur Entfernung eines Intrauterinpessars, um einem Abort vorzubeugen. Die mögliche transzervikale Embryoskopie hat keine zu praktizierende Indikation gefunden.

Literatur

Baggish MS (1986) Contact endoscopy for evaluation of endometrial adenocarcinoma. In: Sieger AM, Lindemann HJ (eds) Hysteroscopy: Principles and practice. Lippincott, Philadelphia

Bordt J et al (1984) Ergebnisse diagnostischer Hysteroskopie in einem IVF/ET Programm. Geburtshilfe Frauenheilk 44:813–815

Braendle W, Schulz-Classen A, Stegner HE (1984) Hysteroscopy in a case of hydatiform mole. In: Siegler AM, Lindemann HJ (eds) Hysteroscopy: Principles and practice. Lippincott, Philadelphia, p 169

Bumm E (1895) Diskussion über die Endometritis. In: Chrobak R, Pfannenstiel J (Hrsg) Verhandlung der Deutschen Gesellschaft für Gynäkologie, 6. Kongreß, Wien. Breitkopf und Hartel, Leipzig, S 524

Corson SI, Batzer FR (1986) CO_2 uterine distension for hysteroscopie septal incision. J Reprod Med 31:710

Cumming DC, Taylor PJ (1986) Hysteroscopie detection and treatment of adhesions at the tubal ostium/uterine junction in infertile patients. Fertil Steril 1:138

DeCherney A (1984) Treatment of irregular menstrual bleeding by hysteroscopie resection of submucous myomas and polyps. In: Sieger AM, Lindemann HJ (eds) Hysteroscopy: Principles and practice. Lippincott, Philadelphia

Gauss CJ (1928) Hysteroskopie. Arch Gynekol 133:18

Ghilardini G, Gualerzi G, Fochi F, Spreafico L, Agnelli P, Diazzi M (1986) Chorionscopy of the Second World Congress on Hysteroscopy. Acta Eur Fertil 17:495

Hallez JP (1986) Resection endoscopique de fibromyomes uteris. Une nouvelle technique. Actualitis Gynecologiques. Masson, Paris, p 91

Hamou J, Salat-Baroux J, Coupez F (1981) La microhysteriscopie dans la detection du carcinome intraepithelial. Entretiens de Bichat, Expansion Scientifique Francaise. Serment, Paris, p 179

Holgreve W, Miny P, Stening C, Vancaillie T, Beller F (1986) Experience with different techniques of chorionic villi sampling for first trimester diagnosis. Procedings of the Second World Congress on Hysteroscopy. Acta Eur Fertil 17:485

Kullander S, Sandahl B (1973) Fetaö chromosome analysis after transcervical placental biopsies during early pregnancy. Acta Obstet Gynecol Scand 52:355

Lindemann HJ (1970) Atlas der Hysteroskopie. Fischer, Stuttgart New York

Lindemann HJ (1979) Positio und Kinetik intrauteriner Pessare. Nourypharma, Oberschleissheim

Lindemann HJ (1985) Die Hysteroskopie in der Sterilitätssprechstunde. Fertilität 1:17–21

Lindemann HJ, Lueken RP (1977) Diagnosis and treatment of lost JUD's using CO_2-hysteroscopy. Endoscopy 9:119

Lindemann HJ, Mohr J (1975) Vergleichende Resultate zwischen CO_2-Hysteroskopie-Hysterosalpingographie und Histologie. Arch Gynäkol 219:256

Lübke F, Hindenburg HJ (1986) Hysteroscopy as an examination method in sterility. In: Siegler AM, Lindemann HJ (eds) Hysteroscopy: Principles and practice. Lippincott, Philadelphia, p 173

Lueken RP, Lindemann HJ (1978) Therapeutic possibilities with hysteroscopy. Endoscopy 10:232

Marchionni M, Mencaglia L, Scarselli G (1983) Microcolphysteroscopy in the diagnosis and treatment of cervical disease: Our experience on 506 cases. Cervix 1:135

Mencaglia L, Branconi F, Scarselli G, Locatelli F, Savino L, Chelo E, Marchionni M (1983) The microcolposcopy in the diagnosis and management of the cervical intraepithial neoplasia. Eur J Gynaecol Oncol 4:226

Mikulicz-Radecki F von, Freund A (1927) Das Tubenhysteroskop und seine diagnostische Verwendung bei Sterilität, Sterilisierung und Tubenerkrankungen. Arch Gynäkol 123:68, 83

Neiss K (1986) Ergebnisse endoskopischer, cytologischer und histologischer Untersuchungen im Rahmen einer Hysteroskopiesprechstunde. Habilitationsschrift, Universität Saarland

Neuwirth RS (1982) Hysteroscopic management of symptomatic submucous fibroids. Obstet Gynecol 62:509

Pantaleoni D (1869) On endoscopic examination of the cavity of the womb. Med Press Circ 8:26

Pas H van der (1985) Hysteroscopic retrieval of JUD in first trimester of pregnancy. Acta Obstet Gynecol Scand 64

Perino A, Cittadini E, Hamou J, Mencaglia L (1985) Hysteroscopic treatment of uterine septa. Acta Eur Fertil 16:331

Schroeder C (1934) Über den Ausbau und die Leistungen der Hysteroskopie. Arch Gynäkol 156:407

Siegler AM (1977) Hysterography and hysteroscopy in the infertile patient. J Reprod Med 18:143

Siegler AM, Kontopolous VG (1981) Lysis of intrauterine adhesions under hysteroscopic control. A report of 25 operations. J Reprod Med 26:372

Stelmachow J (1983) Removal of uterine adhesions with the use of the hysteroscope. Ginekol Pol 54:49

Sugimoto O, Ushiroyama T, Fukuda Y (1984) Diagnostic and therapeutic hysteroscopy for endometrial carcinoma. In: Siegler AM, Lindemann HJ (eds) Hysteroscopy: Principles and practice. Lippincott, Philadelphia

Taylor PJ, Leader A, George RE (1984) Combined laparoscopy and hysteroscopy in the investigation of infertility. In: Siegler AM, Lindemann HJ (eds) Hysteroscopy: Principles and practice. Lippincott, Philadelphia

Valle RF, Sciarra JJ (1986) Hysteroscopic treatment of septate uterus. Obstet Gynekol 67:253

Wagner H, Schweppe KW (1984) The influence of intrauterine device displacement on the pregnancy date. In: Siegler AM, Lindemann HJ (eds) Hysteroscopy: Principles and practice. Lippincott, Philadelphia

Wagner H, Schweppe KW, Kronholz HL, et al (1980) Möglichkeiten der Extraktion von intrauterinen Pessaren bei eingetretener Schwangerschaft. Med Welt 31:1317

Wagner H, Schweppe KW, Beller FK (1983) Fragmentation von Intrauterinpessaren als Komplikation bei der Extraktion. Geburtshilfe Frauenheilk 43:123

Wamsteker K (1984) Hysteroscopy in Asherman's syndrome. In: Siegler AM, Lindemann HJ (eds) Hysteroscopy: Principles and practice. Lippincott, Philadelphia

Vorteile der Vaginalsonographie

E.-G. Loch

Die konventionelle transabdominale Sonographie fehlt heute wohl kaum in einer Fachpraxis. Bei der Betreuung von Schwangeren ist im Rahmen der Mutterschaftsvorsorge zweimal eine sonographische Beurteilung des Kindes erforderlich. Schwierigkeiten bereitete oft die Beurteilung der Organe im kleinen Becken. Selbst eine gut gefüllte Harnblase als akustisches Fenster gab nicht immer die gewünschte ergänzende Information. Durch die seit einigen Jahren verfügbaren transvaginalen Scanner sind hier weitere Ansätze zu einer besseren Beurteilung des erhobenen Tastbefundes möglich geworden. Die Palpation kann durch einen „sehenden" Finger ergänzt werden.

Dieser verständliche topographisch-anatomische Vorteil einer ergänzenden vaginalen Untersuchung mit Hilfe des Ultraschalls bedeutet jedoch nicht, daß jede gynäkologische Untersuchung zwangsläufig mit diesem physikalischen Verfahren überprüft werden muß. Es bleibt auch zu kalkulieren, inwieweit der Kauf eines derartigen ergänzend anzuwendenden Schallkopfes mit einem Preis von ca. 12000 DM als Investition lohnend ist. Zwar hat der neue EBM eine gesonderte Vergütung derartiger Untersuchungen eingeräumt, doch sollen, auch i. S. der Kostendämpfung, nicht unnötige Untersuchungen abgerechnet werden. So ergeben sich für die Anwendung derartiger Scanner bestimmte Indikationen. Das Verfahren selbst ist seit Einführung der Sonographie im deutschsprachigen Raum von Kratochwil bekannt. Er verwendete bereits Fingersonden. Ähnliche Vaginalsonden sind jetzt bereits bei einigen Firmen in Entwicklung und werden sicherlich bald auf den Markt kommen.

Technisch gesehen müssen bei der Vaginalsonographie verschiedene Dinge beachtet werden. Man unterscheidet je nach Schallkopfform unterschiedliche Schallabstrahlungen. Dabei bieten abgewinkelte Schallköpfe eine schwierige Orientierung als frontale. Wenn ein großer Abstrahlwinkel vorhanden ist, ergeben sich bessere Übersichtsbilder. Diese Möglichkeit besteht nicht bei einem Abstrahlwinkel von 90°. Bei den Frequenzen ergeben sich je nach der Höhe mäßige Fokussierungen in den oberen und seitlichen Schichten. Der Vorteil ist jedoch eine größere Eindringtiefe, bis zu 10 cm bei 3 MHz und einer zufriedenstellenden Auflösung. Bei höheren Frequenzen (5 MHz und mehr) bieten die Sonden eine bessere Nahfokussierung auf Kosten der nachlassenden Tiefenschärfe (Tabelle 1).

Zu bedenken ist ferner, daß die alleinige Anschaffung einer Sonde nur dann möglich ist, wenn auch die dementsprechende Grundgeräteausstattung vorhanden ist. In den neueren Geräten befinden sich bereits Möglichkeiten, durch einfaches Umschalten die jeweilige gewünschte Sonde anzuwählen, so daß dieses Verfahren ohne größere apparative Vorbereitung einsatzbereit ist.

Tabelle 1. Vor- und Nachteile verschiedener Vaginalsonden

Eigenschaften der Sonden	Vorteile	Nachteile
Frequenz		
3 MHz	Hohe Eindringtiefe, akzeptable Auflösung noch bis ca. 10 cm	Relativ schlechte Nahfokussierung
5–7,5 MHz	Bessere Fokussierung im Nahbereich	Auflösung ab ca. 5 cm nachlassend
Abstrahlwinkel		
90°–110°	Kleinerer Schallkopf, besser applizierbar auch bei Virgines	Keine Übersichtsbilder
240°	Übersichtsbilder	Starke periphere Verzerrung, schlechter applizierbar
Schallkopfform		
Konisch	Leichter einführbar	
Kolbenförmig		Nicht immer problemlos einführbar (ältere Patientinnen)
Schallabstrahlung		
Gerade	Gute Orientierung	
Abgewinkelt		Manchmal schwierige Orientierung
Doppleroption	Fetale Herzaktion graphisch darstellbar	Hoher Kostenaufwand

Für die Applikation der Sonden selbst ist es wichtig, daß sie über den Damm in die Scheide, ähnlich wie bei einer digitalen Untersuchung, eingeführt werden und man möglichst nicht zu tief in das Scheidengewölbe vordringt. Gerade die sog. Panoramasonden (Winkel über 190°) bieten hinter der Symphyse einen guten Einblick in die Topographie des weiblichen Beckens. Um auch bei Kindern oder einer Virgo diese Untersuchung durchzuführen, existieren bereits schmale Sonden, die ohne Zerstörung des Hymens intravaginal appliziert werden können. Sie besitzen zwar meist nur einen geringen Abstrahlwinkel, reichen aber für gewünschte Untersuchungen und für den Geübten aus.

Eine ergänzende Möglichkeit bieten noch in diese transvaginalen Schallköpfe integrierte Dopplersonden. In einigen ausgesuchten Fällen können diese ergänzenden Untersuchungen angewendet, jedoch letztlich durch ihren hohen Anschaffungspreis in der Praxis z. Zt. sicherlich nicht amortisiert werden.

Die Indikationen entsprechen denen der transabdominalen Einsatzmöglichkeit in Geburtshilfe und Gynäkologie. Die Erkennung einer Frühgravidität ist auf dem transvaginalen Wege günstiger als auf dem transabdominalen Wege. Auch die fetale Herztätigkeit ist hier schneller nachzuweisen. Es existieren bereits Meßverfahren, die, ähnlich wie die anderen biometrischen Maße, Hinweise auf das Alter einer Gravidität ergeben.

Beim Ausbleiben einer Blutung ist durch die Nahapplikation der Sonde das Erkennen einer Extrauteringravidität günstiger als beim transabdominalen Weg.

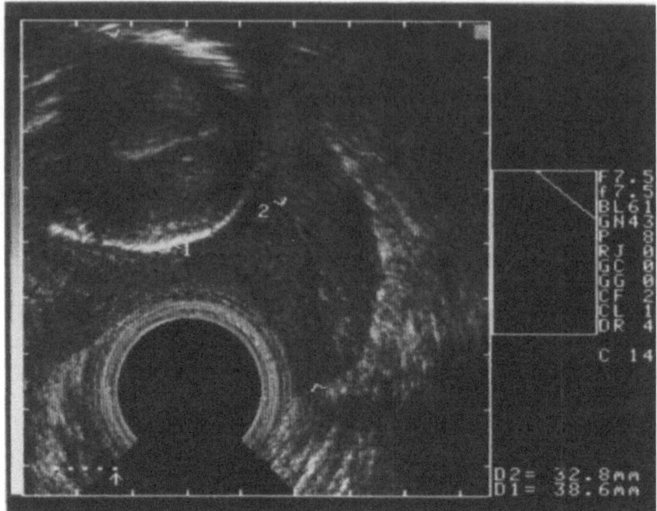

Abb. 1. BIP = D1, Ende der 16. Woche; D2 = geschlossene Zervix

Durch die gleichzeitige Beurteilungsmöglichkeit der Korpusschleimhaut können hier Hinweise auf die in unserem Fachgebiet noch immer schwierigen Diagnosen erhalten werden. Wird eine echofreie Zone im Bereich der Adnexe festgestellt, die einer Corpus-luteum-Zyste entsprechen könnte, und finden sich keine echodichteren Bereiche, die als Endometrium identifiziert werden können, im Uterus, liegt eine Extrauteringravidität sicherlich nicht vor. Stellen sich jedoch derartige echodichtere Reflexe dar und spricht auch die klinische Anamnese für die Möglichkeit einer derartigen Schwangerschaft, müssen alle weiteren diagnostischen Möglichkeiten genutzt werden. Insbesondere der Einsatz der heute differenzierten Therapie, z. B. mit Antiöstrogenen, Zytostatika oder Prostaglandinen, kann durch die transvaginale Sonographie beeinflußt werden. Durch die Nähe zum Objekt und der besseren Auflösung ist auch die Möglichkeit gegeben, den Sitz der Tubengravidität im ampullären oder isthmischen Anteil festzustellen.

Ein weiterer Vorteil in der Geburtshilfe ist die Beurteilung der Zervix. Es ist leichter, die Länge der Zervix zu bestimmen, und auch durch die nahe Ankopplung ist es möglich, den Zervikalkanal besser zu beurteilen als bisher auf dem transabdominalen Weg. Ob hierdurch die Indikation einer Cerclage geändert wird, bleibt abzuwarten (Abb. 1).

Die Beurteilung der Amnionhöhle unterliegt den gleichen Kriterien wie bei der konventionellen transabdominalen Sonographie. Durch die Nähe des Schallkopfes ergeben sich bei der Beurteilung der Frühgravidität jedoch in bezug auf das Gestationsalter andere Maße. An der Erstellung dieser Werte wird gearbeitet. Sie werden dann im Vergleich zu den abdominal gewonnenen Meßdaten Verwendung finden. Bei der Beurteilung der Amnionhöhle gelten jedoch die gleichen Kriterien wie die bisherigen. Neben den fetalen Herzaktionen und Bewegungen werden und müssen Form und Größe der Amnionhöhle für prognostische Aussagen herangezogen werden (Abb. 2).

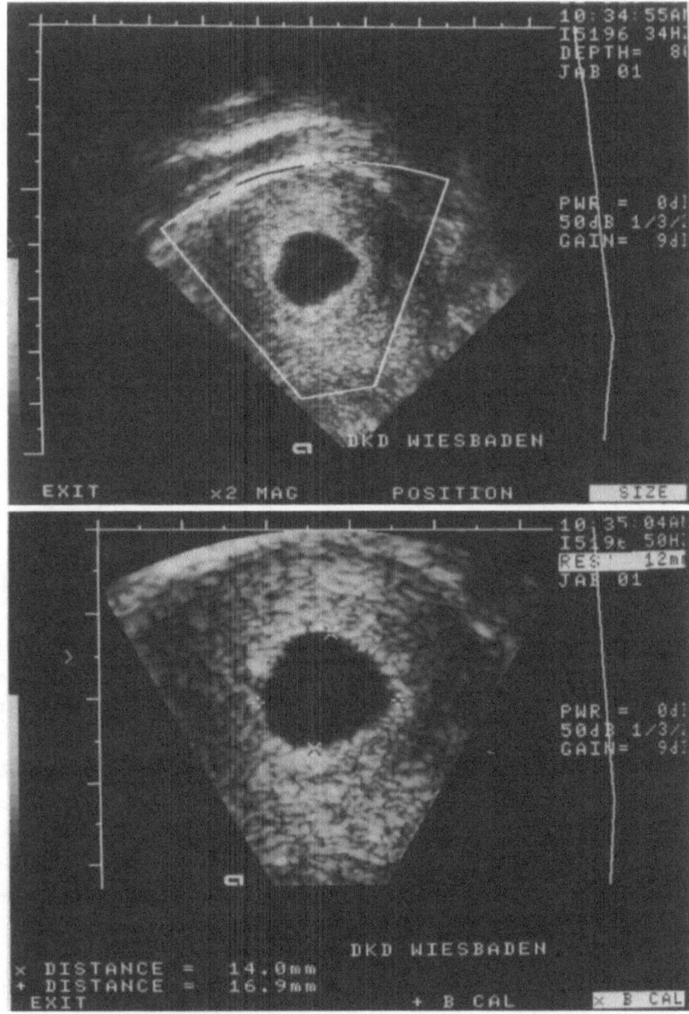

Abb. 2. a Frühgravidität mit positiven fetalen Herztönen (Querdurchmesser 15,5 mm); **b** Ausschnitt

Unschätzbaren Wert hat die vaginale Sonographie auch in der Fertilitätssprechstunde erhalten. Die Beobachtung des Follikels und sein Heranreifen können intravaginal gut beurteilt werden. Die prall gefüllte Blase als Schallfenster muß zur Verfügung stehen. Durch auf die Schallköpfe applizierte Punktionseinrichtungen ist es möglich, die Follikel zu punktieren. Wegen der verminderten Belastung der Patientinnen befürworten bereits mehrere Zentren diesen transvaginalen Weg. Die Beurteilung des Endometriums ist ebenfalls möglich.

Verständlicherweise ist auch die Beurteilung der Position eines gelegten Intrauterinpessars möglich. Eine atypische Lage läßt sich leicht erkennen. Dies gilt insbesondere beim retroflektiert liegenden Uterus.

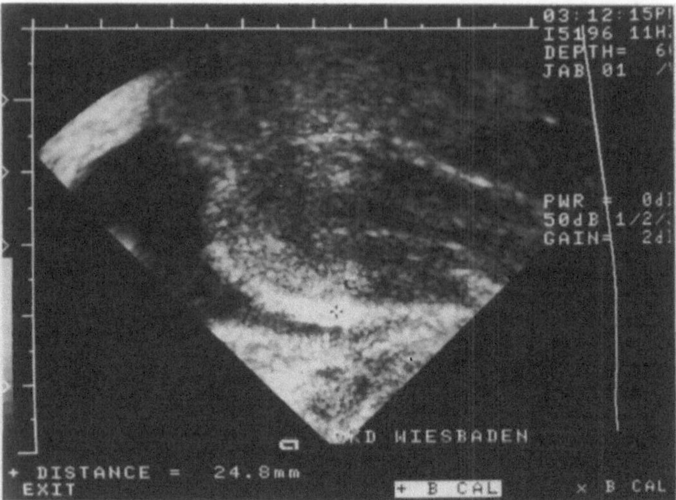

Abb. 3. Mäßig aufgebautes Endometrium unter Östrogentherpaie

Eine wesentliche Erweiterung bringt sicherlich auch die Betreuung der Patientinnen in der Peri- und Postmenopause. Besonders gut kann eine Östrogen-Progesteron-Substitutionstherapie überwacht werden. Unabhängig vom Füllungszustand der Blase ist es möglich, die Endometriumdicke, die Beschaffenheit und die Begrenzung der im umliegenden Myometrium befindlichen Strukturen zu beurteilen. Gerade der echodichtere Anteil eines Endometriums, der sich ggf. in das Myometrium fortpflanzt oder sich zipfelförmig in die Tubenwinkel hineinzieht, kann ein Indiz für das Vorliegen eines sich entwickelnden Endometriumkarzinoms sein. Hier könnte vor einer Blutung bereits eine histologische Sicherung durch eine Abrasio erfolgen. Damit könnte früher als bisher eine weitergehende therapeutische Konsequenz gezogen werden (Abb. 3).

Im Rahmen unserer zunehmenden präventiven Möglichkeiten ergeben sich ebenfalls Ansatzpunkte zur Früherkennung von seltenen Ovarialprozessen. Inwieweit jedoch die vaginale Sonographie in ein Krebsfrüherkennungsprogramm auch in bezug auf das seltene Ovarialkarzinom eingebunden werden kann, muß abgewartet werden.

Ähnlich wie die transabdominale Sonographie vermag auch die Vaginalsonographie palpierte unklare Befunde im kleinen Becken in solide und zystische Prozesse zu differenzieren.

Berücksichtigt man alle angegebenen Faktoren, ist die vaginale Sonographie als eine wertvolle Ergänzung des Palpationsbefundes eines Frauenarztes anzusehen.

Pertubation, Hysterosalpingographie oder Laparoskopie mit Chromopertubation zur Diagnostik der Sterilität

J. Kleinstein

Von ungewollter Kinderlosigkeit sind 10–15% der Ehepaare in der BRD betroffen. Die verschiedenen Sterilitätsursachen verteilen sich folgendermaßen: ungeklärte Sterilität (10,7%), andrologische Sterilität (20,1%), gynäkologische Sterilität (33,5%) und kombiniert gynäkologisch-andrologische Sterilität (16,6%). Von den angeblich sterilen Frauen konzepieren 13% innerhalb 2er Jahre spontan, und 6,1% der kinderlosen Paare brechen die Diagnostik vorzeitig ab (Winkhaus 1981).

Für die BRD sind innerhalb eines Zeitraumes von 10 Jahren etwa 1,4 Mio. ungewollt kinderlose Ehepaare zu erwarten, darunter 500000 von mechanisch bedingter

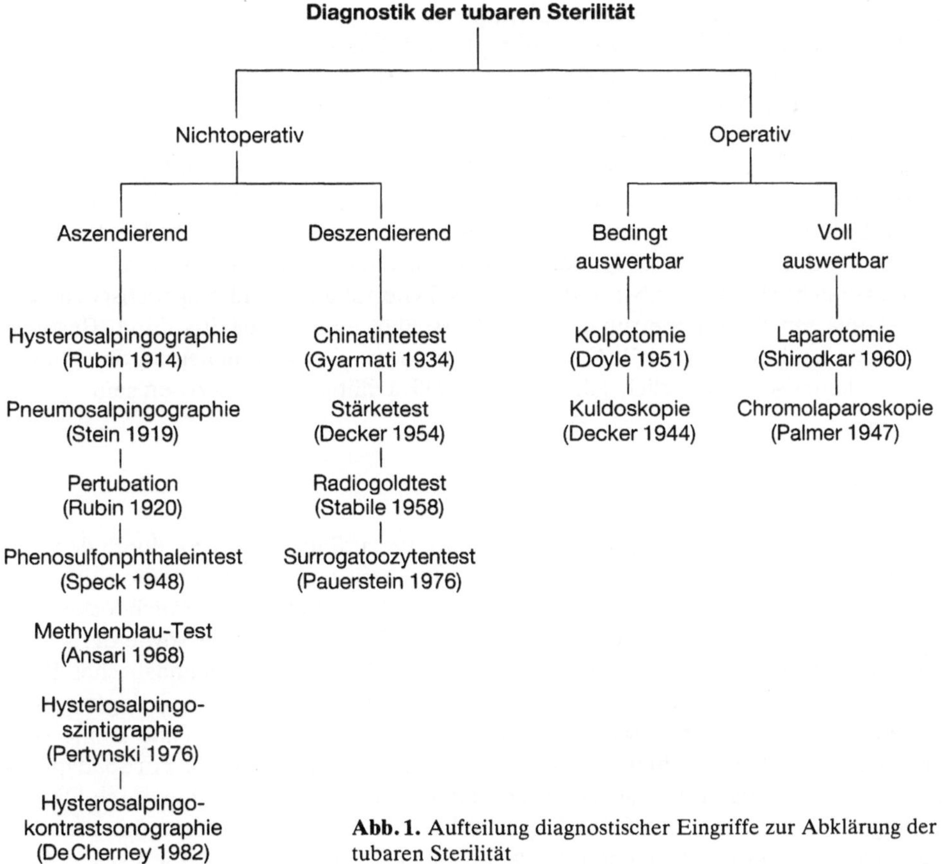

Abb. 1. Aufteilung diagnostischer Eingriffe zur Abklärung der tubaren Sterilität

Sterilität betroffene Frauen. Es können 40% (200000) dieser Frauen erfolgreich durch eine mikrochirurgische Operation behandelt werden. Somit verbleiben ca. 300000 Paare als Kandidaten für die extrakorporale Befruchtung innerhalb einer Dekade. Die etwa 500000 Frauen mit mechanisch bedingter Sterilität erwarten natürlich von ihrem betreuenden Arzt eine möglichst frühzeitige Diagnose, um unnötige und erfolglose Therapien zu vermeiden.

Die häufigsten pathologischen Veränderungen bei der mechanisch bedingten weiblichen Sterilität haben im Genitaltrakt folgende Verteilung: 50% tubare Faktoren (proximale und periphere Verschlüsse, Fimbrienphimosen, fixierte Tuben, St. n. Tubensterilisation), 20% ovarielle Faktoren (Verwachsungen, Zysten, Endometriose), 15% uterine Faktoren (Myome, Adenomyosis, Polypen, Synechien, Malformationen), 10% zervikale Faktoren (Vernarbungen, Stenosen), 5% vaginale Faktoren (Entzündungen, Malformationen).

Für die Diagnostik der verschiedenen mechanischen Sterilitätsursachen stehen eine Reihe von Techniken zur Verfügung (Abb. 1). Einige dieser Techniken haben nur historische, aber keine klinische Bedeutung erlangt. Zunächst können die Eingriffe in operative und nichtoperative Maßnahmen unterschieden werden. Die operativen Techniken unterteilen sich zusätzlich in bedingt auswertbare und voll auswertbare Techniken, die nichtoperativen Maßnahmen lassen eine Unterscheidung in aszendierende und deszendierende Methoden zu.

Nun muß man die Hysterosalpingographie (HSG), die Pertubation und die Laparoskopie zu den invasiven Maßnahmen in der Sterilitätsdiagnostik zählen, Maßnahmen, die mit Komplikationen behaftet sein können. Aus diesem Grunde sollten die weniger invasiven Maßnahmen in der Sterilitätsdiagnostik den genannten Eingriffen vorausgehen. So läßt sich ein Katalog mit Minimalanforderungen im Rahmen einer Sterilitätsabklärung erstellen. Dazu gehören die Anamneseerhebung, der gynäkologische Befund, die Hormonanalyse (Testosteron, Androstendion, DHEA-S, FSH, LH, Prolaktin, TSH), die BTK, der Postkoitaltest und das Spermiogramm.

Es versteht sich von selbst, daß einer HSG, Pertubation und diagnostischen Laparoskopie mit Chromopertubation der Ausschluß einer Adnexitis durch Bestimmung der Leukozyten und BSG vorausgehen sollte. Der Reinheitsgrad des Fluors sollte bekannt sein. Natürlich sollte auch eine Gravidität ausgeschlossen sein.

Pertubation

Die Pertubation stellt eine apparativ gesteuerte Persufflation von CO_2 durch den abgedichteten Zervikalkanal dar. An Hand der Registrierung des Pertubationsdruckes in mmHg, des CO_2-Durchflusses in cm^3/min, der Auskultation der Bauchdecke, des Auftretens von Schulterschmerzen durch Reizung des N. phrenicus sowie der eventuellen Äußerung lokaler Schmerzen läßt sich im Idealfall ein diagnostisches Diagramm erstellen, das durchgängige, einseitig verschlossene bzw. eingeengte sowie proximal oder peripher verschlossene Tuben unterscheiden kann. Eine Reihe von Störungen, wie Gerätefehler, unvollständige Abdichtung durch den Portioadapter, Schwierigkeiten der Auskultation durch Meteorismus bzw. Dämpfung durch Darmschlingen, inkonstanter Schulterschmerz, führen zu Fehlinterpretationen in die eine oder andere Richtung. So stehen den wenigen Vorteilen der Pertubation gewichtige

Tabelle 1. Gegenüberstellung der Vor- und Nachteile der Pertubation im Rahmen der Sterilitätsdiagnostik

Vorteile	Nachteile
Billig	Schmerzen
Keine Narkose	Eingeschränkte Diagnostik (Tubendurchgängigkeit)
Kein stat. Aufenthalt	Falsch-negative Ergebnisse (25%)
	Falsch-positive Ergebnisse (38%)

Nachteile gegenüber, die die Pertubation im Rahmen der Sterilitätsdiagnostik disqualifizieren (Tabelle 1). Besonders die Beschränkung der diagnostischen Aussage auf die Tubendurchgängigkeit und die fehlende Information über pelvine Verwachsungen wirken sich nachteilig aus.

Zudem sind bezüglich der Tubendurchgängigkeit in 25% der Fälle falsch-negative und in 38% falsch-positive Ergebnisse bezüglich beidseitiger Tubenverschlüsse zu befürchten, wenn die Pertubation mit der Laparoskopie plus Chromopertubation verglichen wird (WHO 1986).

Hysterosalpingographie

Bis zum heutigen Tage wird in den einschlägigen Journalen über die Frage, welche Kontrastmittel, öllösliche oder wasserlösliche, für die HSG besser geeignet sind, diskutiert. Seit der Jahrhundertwende sind zahlreiche Röntgenkontrastmittel auf den Markt gekommen, die wegen erheblicher Nebenwirkungen oder aus kommerziellen Gründen teilweise wieder aus dem Handel genommen wurden. In unseren Breiten haben sich das öllösliche Präparat Ethiodol und zahlreiche wasserlösliche Präparate wie Endografin, Conray und Isovist bewährt. Die Hinwendung zu den wasserlöslichen Röntgenkontrastmitteln bei der HSG basiert vornehmlich auf den seltenen, aber schwerwiegenden Komplikationen der öllöslichen Kontrastmittel, den Fremdkörpergranulomen im Becken und der Gefahr von Ölembolien in der Lungen- und Retinastrombahn.

Eine zweite Frage, die häufig gestellt wird, lautet: HSG in oder ohne Narkose? Schmerzen können durch die Instrumentation und den Kontrastmittelfluß verursacht sein. Befürworter der Narkose propagieren nicht nur die Analgesie durch die Narkose, sondern auch die Vermeidung von Tubenspasmen. Wir selbst führen die HSG ohne Narkose durch, wir geben lediglich 1 Amp. Dolantin i.m. 30 min vor dem Eingriff. Besteht der Verdacht auf einen Tubenspasmus, applizieren wir langsam 25 µg Fenetorol (Partusisten intrapartal), ein β-Sympathomimetikum, i.v. unter Blutdruckkontrollen. Die Existenz β-adrenerger Rezeptoren in den verschiedenen Abschnitten der Tube ist gesichert (Kleinstein u. Neubüser 1983). Die Stimulierung dieser Rezeptoren durch ein β-Sympathomimetikum führt zur Relaxation der Eileitermuskulatur. Ein gleicher Effekt wird mit der intravenösen Applikation von 1 mg Glucagon erreicht, allerdings kann darunter der Blutdruckabfall stärker sein.

Nun zur Stellung der HSG im Rahmen der Sterilitätsdiagnostik. Stellvertretend für viele Studien mit gleichem Ergebnis ergab eine Studie von 420 Sterilitätspatientinnen, die konsekutiv durch eine HSG und Laparoskopie mit Chromopertubation diagnostiziert wurden, die Überlegenheit der Laparoskopie mit Chromopertubation (Fayez et al. 1988). Wenn es um die alleinige Diagnostik der Tubendurchgängigkeit

Tabelle 2. Vergleich der Diagnostik der Tubenpassage von 420 Sterilitätspatientinnen, die durch eine HSG mit nachfolgender Chromolaparoskopie diagnostiziert wurden. (Nach Fayez et al. 1988)

Tubenfaktor	HSG		Chromolaparoskopie	
	n	[%]	*n*	[%]
Beids. Durchgängigkeit	275	(65,5)	288	(68,5)
Eins. cornualer Verschluß	30	(7,0)	27	(6,4)
Beids. cornualer Verschluß	14	(3,3)	8	(1,9)
Eins. isthmischer Verschluß	7	(1,7)	7	(1,7)
Beids. isthmischer Verschluß	10	(2,4)	10	(2,4)
Eins. distaler Verschluß	24	(5,8)	18	(4,2)
Beids. distaler Verschluß	37	(8,8)	35	(8,3)
Eins. Fimbrienphimose	14	(3,3)	17	(4,1)
Beids. Fimbrienphimose	9	(2,2)	10	(2,4)
Gesamt	420	(100)	420	(100)

Tabelle 3. Vergleich der Diagnostik peritubarer Adhaesiones von 420 Sterilitätspatientinnen, die durch eine HSG mit nachfolgender Chromolaparoskopie diagnostiziert wurden. (Nach Fayez et al. 1988)

Tubenfaktor	Hysterosalpingographie				Laparoskopie	
	Akkurat		Falsch-positiv oder falsch-negativ		*n*	[%]
	n	[%]	*n*	[%]		
Beids. Durchgängigkeit	12	(4,3)[a]	22	(8)	32	(11,1)
Eins. cornualer Verschluß	6	(20,0)	7	(23)	12	(44,4)
Beids. cornualer Verschluß	0	(0,0)[a]	3	(21)	3	(37,5)
Eins. isthmischer Verschluß	3	(42,8)	1	(14)	4	(57,1)
Beids. isthmischer Verschluß	0	(0,0)	3	(30)	3	(30,0)
Eins. distaler Verschluß	7	(29,1)[a]	10	(40)	15	(83,3)
Beids. distaler Verschluß	0	(0,0)[a]	35	(94)	35	(100,0)
Eins. Fimbrienphimose	5	(35,7)	9	(37)	12	(70,5)
Beids. Fimbrienphimose	4	(44,4)	5	(55)	8	(80,0)
Gesamt	37	(8,8)[a]	95	(22)	124	(29,8)

[a] $p \leq 0{,}01$.

bzw. deren Blockierung durch Tubenverschluß geht, besteht eine weitgehende Übereinstimmung zwischen HSG und Chromolaparoskopie (Tabelle 2). Für sämtliche Kategorien des Tubenfaktors besteht kein statistischer Unterschied im Resultat der Diagnostik.

Ganz anders, wenn es darum geht, peritubare und periovarielle Verwachsungen bei den verschiedenen Tubenfaktoren darzustellen (Tabelle 3). Die Diagnose, die schlußendlich per laparoscopiam bestätigt werden konnte, wurde selten durch die HSG akkurat erhoben. Vielmehr wurde bezüglich der Verwachsungen ein hoher Anteil falsch-positiv bzw. falsch-negativ durch die HSG diagnostiziert. In der Zusammenfassung hatten 30% der 420 laparoskopierten Frauen Verwachsungen. Selbst 11% der Patientinnen mit beidseitiger Tubendurchgängigkeit hatten Verwachsungen, die ausreichten, die bestehende Sterilität zu begründen. Die HSG konnte bei weniger als einem Drittel der Patientinnen (8,8%) diesen pathologischen Faktor wiedergeben. Auffallend der hohe Anteil falsch-positiver und falsch-negativer Diagnosen in 22%.

Was bleibt? Die HSG hatte über Jahrzehnte ihre überragende Bedeutung in der Diagnostik intrauteriner Veränderungen, z.B. den Polypen, submukösen Myomen und den uterinen Malformationen. Aber auch hier droht ernstzunehmende Konkurrenz durch die Hysteroskopie (Kessler u. Lancet 1986) und neuerdings durch die Hysterokontrastsonographie (Randolph et al. 1986).

Laparoskopie

Trotz der Überlegenheit der Laparoskopie mit Chromopertubation gegenüber der HSG und der Pertubation in der Diagnostik der Sterilität sollte auch diese Methode nicht überschätzt werden. So werden eine Reihe von mechanischen Sterilitätsursachen wie periovarielle und peritubare Verwachsungen häufig erst bei der mikrochirurgischen Korrektur entdeckt. Auch die Endometriose im Verlauf der Sakrouterinbänder und im Bereich des Hinterblattes des Lig. latum wird nicht immer bei der Laparoskopie diagnostiziert. Proximale Tubenverschlüsse werden aufgrund technischer Mängel bei der Chromopertubation häufiger befundet als bei der mikrochirurgischen Korrektur durch transfundale Chromopertubation bestätigt.

Um die Möglichkeiten der diagnostischen Laparoskopie und Chromopertubation im Rahmen der Sterilitätsdiagnostik voll ausschöpfen zu können, sollte der Operateur ein diagnostisches Schema vor Augen haben:

1. Exakte Adaptierung des Pertubationsgerätes an die Portio uteri zur Vermeidung von falsch-negativen Aussagen über die Tubendurchgängigkeit.
2. Nach dem Einführen der Optik sollte der Mittelbauch und Oberbauch und besonders die Umgebung der Leber auf Verwachsungsfreiheit beurteilt werden (Fitz-Hugh-Curtis-Syndrom).
3. Bei der Beurteilung des Uterus sollten die Lage, Größe und Myome Beachtung finden. Die Konfiguration des Fundus kann auf eine Malformation hinweisen.
4. Der Blick hinter den Uterus in den Douglas gibt Aufschluß über Verwachsungen und Endometrioseherde.

5. Die Tubenabgänge sollten auf Indurationen, Knoten oder floride Endometrioseherde beurteilt werden.
6. Die Flexibilität der Tuben im gesamten Verlauf sollte durch atraumatische Manipulation mit einem Taststab geprüft werden.
7. Besondere Aufmerksamkeit gilt der Beweglichkeit des ampullären Tubenabschnittes mit Prüfung der Hinwendung des Fimbrientrichters zur Ovaroberfläche.
8. Unter allen Umständen sollten, evtl. unter Zuhilfenahme einer atraumatischen Faßzange, über einen 2. (suprasymphysären) Einstich die Fimbrientrichter inspiziert werden. Hinter einem Teil der sog. idiopathischen Sterilität verbirgt sich eine Fimbrienphimose bzw. eine mechanisch bedingte Behinderung des Eiauffangmechanismus.
9. Bei der Passage des Farbstoffes durch den Eileiter während der Chromopertubation sollten Aufblähungen der einzelnen Tubenabschnitte beobachtet werden.
10. Inspektion der Ovarien durch Einführen der Optik zwischen Ovar und Lig. infundibulopelvicum und Luxation der Ovarien aus dem Douglas.

Von großer praktischer Bedeutung ist die sofortige Befunddokumentation in Wort und Bild. In einem Laparoskopiebefundbogen werden die Daten der Patientinnen, Befunde an den Tuben, Ovarien, Uterus, Verlauf der Chromopertubation und Veränderungen des Peritoneums sowie der extragenitalen Organe eingetragen. Eine Zeichnung sollte den Situs im Bild festhalten. Schlußendlich sollte der Operationsbericht alle Daten zusammenfassen und therapeutische Maßnahmen vorschlagen.

Die Überlegenheit der Laparoskopie mit Chromopertubation im Rahmen der Diagnostik der Tubenpassage und pelviner Verwachsungen kann nicht darüber hinwegtäuschen, daß die Laparoskopie keine Aussage über intrauterine Veränderungen zuläßt. Obwohl zwischen tubaren und pelvinen Sterilitätsfaktoren einerseits und intrauterinen Sterilitätsfaktoren andererseits nicht immer ein kausaler Zusammenhang besteht, ist bei etwa 30% der Patientinnen mit primärer Sterilität und in 50% der Fälle mit sekundärer Sterilität ein pathologischer intrauteriner Faktor zu diagnostizieren (Cumming u. Taylor 1980). Nicht immer sind diese intrauterinen Läsionen Sterilitätsursachen, gerade in Fällen sekundärer Sterilität können sie aber Ursache eines Abortes sein. Die Hysteroskopie hat nicht nur den Vorteil der direkten Beurteilung eines pathologischen intrauterinen Faktors, sondern bietet gleichzeitig die Möglichkeit zur Biopsie und Therapie durch einen Arbeitskanal. Somit ergänzen sich die Chromolaparoskopie und Hysteroskopie in nahezu idealer Weise in der Sterilitätsabklärung (Abb. 2).

Während Komplikationen bei der Hysteroskopie selten beobachtet werden (Lindemann 1977), ist die diagnostische Laparoskopie in 1,3‰ mit schweren Komplikationen behaftet (Riedel et al. 1988). An der Spitze der schweren Komplikationen stehen Verletzungen der Intestinalorgane beim Einstich der Veress-Nadel oder des Optiktrokars, gefolgt von Verletzungen größerer Gefäße. Weitere Komplikationen stellen Blutungen aus dem Netz und Narkosezwischenfälle dar.

Welche Konsequenzen soll man nun aus der Sterilitätsdiagnostik ziehen, und was soll man der Patientin raten? Basierend auf den Resultaten der mikrochirurgischen Korrektur mechanischer Sterilitätsursachen der Frau, den Ergebnissen der In-vitro-Fertilisation mit Embryotransfer (IVF-ET) sowie des intratubaren Gametentransfers (GIFT) beraten wir unsere Patienten folgendermaßen: In Fällen von Fimbrien-

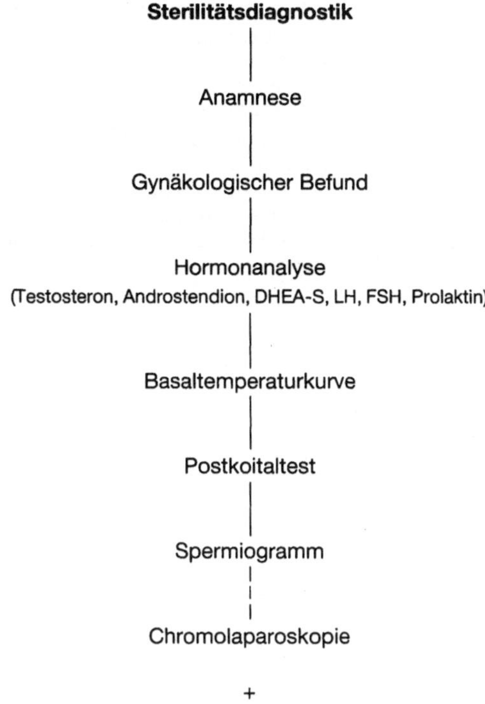

Abb. 2. Diagnoseschema bei Verdacht auf mechanische Fertilitätsstörungen der Frau

phimosen, proximalen Tubenverschlüssen, segelartigen peritubaren und periovariellen Verwachsungen sowie bei erneutem Kinderwunsch (St. n. Tubensterilisation) empfehlen wir wegen der relativ hohen Geburtenrate eine Primärtherapie durch Mikrochirurgie. Fälle von peripheren Tubenverschlüssen, breitbasigen Adnexverwachsungen, Endometriose mit Fixierung des inneren Genitales sowie St. n. rez. Extrauteringraviditäten sollten durch IVF-ET therapiert werden. Für die sog. milde Form der Endometriose ohne Verwachsungen und Tubenverschlüsse steht der intratubare Gametentransfer zur Verfügung.

Literatur

Cumming CD, Taylor PJ (1980) Combined laparoscopy and hysteroscopy in the investigation of the ovulatory infertile female. Fertil Steril 33:475–478

Fayez JA, Mutie G, Schneider PJ (1988) The diagnostic value of hysterosalpingography and laparoscopy in infertility investigation. Int J Fertil 33:98–101

Kessler J, Lancet M (1986) Hysterography and hysteroscopy: A comparison. Fertil Steril 46:709–710

Kleinstein J, Neubüser D (1983) Direct identification of beta-adrenergic receptors in the oviduct. Int J Fertil 28:11

Lindemann HJ (1977) Hysteroskopie. In: Frangenheim H (Hrsg) Die Laparoskopie in der Gynäkologie, Chirurgie und Pädiatrie. Thieme, Stuttgart, S 155–184

Randolph JR, Kang Ying Y, Maier DB, Schmidt CL, Riddick DH (1986) Comparison of real-time ultrasonography, hysterosalpingography, and laparoscopy/hysteroscopy in the evaluation of uterine abnormalities and patency. Fertil Steril 46: 828–832

Riedel HH, Lehmann-Willenbrock E, Mecke H, Semm K (1988) Die Häufigkeitsverteilung verschiedener pelviskopischer (laparoskopischer) Operationsverfahren und deren Komplikationsraten. Geburtshilfe Frauenheilk 48: 791–799

WHO (1986) Comparative trial of tubal insufflation, hysterosalpingography, and laparoscopy with dye hydrotubation for assessment of tubal patency. Fertil Steril 46: 1101–1107

Winkhaus J (1981) Mono- und multifaktorielle Partnersterilität. In: Kaiser R, Schumacher FB (Hrsg) Menschliche Fortpflanzung. Thieme, Stuttgart New York, S 287–297

Wann Rektoskopie, wann Koloskopie bei gynäkologischen Prozessen?

H. Heckers

Das kolorektale Karzinom steht mit 24000 Todesfällen und einer seit 2 Jahrzehnten unveränderten 10-Jahres-Überlebenszeit von 43% unverändert an 2. Stelle der durch Krebs verursachten Todesfälle in der Bundesrepublik (ähnlich wie in den meisten westlichen Industrienationen). Eine Verbesserung der Prognose ist nur erreichbar durch eine Verbesserung der Früherkennung. In diesem Rahmen haben endoskopische Untersuchungsmethoden den höchsten Stellenwert, da 95% aller kolorektalen Karzinome sich aus adenomatösen Polypen im Sinne der Adenom-Karzinom-Sequenz entwickeln.

Nachfolgend soll untersucht werden, welche Bedeutung die starre Rektosigmoidoskopie heute noch hat in Anbetracht der Verfügbarkeit von technisch ausgereiften, flexiblen Sigmoidoskopen und Koloskopen.

Starre Rektoskopie oder flexible Sigmoidoskopie?

Anatomische Reichweite

Starres Rektoskop

In den anglo-amerikanischen Ländern, in denen die hier dargestellten Studien durchgeführt wurden, verwendet man im Gegensatz zu den 30 cm langen Geräten bei uns für die starre Rektoskopie 25 cm lange Geräte. Tabelle 1, die die Ergebnisse von mehreren umfangreichen, meist randomisierten Studien zusammenfaßt, läßt erkennen, daß selbst erfahrene Untersucher das starre Rektosigmoidoskop im Mittel höchstens 20 cm tief in das Rektosigmoid einführen können und daß bei etwa einem Drittel aller Patienten nur die kaudalen 15 cm erreicht werden, es sich also hier nur um eine Rektoskopie handelt. Die Zahlen zeigen die Schwierigkeiten auf, den oftmals stark abgewinkelten rektosigmoidalen Übergang mit dem starren Endoskop zu überwinden.

Nach eigenen Erfahrungen gelingt dies fast immer (und danach auch die Einführung des starren Gerätes bis zum Ende), wenn man nach Erreichen des rektosigmoidalen Knicks, der bei 14–16 cm liegt, das freie Ende des Rektoskops aus der steil nach kranial gerichteten Mittellage langsam nach links lateral und gleichzeitig nach oben über das Gesäßniveau des in Knie-Ellenbogen-Lage befindlichen Patienten bewegt. Versucht man abweichend von dieser Technik nach Erreichen des Knicks diesen durch vermehrte Druckanwendung zu passieren, dann erreicht man zwar oft 20 cm und selten sogar 25 cm, vergrößert aber dabei nicht die einsehbare Schleimhaut-

Tabelle 1. Eindringtiefe starrer Rektosigmoidoskope[a]. (*KE* Knie-Ellenbogen-Lage, *S* Sims-Position)

≤ 15 cm [%]	16–20 (21) cm [%]	21–25 cm [%]	Mittel-wert [cm]	Position	Kollektiv (*n*)	Literatur
17,2	33,2	49,6	19,5	KE	1000	Nivatvongs u. Fryd (1980)
34	13	43	20	KE	342	Winnan et al. (1980)
30,2	21,9	47,9	19,9	S	238	Nicholls u. Dube (1982)
41	35	24	17	KE	100	Wilking et al. (1986)
	51,1[b]	48,3[c]	20		268	Winawer et al. (1987)

[a] Benutzte Geräte: 25 cm × 1,6–2,0 cm.
[b] < 19 cm.
[c] 20–25 cm.

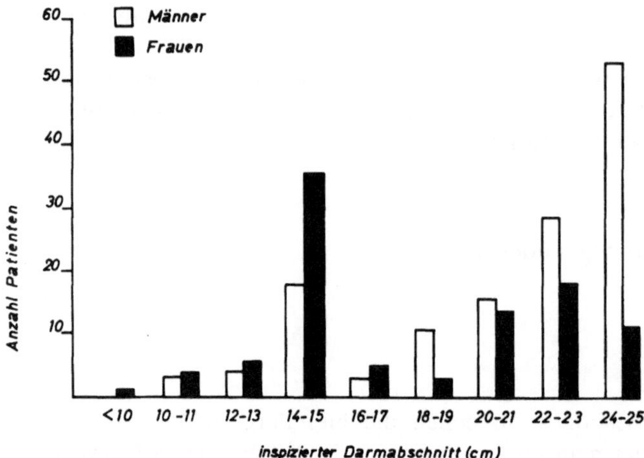

Abb. 1. Einführbarkeit starrer Rektosigmoidoskope bei Männern und Frauen. (Nach Nicholls u. Dubé 1982)

oberfläche, sondern dehnt lediglich den Darm mehr oder weniger stark, was für den Patienten äußerst schmerzhaft sein kann und nicht ungefährlich ist.

Dies und der kurvige Verlauf des kaudalen Sigmas sind wahrscheinlich auch der Grund dafür, daß beim direkten Vergleich der starren mit der flexiblen Rektosigmoidoskopie im Bereich von 16–25 cm die starre Methode in 27% falsch-negative Befunde liefert (Reynolds et al. 1983; Winnan et al. 1980).

Vergleichende Analysen haben darüber hinaus zeigen können, daß die erreichbare Eindringtiefe bei Frauen signifikant geringer ist als bei Männern (Nicholls u. Dube 1982; Nivatvongs u. Fryd 1980; Salazar u. Jackson 1969), möglicherweise weil erstere ein kürzeres Rektum und einen steileren rektosigmoidalen Knick aufweisen (Abb. 1). Männer im Alter von über 30 Jahren lassen sich signifikant tiefer starr endoskopieren als jüngere Männer (Nivatvongs u. Fryd 1980). Bei Frauen ließ sich keine Altersabhängigkeit nachweisen.

Flexibles Sigmoidoskop

Bei Verwendung des 60-cm-Sigmoidoskopes betrug, wie Tabelle 2 zeigt, die mittlere Eindringtiefe 50–55 cm, also das 2,5–3fache der starren Endoskopie. Dabei wird eine wesentlich größere Darmoberfläche eingesehen. Nach Bohlman et al. (1977) wird dabei in 84%, nach Reynolds et al. (1982) in 79% mindestens der Übergang vom Sigma zum Deszendens erreicht.

Tabelle 2. Eindringtiefe flexibler 60-cm-Sigmoidoskope

>25–30 cm [%]	≥50 cm [%]	60 cm [%]	Mittelwert [cm]	Kollektiv (*n*)	Literatur
0		62	55	139	Bohlmann et al. (1977)
1	52		50	342	Winnan et al. (1980)
			50,8	516	Leicester et al. (1982)
4,9	75			114	Reynolds et al. (1983)
12			55	139	Wilking et al. (1986)

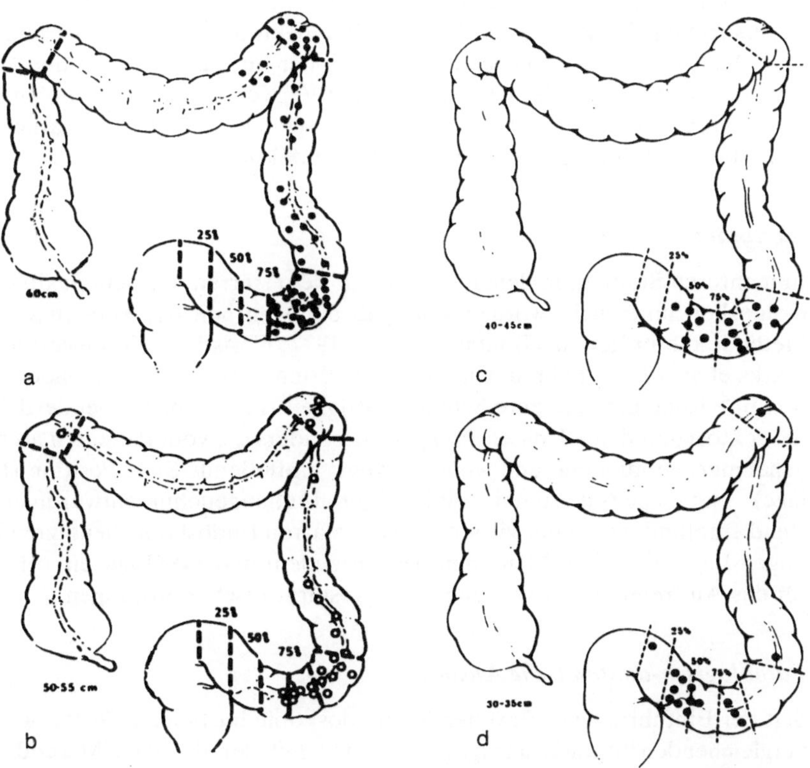

Abb. 2a–d. Lokalisation mittels flexibler Sigmoidoskopie gesetzter Clips. **a** 85 Patienten, Eindringtiefe 60 cm; **b** 25 Patienten, Eindringtiefe 50–55 cm; **c** 15 Patienten, Eindringtiefe 40–45 cm; **d** 15 Patienten, Eindringtiefe 30–35 cm. (Nach Lehman et al. 1983)

In einer umfangreichen Studie, bei der Clips am tiefsten erreichbaren Punkt unmittelbar vor der Endoskopspitze in die Darmschleimhaut gesetzt wurden (mit nachfolgender röntgenologischer Doppelkontrastdarstellung des Kolons), wurden die in Abb. 2 dargestellten anatomischen Kolonabschnitte erreicht. Man erkennt, daß bei einer erreichten Tiefe von 50–60 cm in allen Fällen das kraniale Viertel des Sigmas erreicht wird, in vielen Fällen aber auch höher gelegene Kolonabschnitte bis zur linken Flexur, vereinzelt sogar das kaudale Transversum. Demgegenüber erreicht man, wenn das Sigmoidoskop nur 30–45 cm tief eingeführt werden kann, überwiegend nur die kranialen 2–3 Viertel des Sigmas (Lehman et al. 1983). Die individuelle Streuung, abhängig davon, ob das Sigma bei der Untersuchung gestreckt bleibt oder aufgebogen wird, ist sehr groß.

Zeitaufwand

Die durchschnittliche Untersuchungszeit wird für die starre Rektosigmoidoskopie mit 2–6 min (Bohlmann et al. 1977; Phillip u. Classen 1985; Winnan et al. 1980) und für die 60-cm-Sigmoidoskopie (Bohlmann et al. 1977; Leicester et al. 1982; Reynolds et al. 1983; Winnan et al. 1980; Yarborough u. Waisbren 1985) mit 6,5–12 min angegeben. Der Unterschied zwischen den beiden Methoden ist demnach sehr gering, insbesondere wenn man bedenkt, daß in der Untersuchungszeit (nur) für die flexible Untersuchung die Zeiten für Biopsie, Polypektomie und Photographie enthalten sind. Auch der nicht ärztliche Zeitaufwand, der für die Reinigung und Desinfektion benutzter Geräte erforderlich ist, dürfte bei Verwendung eines flexiblen Gerätes nur gering größer sein, bedingt durch die etwas schnellere Durchführbarkeit der Reinigung starrer Endoskope bei identischer Desinfektionszeit.

Akzeptanz

In mehreren Studien, in denen sowohl mit dem starren wie dem flexiblen Rektosigmoidoskop untersucht worden war, gab die Mehrheit der Patienten der flexiblen Methode die Präferenz (Bohlmann et al. 1977; Christie 1980; Leicester et al. 1982; Marks et al. 1979; Phillip u. Classen 1985; Winawer et al. 1987). Dabei spielten eine wichtige Rolle die geringere Schmerzhaftigkeit (insbesondere bei der Überwindung des rektosigmoidalen Knicks) und ganz besonders die vom Patienten als sehr viel angenehmer empfundene und weniger Angst einflößende Sims-Position (Linksseitenlage) – im Gegensatz zu der weit häufiger als unangenehm, entwürdigend und belastend empfundenen, überwiegend bei der starren Endoskopie benutzten Knie-Ellenbogen-Lage. Bei alten Menschen besteht zudem in dieser Lage ein erhöhtes Risiko für das Auftreten kardiovaskulärer und respiratorischer Störungen.

Pathologisch-anatomische Ausbeute

Seit der Einführung der flexiblen Sigmoidoskopie im Jahre 1976 wurde in mehreren vergleichenden Studien nachgewiesen, daß mit der flexiblen Methode 2–6mal so viele Polypen und 2–4mal so viele Karzinome entdeckt werden wie mit der starren Rektosigmoidoskopie (Leicester et al. 1982; Manier 1978; Marks et al. 1979; Nivatvongs u. Fryd 1980; Talbott 1977). Daneben ist auch die Ausbeute an zusätzlichen

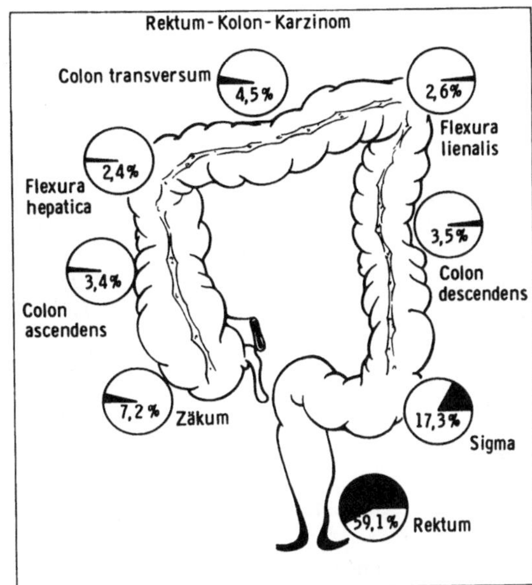

Abb. 3. Häufigkeitsverteilung von Karzinomen und Adenomen in verschiedenen Abschnitten von Kolon und Rektum

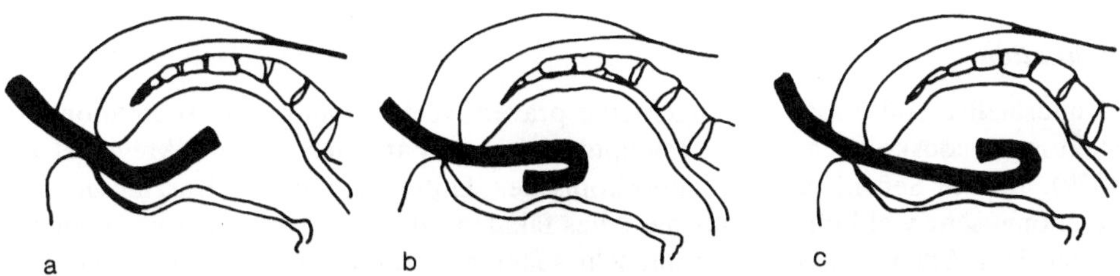

Abb. 4. Schematische Darstellung der Inversionsrektoskopie

Befunden wie Divertikulose, stenosierender Divertikulitis und Kolitis naturgemäß größer. Die erheblich größere Ausbeute an pathologischen Befunden ist in erster Linie auf die größere Reichweite der flexiblen Endoskope zurückzuführen. Statistisch gesehen findet man 70–80% aller Karzinome und Polypen, wenn man die Gerätspitze bis zum kaudalen Descendens vorschieben kann (Abb. 3). Vereinzelt wurden aber auch im Bereich bis 20 cm pathologische Befunde mit der einen Methode übersehen – meist mit der starren Rektoskopie (Crespi et al. 1984; Wilking et al. 1986; Winawer et al. 1980; Winnan et al. 1980) – und mit der anderen Methode diagnostiziert. Besondere Risiken, pathologische Befunde zu übersehen, bestehen im Bereich des untersten Rektumdrittels. Dagegen schützt einerseits die sorgfältige rektale Austastung besonders der Kreuzbeinwölbung und andererseits die Untersuchung der Rektumampulle in Inversionsstellung des flexiblen Sigmoidoskopes, eine Technik, die leicht erlernbar ist (Abb. 4). Die Inversionsrektoskopie ist vergleichbar mit der Inversion des Gastroskops im Magen zur Inspektion der Kardia und der gelegentlich durchgeführten Inversion des sehr dünnlumigen Gastroskops im Bulbus duodeni zur Inspektion der Zone direkt unterhalb des Pylorus.

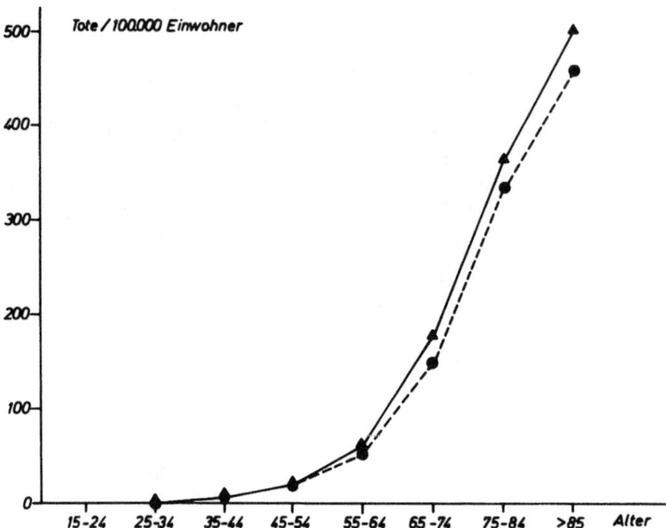

Abb. 5. Dickdarmkarzinom-Todesrate von Männern (▲——▲) und Frauen (●---●) in der BRD 1987

Indikation

Grundsätzlich sollte man als allgemeine präventive Maßnahme die Indikation zur Rektosigmoidoskopie auch bei asymptomatischen Patienten stellen (Meyer et al. 1979), da die Sensitivität der endoskopischen Untersuchung für Karzinome und Adenome sehr viel höher ist als die eines fäkalen Okkultbluttests. Da vor dem 40. Lebensjahr Adenom und Karzinom sehr selten sind (Abb. 5), sollte die präventive Indikation jedoch erst jenseits des 40. Lebensjahres beginnen und mit steigendem Lebensalter kontinuierlich zunehmen. Der bedeutendste Risikofaktor für das kolorektale Karzinom ist das Alter. Etwa 70% aller Karzinome treten im Alter von 65–85 Jahren auf.

Bei symptomatischen Patienten ist die Ausbeute der flexiblen Sigmoidoskopie an pathologischen Befunden, wie eine Studie von Kalra et al. (1988) an über 900 Patienten ausweist, je nach Symptom oder Symptomkombination sehr unterschiedlich. Wie Tabelle 3 zeigt, sollte man Patienten mit rektalem Blutabgang und anhaltender Diarrhö unbedingt endoskopieren, insbesondere dann, wenn beide Symptome zusammen oder auch jeweils in Kombination mit anderen Symptomen vorkommen. Demgegenüber ist die Ausbeute pathologischer Befunde bei Obstipation und Bauchschmerzen sehr gering, da sie meist Ausdruck eines Colon irritabile sind. Bei diesen Symptomen ist deshalb ebenso wie bei einem Lebensalter von unter 40 Jahren die Indikation zur flexiblen Rektosigmoidoskopie eng zu stellen.

Lernaufwand

Während die starre Rektosigmoidoskopie sehr schnell erlernt werden kann, ist der Lernaufwand für die flexible 60-cm-Sigmoidoskopie erheblich größer. In einer syste-

Tabelle 3. Häufigkeit pathologischer Befunde bei flexibler Rektosigmoidoskopie in Abhängigkeit von der Indikationsstellung. (Nach Kalra et al. 1988)

Symptom	Patientenzahl	Pathologische Befunde [%]
Diarrhö	252	38,1
Rektale Blutung	104	47,1
– frisches Blut	65	18,5
– Teerstuhl	39	94,9
Obstipation	54	16,7
Bauchschmerzen	201	0
Diarrhö und rektale Blutung	237	90,7
Diarrhö und Bauchschmerzen	90	25,6
Rektale Blutung und Bauchschmerzen	12	100
Rektale Blutung und Obstipation	25	100
Obstipation und Bauchschmerzen	61	8,2

matischen Studie von Hawes et al. (1986) konnte gezeigt werden, daß bei systematischer Anleitung und Überwachung im Durchschnitt 24–30 Untersuchungen nötig sind, bis man den Grad der Kompetenz erreicht, der ein eigenverantwortliches Endoskopieren erlaubt (Abb. 6). Der hierbei zugrundegelegte Kompetenzgrad 4, der gute technische und interpretative Fähigkeiten mit gelegentlichen Fehlern erfordert, ist aber noch weit entfernt von der Perfektion des höchsten erreichbaren Kompetenzgrades 6. Ärzte, die eigene Erfahrungen mit der starren Endoskopie mitbrachten, erlernten die flexible Rektosigmoidoskopie schneller (Abb. 7). Nach anderen Studien (Baskin et al. 1984; McCray 1981; Pintauro u. Floch 1980) sind für das Erlernen der Sigmoidoskopie mindestens 25–50 Untersuchungen erforderlich. Die Zahlen demonstrieren nachhaltig, daß ein Wochenendkurs zum Erlernen der Methode nicht ausreicht.

Zur klinischen Kompetenz bei der Anwendung der flexiblen Sigmoidoskopie hat das American College of Physicians, vertreten durch das Health and Public Policy Committee (1987), eine umfangreiche Stellungnahme erstellt.

Ein Kompromiß in jeder Hinsicht könnte die Verwendung von 30–35 cm langen flexiblen Endoskopen in der Praxis des nichtspezialisierten Arztes sein, da zum Erlernen der Erfordernisse nur 5–10 überwachte Untersuchungen erforderlich sind (Schapiro et al. 1983; Weissman et al. 1987; Übersicht bei Phillip u. Classen 1985).

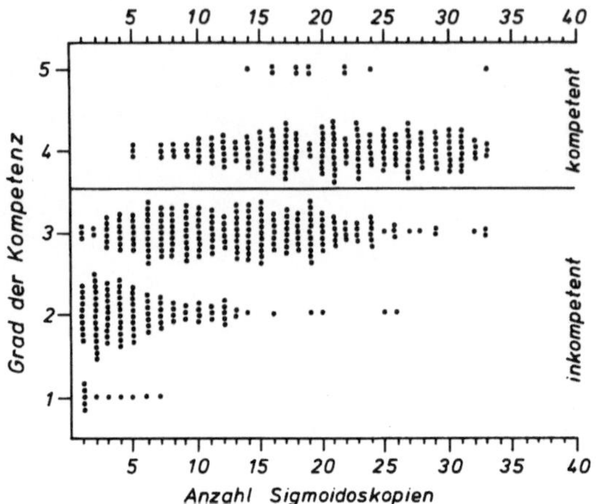

Abb. 6. Erreichter Kompetenzgrad in Abhängigkeit von der Anzahl durchgeführter flexibler 60-cm-Rektosigmoidoskopien von 25 in der Endoskopie primär unerfahrenen Ärzten. (Nach Hawes et al. 1986)

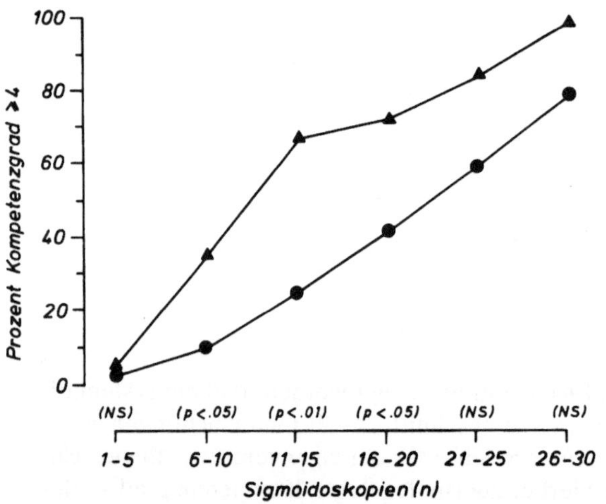

Abb. 7. Prozentsatz kompetenter Untersuchungen in Abhängigkeit von der Untersuchungszahl für in Ausbildung befindliche Ärzte mit (▲——▲) und ohne (●——●) Vorkenntnisse bei starrer Rektosigmoidoskopie. (Nach Hawes et al. 1986)

Risiken

Transitorische Bakteriämien als autologe Infektion treten in unterschiedlicher Häufigkeit bei allen endoskopischen Eingriffen auf (Botoman u. Surawicz 1986). Sie müssen als vermeintliche Folgen von Bagatelltraumen der Schleimhäute gesehen werden. Meist sind die positiven Blutkulturen nur wenigen Minuten während und nach der Untersuchung nachweisbar. Während es umfangreiche Sammelstatistiken über die Häufigkeit solcher Bakteriämien bei der proximalen Intestinoskopie und Koloskopie gibt, die für beide Techniken eine mittlere Häufigkeit von 2,6% ausweisen (Literatur bei Heckers 1986), existieren zur starren Rektosigmoidoskopie nur 4 Studien mit 400 Patienten und einer mittleren Frequenz transitorischer Bakteriämien von 5% (Goldman et al. 1982). Die einzige diesbezügliche Studie zur flexiblen Sigmoidoskopie an 100 Patienten ergab nur in einem Fall einen positiven Befund

(Goldman et al. 1982). Auch dies spricht für die dünnlumigen flexiblen Endoskope und gegen die dicklumigeren starren Rektoskope.

Fast immer bleibt die transitorische Bakteriämie klinisch inapparent als Hinweis auf eine intakte humorale und zelluläre Abwehr. Nur in sehr seltenen Ausnahmefällen sind nach gastrointestinalen Endoskopien Endokarditiden beschrieben worden, insbesondere bei immunsupprimierten Patienten sowie bei Patienten mit künstlicher Herzklappe oder mit angeborenen und erworbenen Herzfehlern (Botoman u. Surawicz 1986). Darunter befinden sich auch Einzelfälle nach vorhergehender flexibler und starrer Rektosigmoidoskopie. Bei Personen mit entsprechenden Vorerkrankungen ist deshalb neben einer strengen Indikationsstellung eine Chemoprophylaxe vor endoskopischen Eingriffen angebracht (Botoman u. Surawicz 1986).

Nur sehr selten dürfte eine Perforation unmittelbare Folge einer starren oder flexiblen Rektosigmoidoskopie sein. Das Risiko einer Perforation ist größer, wenn man zwischen erfolgter Biopsie oder Polypektomie und nachfolgendem Kolonkontrasteinlauf ein zu kurzes Intervall einlegt. Frühmorgen (1984) empfiehlt nach Polypektomie eine generelle Latenzzeit von 14 Tagen, ebenso nach rektoskopischem Einsatz „großer“ Zangen oberhalb der peritonealen Umschlagsfalte, die etwa bei 14 cm zu finden ist. Unterhalb der peritonealen Umschlagsfalte ist eine Latenzzeit von 7 Tagen erforderlich, während nach Biopsie mit der Koloskopiezange oder nach rektoskopischer Entnahme von Gewebeproben mit der „kleinen“ Biopsiezange keine Latenzzeit nötig ist.

Zusammenfassend ist die flexible Rektosigmoidoskopie – abgesehen von den Kosten – in fast jeder Hinsicht der starren Endoskopie überlegen. Das starre Rektoskop kann und sollte deshalb durch die neuen flexiblen Rektosigmoidoskope ersetzt werden. Eine starre Rektoskopie ist erforderlich als unverzichtbare Ergänzung zum Kolonkontrasteinlauf. Aber auch hier ist die 60-cm-Sigmoidoskopie die bessere Methode, da sie beim direkten Vergleich mit dem Kolonkontrasteinlauf im Sigma pathologische Befunde zuverlässiger aufdeckt (Vellacott et al. 1982). Die flexible Rektosigmoidoskopie hat ihre eigentliche Berechtigung als Screeningmethode asymptomatischer Patienten.

Koloskopie oder Kolonkontrasteinlauf?

In mehreren prospektiv durchgeführten Studien wurde stets eine eindeutige Überlegenheit der Koloskopie mit einer Sensitivität von 92% gegenüber 71% des Doppelkontrasteinlaufes ermittelt. Besonders häufig finden sich diskrepante Befunde bei der Sigmadivertikulose, so daß diese Indikation per se eine Indikation zur Koloskopie darstellt. Gleiches gilt für die untere gastrointestinale Blutung (Übersicht bei Rösch u. Arlart 1988). Darüber hinaus bietet nur die Koloskopie die Möglichkeit zur Gewebsentnahme und zur endoskopischen Therapie.

Indikation zur totalen Koloskopie

Die totale Koloskopie ist indiziert, wenn bei der Rekto-Sigmoidoskopie ein Karzinom gefunden wird, da Karzinome in 30% mit adenomatösen Polypen assoziiert sind und synchrone Karzinome in 4% vorkommen. Bei im Rektumsigmoid nachgewiesenen Polypen besteht eine hohe Wahrscheinlichkeit, weitere Adenome auch im kranialen Abschnitt des Kolons zu finden. Weitere strenge Indikationen für die totale Koloskopie als initiale Untersuchungsmethode ist die rektale Blutung und die Divertikulose, die in 22–30% mit neoplastischen Läsionen assoziiert ist (Aldridge u. Sim 1986; Boulos et al. 1984) sowie die mindestens seit 7 Jahren bestehende totale oder subtotale Colitis ulcerosa, daneben aber auch entzündliche Darmerkrankungen wie die granulomatöse Kolitis Crohn, die pseudomembranöse Kolitis und die ischämische Kolitis.

Spezielle frauenärztliche Indikationen zur Darmspiegelung

Indikationen zur kolorektalen Endoskopie, die besonders den Frauenarzt angehen, sind das kolorektale Karzinom im allgemeinen und bestimmte ätiologische Sonderformen, die Strahlenenteritis, der Verdacht auf eine intestinale Endometriose sowie Hinweise auf Stenosen im Bereich des Rektosigmoids bei diffus metastasierenden gynäkologischen Tumoren.

Kolorektales Karzinom nach kurierten Karzinomen von Mamma, Ovarien und Endometrium

Es ist durch zahlreiche epidemiologische Studien hinreichend belegt, daß Frauen nach kurierten Karzinomen von Mamma, Ovarien und Endometrium doppelt so stark gefährdet sind, ein kolorektales Karzinom zu entwickeln, wie geeignete Kontrollgruppen (Rozen et al. 1986). Als Ursache werden die diesen Tumoren gemeinsamen Risikofaktoren hoher Fettverzehr, hoher Fleischverzehr und erniedrigter Ballaststoffverzehr genannt. In einzelnen Fällen wird das nachfolgende kolorektale Karzinom auch in Verbindung gebracht mit vorhergehender Strahlentherapie wegen gynäkologischer Malignome (Greenwald et al. 1978).

Frauen mit kurierten Karzinomen von Mamma, Ovarien und Endometrium gehören demnach in ein engmaschiges Überwachungsprogramm. Wenn keine zusätzliche familiäre Häufung von Tumorleiden bekannt ist und die Frauen asymptomatisch sind, genügt eine jährliche Okkultbluttestung und eine flexible Rektosigmoidoskopie im Abstand von 3–5 Jahren.

Familiäre Häufung von kolorektalen Karzinomen

Die Ausgangssituation ändert sich, wenn die Familienanamnese von noch gesunden Patienten eine familiäre Häufung kolorektaler Karzinome ausweist. Von familiärem kolorektalem Karzinom redet man dann, wenn bei mindestens 2 Familienmitgliedern 1. Grades ein Kolonkarzinom aufgetreten ist. In der Bevölkerung trifft dies nach Studien von H. Lynch (1984) für 20–25% aller Patienten mit kolorektalem Karzinom zu. Das kumulative Risiko dieser noch gesunden Verwandten 1. Grades, ebenfalls an einem kolorektalen Karzinom zu erkranken, ist, verglichen mit geeigneten Kontrollen, verdreifacht. Konsequenterweise muß auch dieses Kollektiv – wie schon dargestellt – engmaschig überwacht werden.

Hereditäre kolorektale Karzinome

Die kolorektalen Karzinome werden zu 5–10% als hereditäre monogene Karzinome eingestuft. Stammbaumanalysen weisen für diese weit überwiegend einen autosomal-dominanten Erbgang aus, so daß das Kolonkarzinomrisiko je nach Verwandtschaftsgrad bis zu 50% beträgt. Zu den monogen vererbten Syndromen, die schicksalhaft zum kolorektalen Karzinom führen, gehören neben zahlreichen, nur sehr selten beschriebenen Syndromen besonders die allgemein in der Ärzteschaft gut bekannte Polyposis coli mit ihren Varianten sowie das in der Ärzteschaft fast unbekannte, aber 4–5fach häufigere familiäre Nonpolyposissyndrom, von dem nach Lynch 2 verschiedene Manifestationen zu unterscheiden sind, möglicherweise als Ausdruck unterschiedlicher phänotypischer Expression (Kussin et al. 1979).

Familiäre, zu kolorektalem Karzinom führende Nonpolyposissyndrome

Patienten, die in die Gruppe des Nonpolyposissyndroms fallen, entwickeln ihre Kolonkarzinome direkt aus der Schleimhaut und nicht, wie in etwa 95% üblich, über die Adenom-Karzinom-Sequenz. Das Lynch-Syndrom I charakterisiert das erbliche seitenspezifische Kolonkarzinom. Für den Frauenarzt wichtig ist das Lynch-Syndrom II oder auch Cancer-family-Syndrom, dessen Besonderheiten in Tabelle 4 zusammengefaßt sind und abgesehen von Punkt 6 in analoger Weise auch für das Lynch-I-Syndrom gelten. Die Patienten sind im Durchschnitt viel jünger als üblich. Sie entwickeln ihre Karzinome überwiegend im proximalen Kolon. Sie neigen zu multiplen primären Karzinomen, oftmals als synchrones Karzinom des Kolons, wie auch zu metachronen Kolonkarzinomen. Besonders wichtig ist ihre Assoziation mit extraintestinalen Karzinomen insbesondere des Endometriums, daneben aber auch der Ovarien und der Haut, seltener der Mammae, aber auch sonstiger Organe. Die extrakolischen Karzinome können sowohl als Primär- wie als Sekundärtumor auftreten. Es betreffen 87% der Primär- und Sekundärtumoren das Kolon und das Endo-

Tabelle 4. Hereditäres Nonpolypose-Kolonkarzinom. (Nach Fitzgibbons et al. 1987)

Lynch-Syndrom II
1) Durchschnittsalter bei Karzinomdiagnose im Kolon (Endometrium oder Ovarien) ca. 45 Jahre
2) ⅔ der Karzinome im proximalen Kolon
3) 18% synchrone Mehrfachkarzinome
4) 24% metachrone Zweitkarzinome des Kolons bei Krebsrisiko von 40% in 10 Jahren
5) Nur 23% der Karzinome im Rektosigmoid
6) Gehäuft assoziiert mit anderen Malignomen, besonders Endometrium und Ovarien, aber auch Haut, Mamma u. a.
7) Relativ geringe Aggressivität der Malignome mit oft langen Überlebenszeiten

metrium. Die Wahrscheinlichkeit, daß sich ein 3. Karzinom entwickelt, beläuft sich auf 25% innerhalb der ersten 3 Jahre nach dem Zweitkarzinom und auf etwa 70% innerhalb von 12 Jahren (Lynch et al. 1984). Im Einzelfall sind auch Viertkarzinome und Fünftkarzinome beschrieben worden.

Tritt also bei einer Patientin in direkter Linie zu einer Familie, die die Kriterien des Lynch-Syndroms II erfüllt, ein Adenokarzinom des Kolons auf, so ist es ratsam, eine subtotale Kolektomie durchzuführen und die Patientin in eine engmaschige, vieljährige Kontrolle hinsichtlich des verbliebenen Rektumstumpfs, des Endometriums, der Ovarien und der Mamma einzubinden, evtl. sogar zu einer präventiven Hysterektomie mit bds. Ovariektomie zu raten. Da es bislang für die Identifikation von bisher asymptomatischen Trägern des Lynch-I- und -II-Syndroms keine eindeutig definierten, klinisch verwendbaren Biomarker gibt, ist eine konsequente Dauerüberwachung erforderlich, die auf die totale Koloskopie nicht verzichten kann und im Alter von 25 Jahren begonnen werden sollte. Bei noch unzureichenden Erfahrungen wird derzeit die totale Koloskopie im Abstand von 2 Jahren bis zum Alter von 35 Jahren empfohlen. Danach sollte einmal jährlich total koloskopiert werden. Ob jenseits des 60. Lebensjahres die primären Präventivmaßnahmen beendet werden sollen oder nicht, ist unklar. Die Doppelkontrastdarstellung des Kolons ist besonders für diese Patientengruppe mit Karzinomentstehung aus der intakten Schleimhaut deutlich weniger geeignet als die Koloskopie (Übersicht bei Lynch 1984 u. 1985).

Strahlenschäden am Darm

Bei der Radiotherapie von Tumoren und Metastasen gynäkologischer Geschwülste – insbesondere bei der kombinierten äußeren Radiotherapie und der intrakavitären Bestrahlung – tritt vielfach unvermeidbar eine Strahlenschädigung von Teilen des Dick- und Dünndarmes auf. Die für den Patienten relevanteren Spätschäden, vorwiegend durch Veränderungen am Bindegewebe bedingt, treten überwiegend erst nach 2 Jahren oder später auf. Sie sind gekennzeichnet durch analen Blut- und Schleimabgang, Diarrhö und Tenesmen. Spätfolgen können Darmstrikturen, Fisteln und schmerzhafte Ulzerationen, gelegentlich auch eine akute Darmperforation mit Peritonitis sein.

Da in über 90% der Fälle der Strahlenschaden im Bereich der kaudalen 30 cm des Darmes lokalisiert ist, ist zur Diagnose und Verlaufsbeobachtung in fast allen Fällen die flexible Sigmoidoskopie ausreichend. Wegen der manchmal schweren stenosierenden und nekrotisierenden Schleimhautveränderungen oberhalb der rektosigmoidalen Umschlagsfalte genügt die starre Rektoskopie zur Diagnostik nicht.

Dickdarmendometriose

Die intestinale Endometriose betrifft zu 72,7% das Rektosigmoid, zu 13,6% das rektovaginale Septum und nur selten den Dünndarm (7%), die Appendix (3%) und das Zökum (Macafree u. Greer 1960). Die endoskopische Untersuchung – eine Sigmoidoskopie wäre für die meisten Fälle entsprechend der Lokalisation ausreichend – dient der Ausschlußdiagnostik, insbesondere von Karzinomen, aber auch von entzündlichen Erkrankungen des Dickdarmes selbst und von Tumoren der Beckenorgane bei radiologisch nachweisbarer Raumforderung, meist in Form kurzstreckiger Stenosen. Die makroskopische und die histologische Beurteilung der Dickdarmschleimhaut in den verdächtigen Abschnitten liefert aber nur in Ausnahmefällen – nämlich nur bei submuköser Lokalisation – eine sichere präoperative Diagnose, denn vorwiegend sind die Serosa und die Muscularis propria befallen. Dies erklärt auch, warum die menstruationsabhängige Darmblutung als typisches Zeichen der Dickdarmendometriose sehr selten ist.

Literatur

Aldridge MC, Sim AJW (1986) Colonoscopy findings in symptomatic patients without X-ray evidence of colonic neoplasms. Lancet II: 833–834

Baskin WN, Greenlaw RL, Frakes JT, Vidican DE, Lewan RB (1984) Flexible sigmoidoscopy training for primary care physicians (abstr). Gastrointest Endosc 30: 141

Bohlman TW, Katon RM, Lipshutz GR, McCool MF, Smith FW, Melnyk CS (1977) Fiberoptic pansigmoidoscopy. An evaluation and comparison with rigid sigmoidoscopy. Gastroenterology 72: 644–649

Botoman VA, Surawicz CM (1986) Bacteremia with gastrointestinal endoscopic procedures. Gastrointest Endosc 32: 342–346

Boulos PB, Karamanolis DG, Salmon PR, Clark CG (1984) Is colonoscopy necessary in diverticular disease? Lancet I: 95–96

Christie JP (1980) Flexible sigmoidoscopy: Why, where and when? Am J Gastroenterol 73: 70–72

Crespi M, Weissman GS, Gilbertson VA, Winawer SJ, Sherlock P (1984) The role of proctosigmoidoscopy in screening for colorectal neoplasia. CA 34: 158–166

Fitzgibbons RJ, Lynch HT, Stanislav GV, Watson PA, Lanspa SJ, Marcus JN, Smyrk T, Kriegler MD, Lynch JF (1987) Recognition and treatment of patients with hereditary nonpolyposis colon cancer (Lynch syndromes I and II). Ann Surg 206: 289–295

Frühmorgen P (1984) Intervall zwischen Biopsie und Kolonkontrasteinlauf. Dtsch Med Wochenschr 109: 553

Goldman GD, Miller SA, Furman DS, Brock D, Ryan JL, McCallum RW (1982) Sigmoidoscopy and bacteremia. Ann Intern Med 97: 784–785

Greenwald R, Barkin JS, Hensley GT, Kalser MH (1978) Cancer of the colon as a late sequel of pelvic irradiation. Am J Gastroenterol 69: 196–198

Hawes R, Lehman GA, Hast J, O'Connor KO, Crabb DW, Lui A, Christiansen PA (1986) Training resident physicians in fiberoptic sigmoidoscopy. How many supervised examinations are required to achieve competence? Am J Med 80: 465–470

Health and Public Policy Committee, American College of Physicians (1987) Clinical competence in the use of flexible sigmoidoscopy for screening purposes. Ann Intern Med 107: 589–591

Heckers H (1986) Endoskopie. In: Beck EG, Schmidt P (Hrsg) Hygiene in Krankenhaus und Praxis. Springer, Berlin Heidelberg New York Tokyo, S 236–253

Kalra L, Price WR, Jones BJM, Hamlyn AN (1988) Open access fibresigmoidoscopy: A comparative audit of eficacy. Br Med J 296: 1095–1096

Kussin SZ, Lipkin M, Winawer SJ (1979) Inherited colon cancer: Clinical implications. Am J Gastroenterol 72: 448–457

Lehman GA, Buchner DM, Lappas JC (1983) Anatomical extent of fiberoptic sigmoidoscopy. Gastroenterology 84: 803–808

Leicester RJ, Hawley PR, Pollett WG, Nicholls RJ (1982) Flexible fibreoptic sigmoidoscopy as an outpatient procedure. Lancet I: 34–35

Lynch HT, Rozen P, Schuelke GS, Lynch JF (1984) Hereditary colorectal cancer review: Colonic polyposis and nonpolyposis colonic cancer (Lynch syndrome I and II). Surv Dig Dis 2: 244–260

Lynch HT, Rozen P, Schuelke GS (1985) Hereditary colon cancer: Polyposis and nonpolyposis variants. CA 35: 95–114

Macafee CH, Greer HLH (1960) Intestinal endometriosis: A report of 29 cases and a survey of the literature. J Obstet Gynaecol Br Comm 67: 539–555

Manier JW (1978) Fiberoptic pansigmoidoscopy: An evaluation of its use in an office practice. Gastrointest Endosc 24: 119–120

Marks G, Boggs HW, Castro AF, Gathright JB, Ray JE, Salvati E (1979) Sigmoidoscopic examinations with rigid and flexible fiberoptic sigmoidoscopes in the surgeon's office: A comparative prospective study of effectiveness in 1012 cases. Dis Colon Rectum 22: 162–168

McCray RS (1981) A fiberoptic sigmoidoscopy training program for cancer screening physicians (abstr). Gastrointest Endosc 27: 137

Meyer C, McBride W, Goldblatt RS, Black HR, Marignani P, McCallum RW (1979) Flexible sigmoidoscopy in asymptomatic patients. Gastrointest Endosc 25: 43

Nicholls RJ, Dube S (1982) The extent of examination by rigid sigmoidoscopy. Br J Surg 69: 438

Nivatvongs S, Fryd DS (1980) How far does the proctosigmoidoscope reach? A prospective study of 1000 patients. N Engl J Med 303: 380–382

Phillip J, Classen M (1985) Rektoskopie und Sigmoidoskopie – neue Geräte. Internist 26: 6–8

Pintauro WM, Floch M (1980) The training of medical residents in flexible sigmoidoscopy (abstr). Gastrointest Endosc 26: 74

Reynolds JR, Armitage NC, Balfour TW, Hardcastle JD (1983) Flexible sigmoidoscopy as outpatient precedure. Lancet II: 1072

Rösch W, Arlart IP (1988) Welchen Stellenwert hat die Röntgenologie im Zeitalter der Endoskopie? Klinikarzt 17: 661–666

Rozen P, Fireman ZVI, Figer A, Ron E (1986) Colorectal tumor screening in women with a past history of breast, uterine, or ovarian malignancies. Cancer 57: 1235–1239

Salazar M, Jackson R (1969) Reasons for incomplete proctoscopy. Dis Colon Rectum 12: 19–21

Schapiro M, Auslander MO, Getzug SJ, Klasky I (1983) Flexible fiberoptic sigmoidoscopy training of non-endoscopic physicians in the community hospital (abstr). Gastrointest Endosc 29: 186

Talbott TM (1977) Looking ahead: Evaluation of the new flexible sigmoidoscope. Dis Colon Rectum 20: 89–90

Vellacott KD, Amar SS, Hardcastle ADJC (1982) Comparison of rigid and flexible fibreoptic sigmoidoscopy with double contrast barium enemas. Br J Surg 69: 399–400

Weissman GS, Winawer SJ, Baldwin MP (1987) Multicenter evaluation of training of non-endoscopists in 30 cm flexible sigmoidoscopy. CA 37: 26–30

Wilking N, Petrelli NJ, Herrera-Ornelas L, Walsh D, Mittelman A (1986) A comparison of the 25-cm rigid proctosigmoidoscope with the 65-cm flexible endoscope in the screening of patients for colorectal carcinoma. Cancer 57: 669–671

Winawer SJ, Miller C, Lightdale C, Herbert E, Ephram RC, Gordon L, Miller D (1987) Patient response to sigmoidoscopy. A randomized, controlled trial of rigid and flexible sigmoidoscopy. Cancer 60: 1905–1908

Winnan G, Berci G, Panish J, Talbot TM, Overholt BF, McCallum RW (1980) Superiority of the flexible to the rigid sigmoidoscope in routine proctosigmoidoscopy. N Engl J Med 302: 1011–1012

Yarborough GW, Waisbren BA (1985) The benefits of systematic fiberoptic flexible sigmoidoscpy. Arch Intern Med 145: 95–96

Dokumentation und Qualitätskontrolle in der Kolposkopie

R. Moll

Die diesjährige Gießener Gynäkologische Fortbildung stellt die Kolposkopie in eine Reihe verschiedener endoskopischer Verfahren unseres Fachgebietes und ordnet sie damit angemessen ein. Kolposkopie als Möglichkeit differenzierter und optisch vergrößerter Betrachtung der Cervix uteri hat allgemein während des gynäkologischen Untersuchungsganges einen auffallend unterschiedlichen Stellenwert. Es gab und gibt in Deutschland das Phänomen, daß die Kolposkopie von einigen Vertretern unseres Faches außerordentlich wichtig erachtet, von anderen relativ wenig angewandt wird. Man muß historisch verstehen, daß zur Zeit der Erfindung der Kolposkopie im Jahre 1925 diese Methode die einzige Möglichkeit der Früherkennung des Zervixcarzinoms war – bis zur Begründung der Zervixzytologie im Jahre 1936, deren breite Durchsetzung in Deutschland erst nach dem 2. Weltkrieg erfolgte. Da zudem in diesen Jahrzehnten das Zervixcarzinom unter den lebensbedrohlichen Frauenkrankheiten eine dominierende Rolle spielte, erscheint die missionarische Hingabe Hinselmanns und einiger seiner Schüler für die Durchsetzung der Kolposkopie durchaus berechtigt.

Aber was schließlich auch immer die Verbreitung der Kolposkopie behindert haben mag, entscheidend ist die Relativierung der Methode durch die allgemeine Einführung und gesetzliche Absicherung der Zervixzytologie im Rahmen der Krebsfrüherkennung gewesen. Vereinfachend gesagt, gilt für die Früherkennung des Zervixcarzinoms die Zytologie als relativ objektive, die Kolposkopie als relativ subjektive diagnostische Möglichkeit.

Die Kolposkopie heute beschränkt sich jedoch nicht allein auf die Krebsfährtensuche. Sie ist darüber hinaus bei den verschiedenen Veränderungen im Zervix-, Vaginal-, Vulvaraum das vielgestaltige endoskopische Diagnoseverfahren geworden, ohne das die subtile gynäkologische Untersuchung einer Frau nicht gegeben ist. Wie die praktischen Möglichkeiten und Grenzen der Kolposkopie einzuschätzen sind, zeigt die folgende Übersicht:

1. Absoluter Wert der Kolposkopie:

- Gynäkologische Erstuntersuchung;
- Sofortdiagnose – „vor Ort";
- Erhöhung der Karzinomfrüherkennungsrate;
- Lokalisation ektozervikaler Läsionen mit der Möglichkeit der kolposkopisch dirigierten Biopsie;
- diagnostische Sicherheit vor lokalen Therapien (Thermo-, Kryo-, Laser);
- sichere Feststellung normaler Verhältnisse, besonders bei jungen Frauen;

KANTONSSPITAL BASEL
UNIVERSITÄTS-FRAUENKLINIK

Kolposkopie-Befund

Name: Frau Meier-Müller Alter:

Adresse: 4057 Basel

Überwiesen von: Praxis Dr. M.

Datum: 12.6.1986

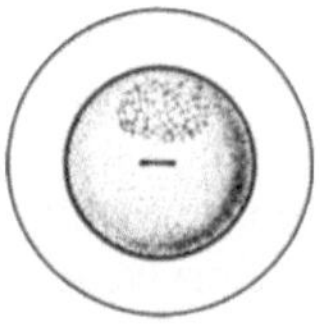

Zugewiesen wegen positiver Zytologie

Zierliche Portio mit schmaler Umwandlungszone. die PCG ist rundherum einsehbar. In der UZ bei 12 h Herd mit grobem Mosaik, welcher stark essigweiss ist. Gefässmuster regulär. UZ jodhell, Restportio joddunkel. Biopsie und CK-Cur entnommen.

Beurteilung: V.a. schwere Dysplasie

F. 832 2000 2.75

Abb. 1. Deskriptiver kolposkopischer Befund mit Skizze. Alle wesentlichen Elemente einschließlich kolposkopisch dirigierter Biopsie und diagnostischer Wertung sind dokumentiert. (Nach S. Heinzl)

- Ergänzungsdiagnosen (Polypen, Kondylome, Endometriose, Fluor, Zervixschleim, diskrete Blutungen, Entzündungen);
- Möglichkeit der Verwendung der Apparatur auch außerhalb des Zervix- und Vaginalbereiches.

2. *Relativer Wert der Kolposkopie:*
- Nicht übersehbare Grenze von Platten- und Zylinderepithel;
- fortgeschrittenes Lebensalter;
- kurzfristige Wiederholung;
- Arztqualität.

Verbindlichkeit erreicht der kolposkopische Befund erst durch eine Dokumentation. Dafür gibt es grundsätzlich 4 Möglichkeiten:

1. Die Beschreibung
2. Die Skizze
3. Das Foto
4. Die Videoaufzeichnung.

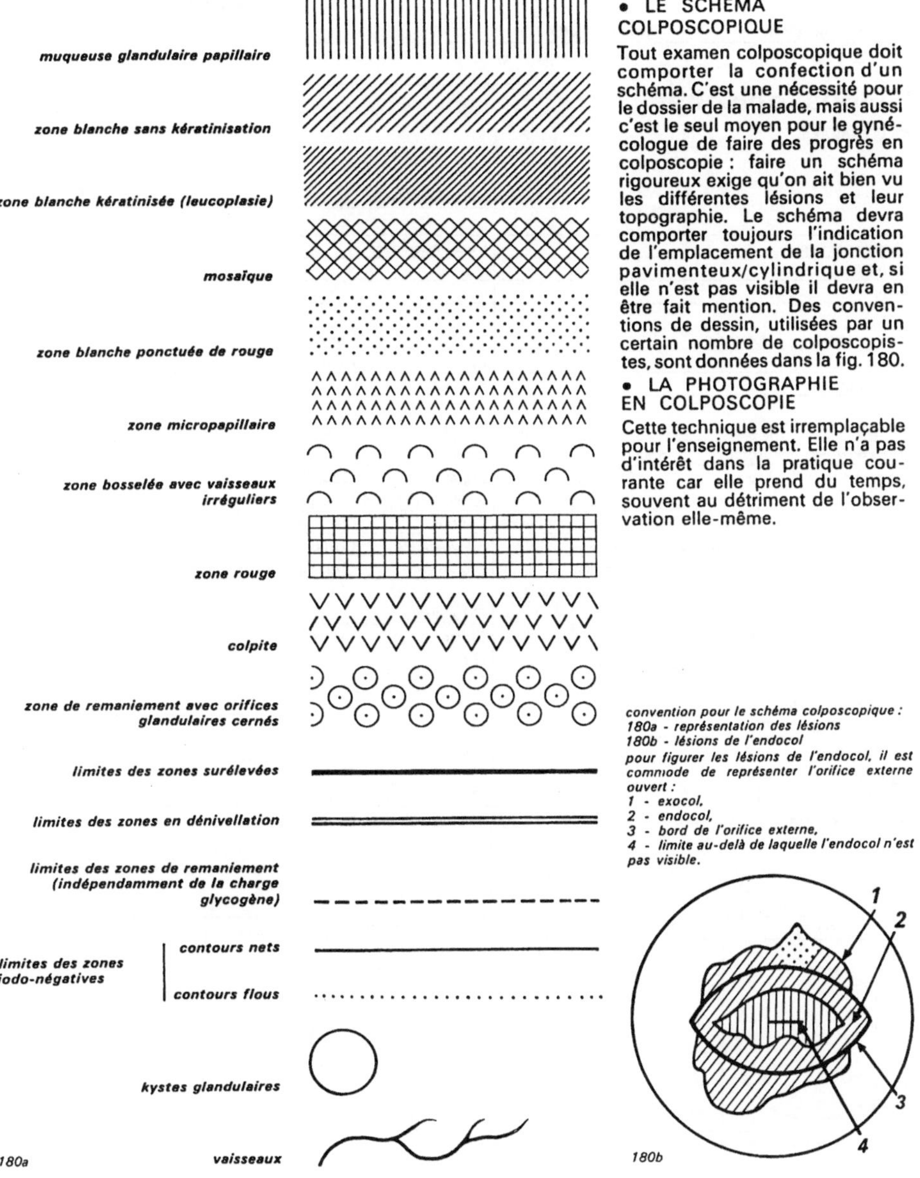

muqueuse glandulaire papillaire

zone blanche sans kératinisation

zone blanche kératinisée (leucoplasie)

mosaïque

zone blanche ponctuée de rouge

zone micropapillaire

zone bosselée avec vaisseaux irréguliers

zone rouge

colpite

zone de remaniement avec orifices glandulaires cernés

limites des zones surélevées

limites des zones en dénivellation

limites des zones de remaniement (indépendamment de la charge glycogène)

limites des zones iodo-négatives | contours nets | contours flous

kystes glandulaires

vaisseaux

180a

• LE SCHEMA COLPOSCOPIQUE

Tout examen colposcopique doit comporter la confection d'un schéma. C'est une nécessité pour le dossier de la malade, mais aussi c'est le seul moyen pour le gynécologue de faire des progrès en colposcopie : faire un schéma rigoureux exige qu'on ait bien vu les différentes lésions et leur topographie. Le schéma devra comporter toujours l'indication de l'emplacement de la jonction pavimenteux/cylindrique et, si elle n'est pas visible il devra en être fait mention. Des conventions de dessin, utilisées par un certain nombre de colposcopistes, sont données dans la fig. 180.

• LA PHOTOGRAPHIE EN COLPOSCOPIE

Cette technique est irremplaçable pour l'enseignement. Elle n'a pas d'intérêt dans la pratique courante car elle prend du temps, souvent au détriment de l'observation elle-même.

convention pour le schéma colposcopique :
180a - représentation des lésions
180b - lésions de l'endocol
pour figurer les lésions de l'endocol, il est commode de représenter l'orifice externe ouvert :
1 - exocol,
2 - endocol,
3 - bord de l'orifice externe,
4 - limite au-delà de laquelle l'endocol n'est pas visible.

180b

3e trimestre 1973. Réf. : 116-73-11
Editions Prescript-Paris

Abb. 2. Sehr differenzierte zeichnerische Möglichkeiten zur Dokumentation. (Aus R. Cartier: Atlas de Colposkopie, 1982, Karger-Verlag)

Klinik für Frauenkrankheiten CH-9007 St.Gallen Telefon 071 26 11 11 **Kantonsspital St.Gallen**

Chefarzt: Dr. U. Haller

Kolposkopischer Befund

Bitte Kleber verwenden!

Überwiesen von:	Überwiesen von:
Datum:	
Arzt:	
L.P.: Hormone:	L.P.: Hormone:
Zyklus: Fluor:	Zyklus: Fluor:
Metrorrh.:	Metrorrh.:

Mosaik:	☐ grob	☐ regelmässig	☐ keine	☐ grob	☐ regelmässig	☐ keine
Punktierung:	☐ grob	☐ irregulär	☐ keine	☐ grob	☐ irregulär	☐ keine
Oberfläche:	☐ glatt ☐ minim. Exophyt.	☐ papillär ☐ Exophyt		☐ glatt ☐ minim. Exophyt	☐ papillär ☐ Exophyt	
Grenzlinie:	☐ diffus	☐ scharf	☐ keine	☐ diffus	☐ scharf	☐ keine
Farbton: ☐ dunkel	☐ Hyperämie ☐ glasig	☐ trüb ☐ normal		☐ Hyperämie ☐ dunkel	☐ trüb ☐ glasig	☐ normal
ICD:	☐ unverändert ☐ Zunahme	☐ minime Zunahme		☐ unverändert ☐ Zunahme	☐ minime Zunahme	
Leukoplakie:	☐ keine ☐ schollig	☐ zart		☐ keine ☐ schollig	☐ zart	
Essigw.-Epith.:	☐ ja	☐ nein		☐ ja	☐ nein	
Netzförm. Epith.:	☐ ja	☐ nein		☐ ja	☐ nein	
Atyp. Gefässe:	☐ ja	☐ nein		☐ ja	☐ nein	
Erosio vera:	☐ ja	☐ nein		☐ ja	☐ nein	
Condyloma:	☐ ja	☐ nein		☐ ja	☐ nein	
CK-Polyp:	☐ ja	☐ nein		☐ ja	☐ nein	

Therapie-Vorschlag

Therapie-Vorschlag:

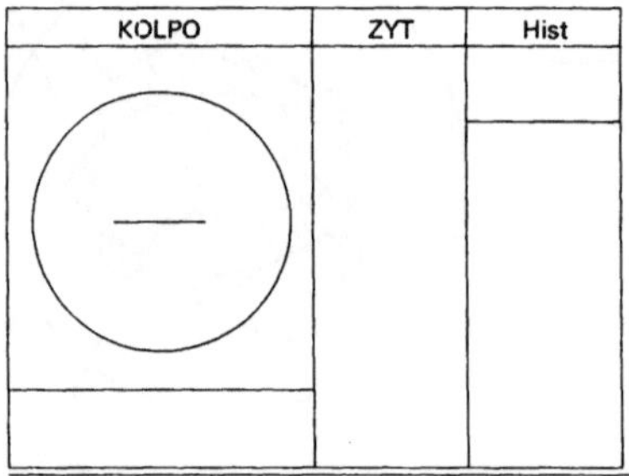

KOLPO	ZYT	Hist

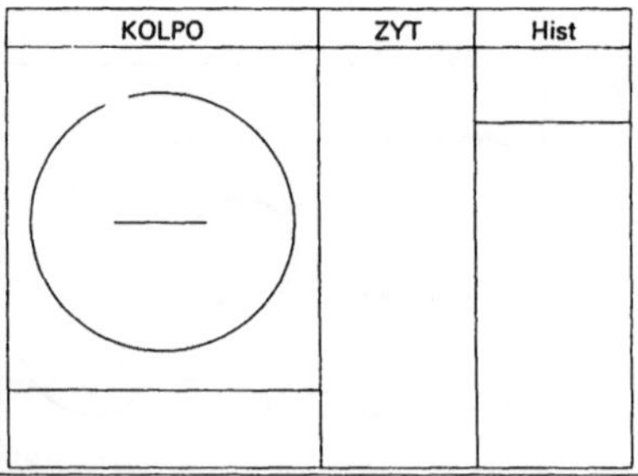

KOLPO	ZYT	Hist

Kontrolle:

Kontrolle:

30034

Abb. 3. Modernes Dokumentationsmodell mit Graduierung der Befunde. (Nach S. Szalmay)

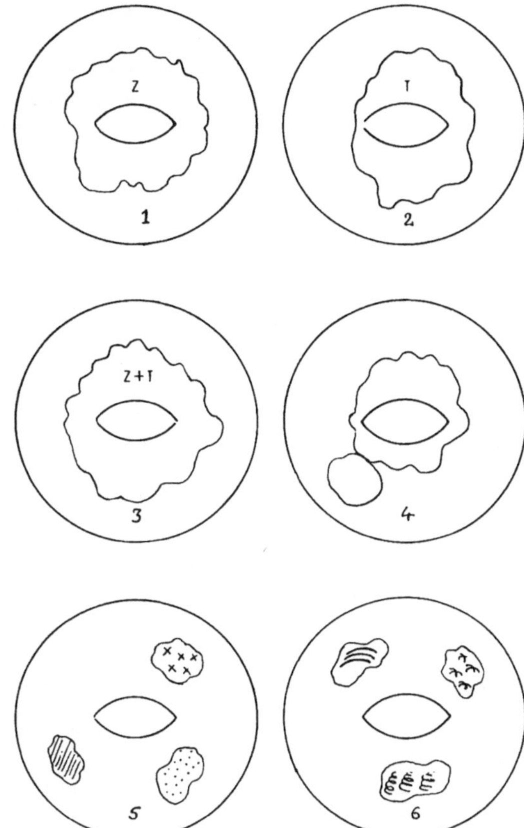

Abb. 4. Klassische Form der Skizzendokumentation. (Aus G. Mestwerdt et al. Atlas der Kolposkopie, Fischer-Verlag 1980)

Im Zeitalter der Fotografie erscheint es zunächst selbstverständlich, daß moderne kolposkopische Dokumentation durch Fotografie erfolgt. Die Kolposkopie ist ein dynamischer Prozeß, der die verschiedenen Vergrößerungsmöglichkeiten der Optik sowie die Ergänzungen durch die Essigsäureprobe und die Schiller-Jodprobe einschließt. Dieser Dynamik wird am besten die Videoaufzeichnung gerecht. Die kolpofotografische Dokumentation müßte, um mehr als nur Alibifunktion zu erfüllen und auch einem neutralen Betrachter der Fotos eine einwandfreie Diagnose zu ermöglichen, mindestens 2 Fotos enthalten, davon eines unter Anwendung der Essigsäureprobe bei verschiedenen Vergrößerungen. Eine erklärende und begleitende Skizze ist dabei keineswegs überflüssig. Bei der Vielzahl kolposkopisch unauffälliger Befunde sind die Kosten von Material und Fotoeinrichtung sowie der zeitliche Aufwand für den Arzt so hoch, daß die Kolposkopie mit obligatorischer Fotodokumentation eine uneffektive Untersuchungsmethode wäre. Selbstverständlich werden einige an der Kolposkopie besondere interessierte Ärzte Kolpofotogramme anfertigen, aber auch sie werden beileibe nicht jeden Banalbefund auf einem Foto fixieren, da zu den Erstellungskosten noch das Problem der Archivierung käme. Die Fotodokumentation sollte also fakultativ sein und nicht zur verbindlichen Norm erhoben werden.

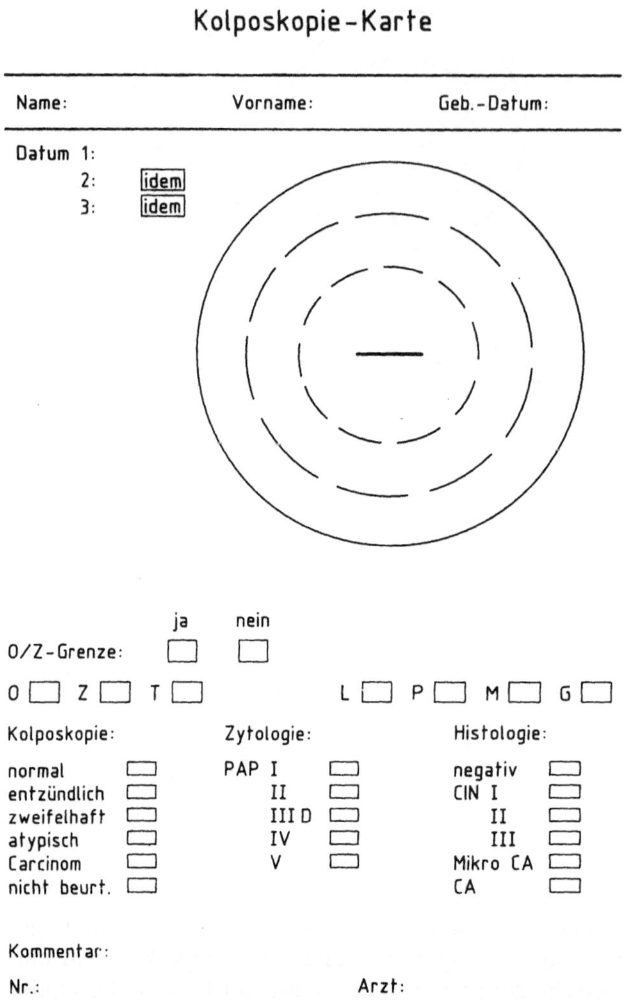

Kolposkopie-Karte

Name: Vorname: Geb.-Datum:

Datum 1:
2: idem
3: idem

	ja	nein
O/Z-Grenze:	☐	☐

O ☐ Z ☐ T ☐ L ☐ P ☐ M ☐ G ☐

Kolposkopie:		Zytologie:		Histologie:	
normal	☐	PAP I	☐	negativ	☐
entzündlich	☐	II	☐	CIN I	☐
zweifelhaft	☐	III D	☐	II	☐
atypisch	☐	IV	☐	III	☐
Carcinom	☐	V	☐	Mikro CA	☐
nicht beurt.	☐			CA	☐

Kommentar:

Nr.: Arzt:

Abb. 5. Dokumentationsmodell für breite praktische Anwendung mit der Möglichkeit der Qualitätssicherung

Verschiedene an der Kolposkopie besonders interessierte Ärzte haben Vorschläge zur Dokumentation gemacht; beispielhaft in ihrer Spannweite und Differenziertheit sind die hier vorgestellten Modelle (Abb. 1–4).

Die Vorschläge der hier zitierten Kollegen zeigen, daß Dokumentation auf sehr unterschiedliche Weise effektiv sein kann.

Wenn man einerseits versucht, die Situation der Kolposkopie in Klinik und Praxis realistisch einzuschätzen, andererseits aber eine möglichst hohe Akzeptanz eines Dokumentationsmodells erreichen will, kann die Lösung nur in einer möglichst praxisnahen und skelettierten Form bestehen, die jedoch zytologische und histologische Korrelationen einbezieht, einem Datenverarbeitungssystem zugänglich und damit für Qualitätssicherung geeignet ist.

Kolposkopie-Karte

Name: Vorname: Geb.-Datum:

Datum 1:
2: idem
3: idem

Z

	ja	nein
O/Z-Grenze:	[X]	[ ]

O [ ] Z [X] T [ ] L [ ] P [ ] M [ ] G [ ]

Kolposkopie:		Zytologie:		Histologie:	
normal	[X]	PAP I	[X]	negativ	[ ]
entzündlich	[ ]	II	[ ]	CIN I	[ ]
zweifelhaft	[ ]	III D	[ ]	II	[ ]
atypisch	[ ]	IV	[ ]	III	[ ]
Carcinom	[ ]	V	[ ]	Mikro CA	[ ]
nicht beurt.	[ ]			CA	[ ]

Kommentar:

Nr.: Arzt:

Abb. 6. Dokumentationsbeispiel eines Zylinderepithelbezirkes (Ektopie) an der vorderen Muttermundslippe

Die Kolposkopiekarte (Abb. 5) wurde erstmals 1986 auf dem Kongreß der Deutschen Gesellschaft für Gynäkologie in Düsseldorf in leicht abgewandelter Form vorgestellt und in der Zwischenzeit mit mehreren Vertretern unseres Faches diskutiert. Die hier vorgeschlagene Dokumentationsform läßt sich am einfachsten an Beispielen erläutern.

Der als Zylinderepithel gesehene Bezirk wird auf dem Portioschema skizziert (Abb. 6). Das Symbol Z (für Zylinderepithel) wird in dem entsprechenden Bereich markiert; angekreuzt wird Plattenepithel/Zylinderepithel-Grenze: ja, Zylinderepithel unter Kolposkopie: negativ, Zytologie PAP I.

Ein anderes Beispiel wäre eine Leukoplakie mit topgraphischer Skizze (Abb. 7). Im Schema mit Symbolmarkierung ankreuzen: Plattenepithel/Zylinderepithel-Grenze: nein, Symbol: L, Kolposkopie: zweifelhaft, PAP I, Histologie: negativ.

Kolposkopie-Karte

Name: Vorname: Geb.-Datum:

Datum 1:
2: idem
3: idem

L
L

	ja	nein
O/Z-Grenze:	☐	☒

O ☐ Z ☐ T ☐ L ☒ P ☐ M ☐ G ☐

Kolposkopie:		Zytologie:		Histologie:	
normal	☐	PAP I	☒	negativ	☐
entzündlich	☐	II	☐	CIN I	☐
zweifelhaft	☒	III D	☐	II	☐
atypisch	☐	IV	☐	III	☐
Carcinom	☐	V	☐	Mikro CA	☐
nicht beurt.	☐			CA	☐

Kommentar:

Nr.: Arzt:

Abb. 7. Dokumentationsbeispiel einer Leukoplakie

Als letztes Beispiel die Darstellung des ausgedehnten Mosaiks mit Zeichnung, Symbolmarkierung und Signierung der verschiedenen Rubriken (Abb. 8). Nicht unwesentlich ist auch die Dokumentation der Beschaffenheit einer pathologischen Veränderung, z. B. wie zart und gleichmäßig oder wie grob und irregulär ein Mosaik oder eine Punktierung geartet ist.

Die allermeisten kolposkopischen Befunde sind jedoch gutartig und zeigen selbst im Laufe von Jahren nur geringe Veränderungen. Um in diesen Fällen den Dokumentationsaufwand so gering wie möglich zu halten, besteht die Möglichkeit der Verwendung der Karte zu verschiedenen Daten. Ist der Befund überhaupt nicht verändert, genügt das Eintragen des neuen Datums und das Ankreuzen der Rubrik „idem". Daraus ergibt sich, daß bei einer gynäkologischen Erstuntersuchung auf die vollständige Kolposkopie mit der obligaten Anwendung der Essigsäureprobe und der Schiller-Jodprobe gesteigerter Wert zu legen ist.

Kolposkopie-Karte

Name: Vorname: Geb.-Datum:

Datum 1:
2: idem
3: idem

M

M

	ja	nein
O/Z-Grenze:	☐	☒

O ☐ Z ☐ T ☐ L ☐ P ☐ M ☒ G ☐

Kolposkopie:		Zytologie:		Histologie:	
normal	☐	PAP I	☐	negativ	☐
entzündlich	☐	II	☐	CIN I	☐
zweifelhaft	☐	III D	☐	II	☐
atypisch	☒	IV	☒	III	☒
Carcinom	☐	V	☐	Mikro CA	☐
nicht beurt.	☐			CA	☐

Kommentar:

Nr.: Arzt:

Abb. 8. Dokumentationsbeispiel eines groben zirkulären Mosaiks

Wenn Kolposkopie ohne Dokumentation anonym und damit relativ wertlos ist, drängt sich die Frage nach der Qualität der Untersuchung auf. In unserem heutigen Gesundheitssystem existiert, überspitzt formuliert, die unqualifizierte und nicht überprüfbare ärztliche Leistung theoretisch nicht mehr. Es ist deshalb ganz normal, nach der Qualität auch der Kolposkopie zu fragen – ein allgemeines Interesse, jedoch auch ein Interesse des kolposkopierenden Arztes. In den USA, im Staate Wisconsin, gibt es bereits ein Qualitätssicherungsprogramm auf der Basis eines einheitlichen Dokumentationsformblattes. Bei der Qualitätssicherung interessiert die Korrelation kolposkopischer Befunde mit dem Ergebnis der Zytologie und dem histologischen Befund sowohl des Biopsates als auch des endgültigen Operationspräparates. In Deutschland gibt es so gestaltete Qualitätssicherungsprogramme bisher nicht. Anhand der Kolposkopiekarte sind für den Arzt jedoch durchaus Rückschlüsse auf die Qualität der Kolposkopie und auf die Richtigkeit der Deutung kolposkopischer Befunde möglich.

An eine Qualitätssicherung auf dem Wege der Datenverarbeitung ist zur Zeit in unserem Lande noch nicht zu denken; erst wenn allgemein nach einem einheitlichen Schema dokumentiert wird, wäre ein solches Vorhaben zu realisieren.

Zusammenfassend kann man sagen, daß die Kolposkopie in der gynäkologischen endoskopischen Diagnostik eine neue Position bezogen hat. Kolposkopie war schon immer mit der Qualität des Untersuchers verbunden. Heute muß die Kolposkopie zudem in Form einer Dokumentation belegbar sein, wenn sie als qualifizierte Untersuchung anerkannt werden soll.

Fluoreszenzspektroskopie und -tomographie in der Gynäkologie

W. Lohmann*

Oxidativer Streß – antioxidative Verteidigung (defense): die OSAD-Hypothese

Eine eindeutige Diagnose und vor allen Dingen eine optimale Therapie von malignen Entartungen sind nur möglich, wenn die molekularen Reaktionen und Veränderungen, die bei der Krebsentstehung und -progression auftreten, vollständig aufgeklärt sind.

In den letzten Jahren sind deshalb verstärkt Untersuchungen auf diesem Gebiet durchgeführt worden. Dabei stellte sich heraus, daß oxidative Prozesse und die damit verbundenen Elektronenübertragungen eine bedeutende Rolle zu spielen scheinen. Die erhaltenen Ergebnisse wurden unter dem Begriff „oxidativer Streß" subsumiert. Darunter versteht man aktivierte Sauerstoffspezies, die direkt oder indirekt von z.B. Viren, Strahlung, Karzinogenen etc. erzeugt werden, wobei die verschiedensten Sauerstoffradikale (z.B. $RO_2^{\cdot}$, $O_2^{\dot{-}}$, $OH^{\cdot}$) vorherrschen. Diese angeregten Sauerstoffspezies beeinflussen dann das in biologischen Systemen vorliegende Gleichgewicht der Redoxsysteme (Abb. 1). Da letztere zur Aufrechterhaltung von normalen optimalen biologischen Funktionen wichtig sind, können sie auch Indikatoren für die Stoffwechselaktivitäten der Zelle sein.

Das attackierte biologische System versucht natürlich, sich seinerseits zu wehren. Wegen des Oxidationsvermögens des Angreifers ist die beste Verteidigung durch die in biologischen Systemen vorhandenen Antioxidanzien gegeben. Bedingt durch sein Redoxpotential von $E = -0{,}3\,V$, ist NADH (Nikotinamid-adenin-dinukleotid) dafür bestens geeignet. Andere Redoxsysteme, wie z.B. Vitamin C und Glutathion,

PRIMARY AGENTS →	OXIDATIVE STRESS ⇌	ANTIOXIDANT DEFENSE
viruses	activated oxygen species	NADH (fluorescence)
radiation	free radicals	ASC (ESR, fluorescence)
carcinogens	$RO_2^{\cdot}$, $O_2^{\dot{-}}$, $OH^{\cdot}$	

Abb. 1. Die OSAD-Hypothese zur Erklärung der Reaktionen, die durch Oxidativen Streß und die dadurch in biologischen Systemen hervorgerufene antioxidative Verteidigung („defense") erzeugt werden

* Mein besonderer Dank gilt Prof. W. Künzel, Dr. J. Mußmann, Dr. F. Hugo, Ch. Lohmann, Caroline Hoersch und S. Künzel für viele hilfreiche Diskussionen und für die Durchführung der Experimente. Die Untersuchungen wurden z.T. von der DFG, dem BMFT und der Fa. C. Zeiss freundlicherweise unterstützt.

spielen innerhalb des „antioxidativen Verteidigungssystems" sicherlich auch eine wichtige Rolle. In diesem Beitrag soll jedoch nur die mögliche Beteiligung des NADH/NAD-Redox-systems behandelt werden. Auf Grund des vorgeschlagenen Modells müßte die NADH-Intensität in dem Tumor benachbarten gesunden Gewebe erhöht sein. Im Tumor selbst, bedingt durch die dort stattgefundene Oxidation des NADH zu NAD, müßte sie fast Null sein.

Die Fluoreszenzmethode

Die physikalischen Eigenschaften von einigen dieser Antioxidanzien erlauben ihren Einsatz als Markierungssubstanzen bei malignen Entartungen. So hat z.B. das NADH eine sehr hohe Fluoreszenzausbeute, die es erlaubt, schon kleine Konzentrationsänderungen nachzuweisen. Bekanntlich hat das NADH ein relativ breites Absorptionsmaximum bei ~340 nm. Eine Anregung mit der Hg-Linie (365 nm) einer Hg-Hochdruck-Lampe führt dann zur Fluoreszenz des NADH bei ~475 nm.

Um die Anwendbarkeit der Fluoreszenztechnik bei Dysplasien und Karzinomen der Cervix uteri zu testen, wurde zunächst die für Hautuntersuchungen (Melanome) konzipierte Apparatur verwendet (Lohmann et al. 1988; Lohmann u. Paul 1988). Da der Arbeitsabstand zwischen Beleuchtungsobjektiv und Epidermis nur ca. 2 cm beträgt, konnten bisher noch keine In-situ-Messungen bei der Cervix uteri durchgeführt werden. Nach operativer Entfernung des Uterus oder Teilen davon (Konisation) wurde die Portio abgetrennt und mit 365 nm Anregungslicht abgetastet. Die Fluoreszenzspektren wurden mit einem optischen Vielkanalanalysator (OMA) innerhalb von 100 ms registriert und entweder gespeichert oder auf einem X-Y-Schreiber aufgezeichnet. Das untersuchte Areal wurde entweder mittels eines Operationsmikroskops oder einer Videokamera beobachtet. Details dieser nichtinvasiven, zerstörungsfreien Fluoreszenztechnik wurden bereits veröffentlicht (Lohmann et al. 1988). Da die bisher erhaltenen Ergebnisse mit den histologischen Befunden sehr gut übereinstimmen, wird z.Zt. ein Kolposkop so modifiziert, daß es für In-situ-Fluoreszenzmessungen eingesetzt werden kann.

In weiteren Vorversuchen wird z.Zt. getestet, ob das vorhandene Spektrofluorimeter auch zum Nachweis von Mammakarzinomen benutzt werden kann. Dabei wird sich zeigen, ob die Mamille als Indikator für maligne Entartungen in der Mamma dienen kann. Des weiteren werden Probeentnahmen fluoreszenzspektroskopisch und -tomographisch untersucht.

Zur Bestimmung der tomographischen Verteilung des Fluorophors (NADH) in Gewebe mit Dysplasien und/oder Karzinom wurde die Cervix uteri senkrecht zur Oberfläche an denjenigen Stellen geschnitten, die eine anormale Fluoreszenzintensität aufwiesen. Davon wurden dann 10 µm dicke Gefrierschnitte hergestellt, von denen einige (ungefärbte!) für die Fluoreszenzmessungen und die jeweils benachbarten Schnitte nach HE-Färbung für histologische Untersuchungen benutzt wurden. Sowohl die Fluoreszenz als auch die histologischen Untersuchungen wurden mit einem Zeiss-Axiophot durchgeführt. Diese tomographische Fluoreszenzmethode gibt zusätzliche Informationen über die räumlichen, molekularen Veränderungen im Gewebe (Lohmann et al. 1989).

Klinische Anwendungen

Wenn eine gesunde Oberfläche einer Cervix uteri mit 365 nm belichtet wird, dann erhält man eine Fluoreszenzbande bei ca. 475 nm mit einer Intensität von ca. 40 Impulsen/100 ms (Abb. 2).

Die Fluoreszenzspektren von Patientinnen mit einem anormalen Zustand der Cervix uteri haben ebenfalls ein Maximum bei etwa 475 nm, jedoch mit höheren In-

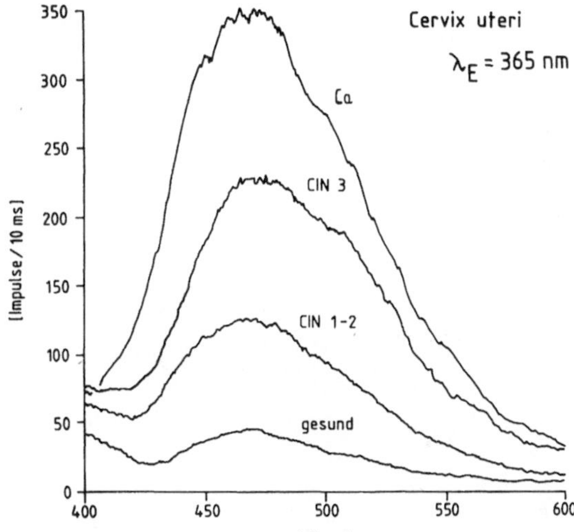

Abb. 2. Fluoreszenzspektren gesunder Cervices uteri und solcher mit verschiedenen dysplastischen Zuständen *(CIN)* bzw. einem invasiven Karzinom *(Ca)*. (Anregungswellenlänge λ_E = 365 nm)

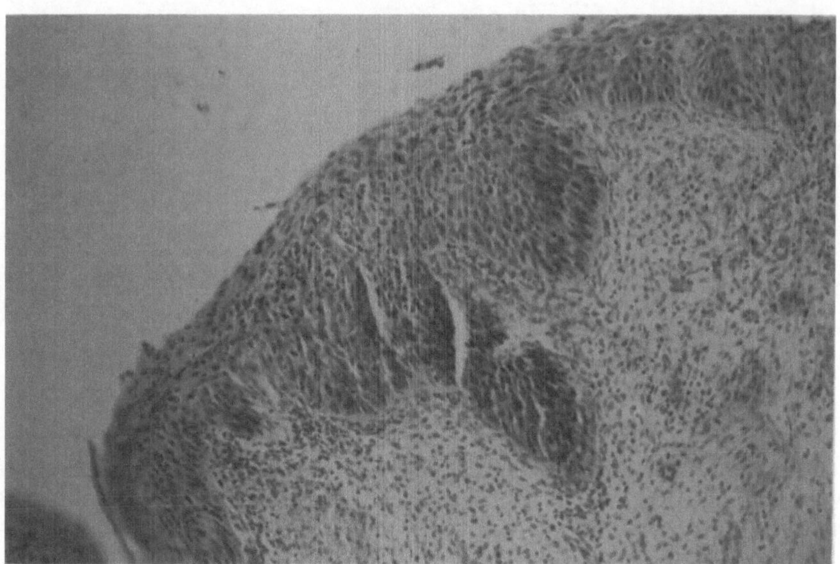

Abb. 3. Bild von einem HE-gefärbten Schnitt mit einem Carzinoma in situ. (Vergr. 400:1)

a

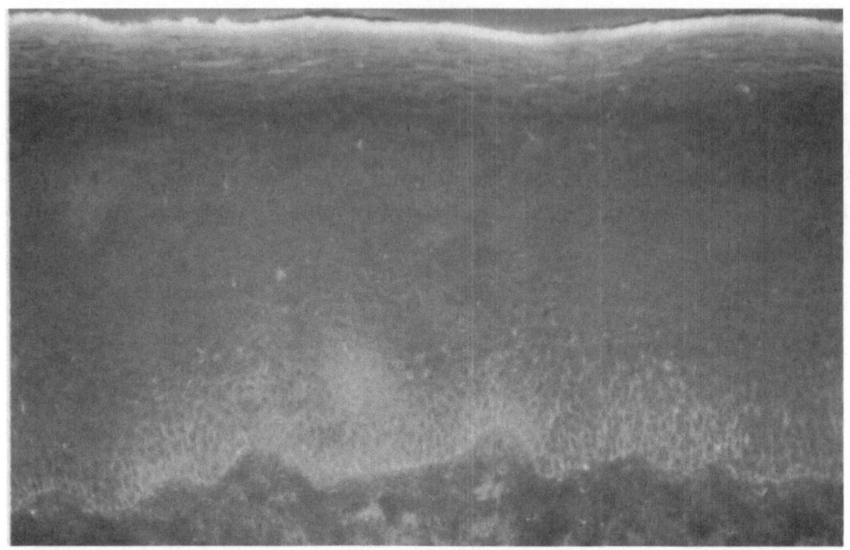

b

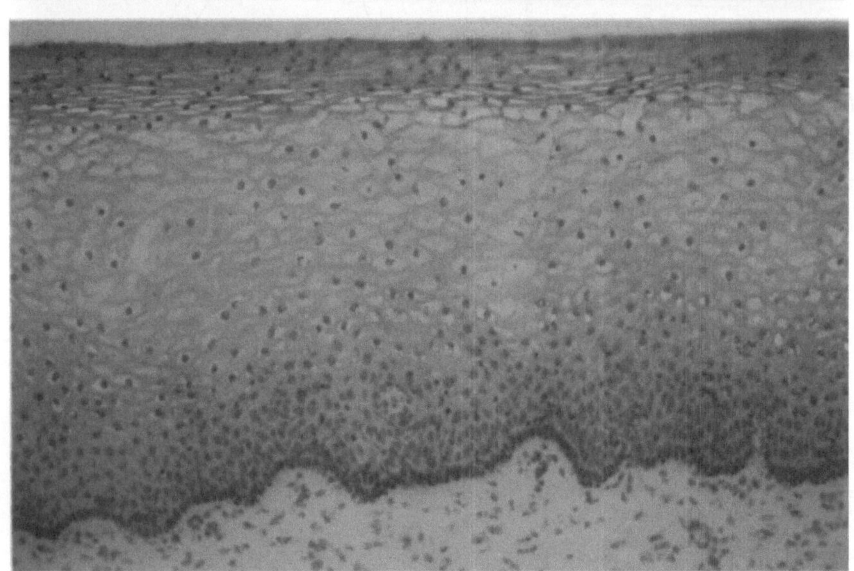

Abb. 4a, b. Fluoreszenzbild (**a**) eines ungefärbten 10 µm dicken Gefrierschnittes einer gesunden Cervix uteri ($\lambda_E = 365$ nm, $\lambda_{F_{max}} = 475$ nm) verglichen mit (**b**) einem HE-gefärbten Schnitt derselben Stelle (Vergr. 400:1)

tensitäten. An einigen typischen Beispielen sollen die charakteristischen spektralen Veränderungen gezeigt werden, wie sie bei dysplastischen Zuständen und Tumoren der Cervix uteri auftreten.

Im Falle einer Dysplasie ist die Fluoreszenzintensität beträchtlich höher, wobei deren Ausmaß selbstverständlich vom Grad der Dysplasie abhängt (Abb. 2). In die-

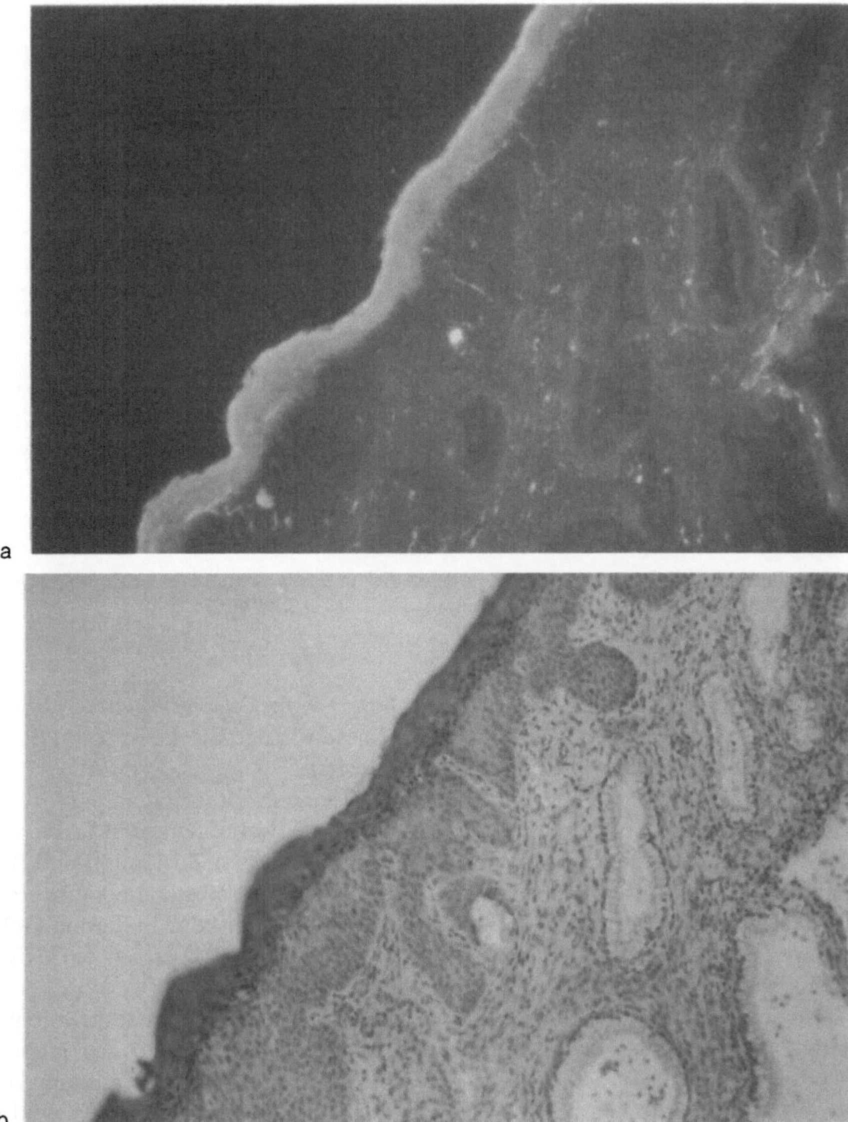

Abb. 5a, b. Fluoreszenzbild (**a**) eines ungefärbten 10 μm dicken Gefrierschnittes einer dysplastischen Cervix uteri (CIN 2–3) verglichen mit (**b**) einem HE-gefärbten Schnitt derselben Stelle (Vergr. 400:1)

sem Zusammenhang ist ein Fall von besonderem Interesse. Eine Konisation wurde bei einer 35jährigen Patientin wegen persistenter Anzeichen einer Dysplasie (Pap III_D) durchgeführt. Die anschließend vorgenommenen Fluoreszenzmessungen zeigten eine kleine Stelle mit einer hohen Fluoreszenzintensität (ca. das 7fache vom gesunden Gewebe). Die nachfolgende histologische Untersuchung dieser markanten

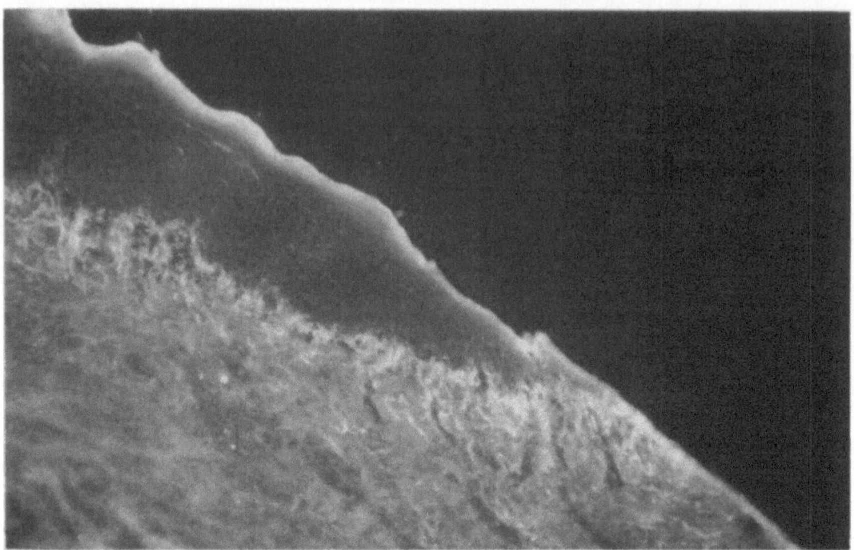

Abb. 6. Fluoreszenzbild eines ungefärbten 10 µm dicken Gefrierschnittes einer Cervix uteri mit einer höhergradigen Dysplasie und einem Carcinoma in situ (Vergr. 400:1)

Stelle ergab ein kleines Areal mit einer höhergradigen Dysplasie (CIN 3), die von einer CIN-1-2-Zone umgeben war (Abb. 3). Diese winzige Fläche ist somit der Grund für die beobachtete erhöhte Fluoreszenzintensität,

Im Falle eines Tumors wird die höchste Fluoreszenzintensität an der Grenze zwischen dem malignen Tumor und dem gesunden Gewebe gemessen (Abb. 2, Spektrum Ca). Sie ist gewöhnlich höher als bei dysplastischen Zuständen und fällt zum gesunden Gewebe hin exponentiell ab. Im Tumorgebiet selbst kann kaum eine Fluoreszenz gemessen werden. Es sollte jedoch betont werden, daß in diesem Gebiet die Intensität des reflektierten Lichtes (also bei 365 nm) sehr hoch ist, ein Effekt, der noch nicht erklärt werden kann.

Bis jetzt wurden alle fluoreszenzspektroskopischen Ergebnisse histologisch bestätigt. Die nichtinvasive und zerstörungsfreie Fluoreszenztechnik scheint somit neben den etablierten Screeningmethoden sowohl für eine frühe Bestimmung von Dysplasien und Karzinomen als auch für eine Unterscheidung zwischen gesundem Gewebe und Gewebe mit Dysplasien oder Tumor der Cervix uteri sehr geeignet zu sein.

Neben den spektroskopischen Ergebnissen sind natürlich die tomographischen Beobachtungen von größtem Interesse. Darunter versteht man die 2D-, falls möglich auch 3D-Verteilung des natürlich vorkommenden Fluorophors im Gewebe mit Dysplasien und/oder Karzinom. Für diese Untersuchungen wurden, wie eingangs erwähnt, 10 µm dicke ungefärbte (für Fluoreszenz) oder HE-gefärbte Gefrierschnitte der Cervix uteri benutzt.

Bisher wurden auf diese Weise 23 Cervices uteri von „gesunden" Patientinnen (5) oder von Patientinnen mit Dysplasie (12) oder Karzinom (6) untersucht. Im Falle der gesunden Patientinnen wurde der Uterus wegen Deszensus entfernt. Sofort nach der Operation wurde die Cervix vom Uterus entfernt und die Fluoreszenz an der

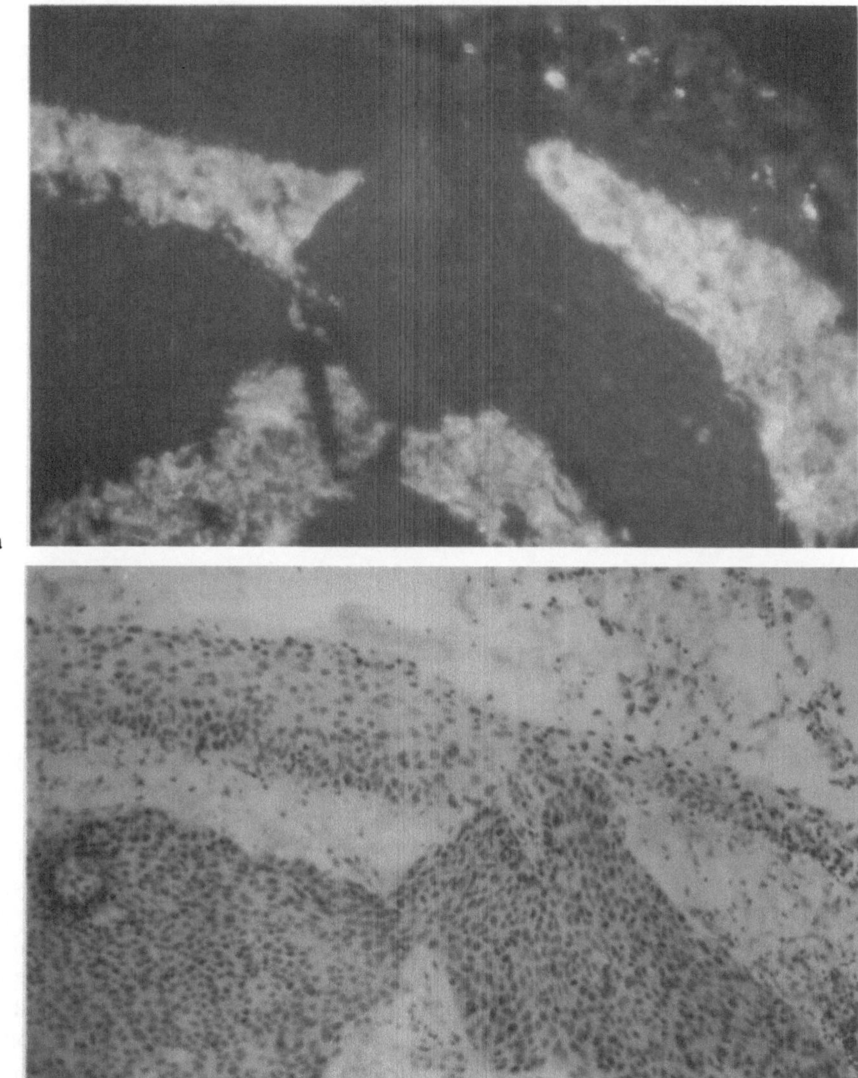

Abb. 7a, b. Fluoreszenzbild eines ungefärbten 10 μm dicken Gefrierschnittes einer Cervix uteri mit einem invasiven Karzinom (**a**) verglichen mit einem HE-gefärbten Schnitt derselben Stelle (**b**). (Vergr. 400:1)

Epitheloberfläche bestimmt. Danach wurden die ungefärbten und HE-gefärbten Gefrierschnitte hergestellt.

Eine gesunde Cervix uteri zeigt eine ziemlich einheitliche Fluoreszenzverteilung mit einer relativ geringen Intensität (Abb. 4a). An der Epitheloberfläche ist eine kleine Fluoreszenzbande mit einer etwas größeren Fluoreszenzintensität als in benachbarten Gewebelagen erkennbar. Das dazugehörige histologische Bild ist in

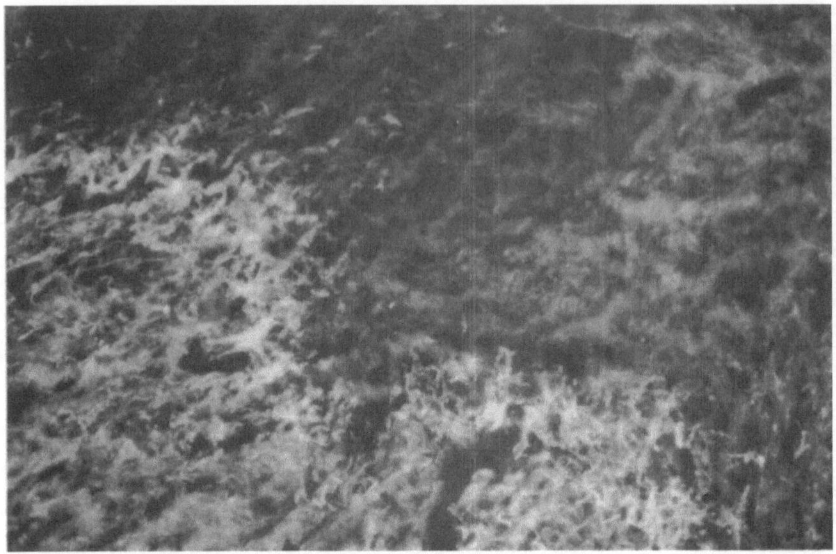

Abb. 8. Fluoreszenzbild eines ungefärbten 10 µm dicken Gefrierschnittes einer Cervix uteri mit einem invasiven Karzinom (Vergr. 400:1)

Abb. 4b zu sehen. Wie man erkennen kann, passen beide Schnitte sehr gut zusammen.

Das Ausmaß der Fluoreszenzbande im Epithel hängt vom Grad der Dysplasie ab, wie Abb. 5a für einen fortgeschrittenen Dysplasiezustand zeigt. In diesem Fall wurde bei einer 27jährigen Patientin nach Kolposkopie und Pap-Test (rezidivierender Pap IV) eine Konisation wegen einer Dysplasie durchgeführt. Auch hier ist das Fluoreszenzbild deckungsgleich mit dem histologischen Bild (Abb. 5b). Wie erkennbar, zeigt die Cervix uteri eine höhergradige plattenepitheliale Dysplasie an der ektoendozervikalen Übergangszone. Es gab keinen Hinweis auf eine Malignität.

In einem höhergradigen Dysplasiezustand zeigt das Bindegewebe, das dem Epithel benachbart ist, eine hohe Fluoreszenzintensität (Abb. 6). In diesem Fall wurde eine 67jährige Patientin wegen eines Karzinomes der Cervix uteri, das von einer schweren Dysplasie in der den Tumor umgebenden Region begleitet war, operiert. Wie zu erkennen ist, scheint der Fluorophor an gewissen Faserstrukturen des Bindegewebes gebunden zu sein. Es gibt Hinweise, daß diese kollagene und/oder elastische Fasern sind. Weitere Untersuchungen müssen jedoch ihre detaillierte Struktur aufklären.

Schließlich sollten noch Gefrierschnitte von einer 41jährigen Patientin gezeigt werden, die wegen eines invasiven Karzinoms der Cervix uteri operiert worden war. Das Fluoreszenzbild ist in Abb. 7 a zu sehen. Ein Vergleich mit dem histologischen Bild (Abb. 7b) zeigt auch hier, daß im Gebiet des Tumors die Fluoreszenzintensität ungefähr Null ist, während im gesunden, dem Tumor benachbarten Gewebe die höchste Intensität gemessen werden kann.

Diese Befunde und vor allen Dingen die Übereinstimmung zwischen histologischen und Fluoreszenzbildern bestätigen in eindrucksvoller Weise die eingangs diskutierte

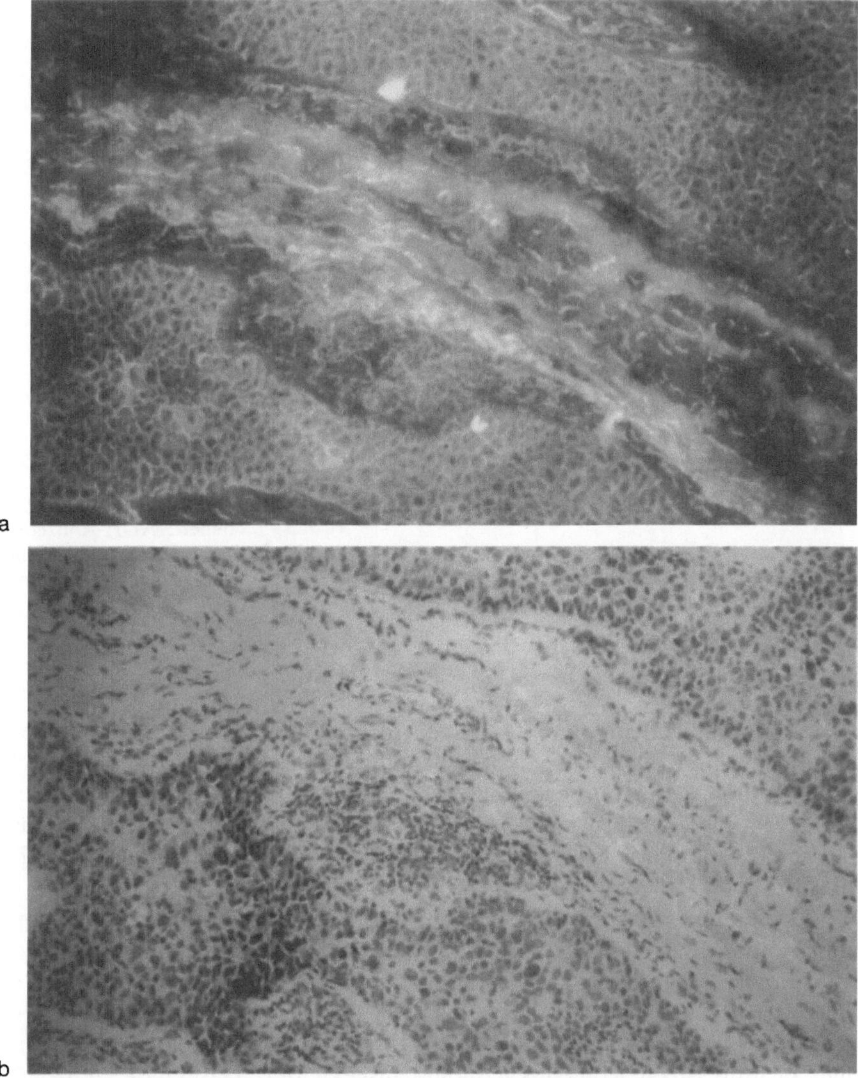

Abb. 9a, b. Fluoreszenzbild eines ungefärbten 10 µm dicken Gefrierschnittes von einer Mamma mit einem Komedokarzinom mit Paget-Infiltrationen in den Milchgängen (**a**) verglichen mit einem HE-gefärbten Schnitt derselben Stelle (**b**). (Vergr. 400:1)

OSAD-Hypothese. Der darin ebenfalls geforderte Fluoreszenzabfall vom Tumorrandgebiet zum gesunden Gewebe hin ist in Abb. 8 zu sehen. Das dunkle Gebiet ist der Tumor, der schon bis ins Bindegewebe vorgedrungen ist. Ein HE-gefärbtes Bild würde im gesunden Gewebe nichts anzeigen. Die Fluoreszenztechnik gibt also zusätzliche Informationen über molekulare Veränderungen im gesunden Gewebe.

Kürzlich wurde die Fluoreszenzmethode auch zur Untersuchung der Mamma angewandt. Die erhaltenen vorläufigen Ergebnisse deuten an, daß die Methode sich

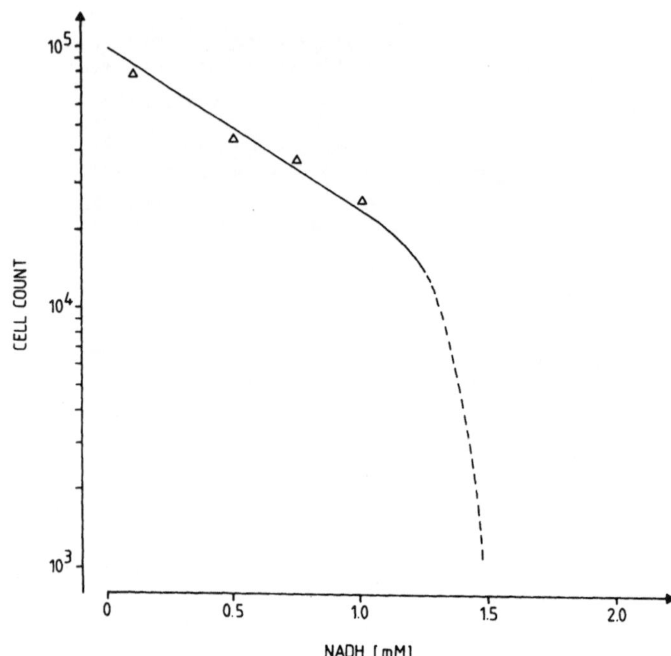

Abb. 10. Die Wirkung verschiedener NADH-Konzentrationen auf Kulturen von Adenokarzinomzellen der Mamma

auch in diesem Fall für fluoreszenzspektroskopische und -tomographische Untersuchungen eignet. Es wurden dabei sowohl in situ als auch in vitro Untersuchungen durchgeführt. Beim Vorliegen eines Mammakarzinoms mit einem begleitenden Morbus Paget der Familie ist die Fluoreszenzintensität an der Mamille fast Null, während eine gesunde Mamma dort eine normale Fluoreszenzintensität bei 475 nm aufweist.

Interessanter scheinen aber auch bei der Mamma tomographische Fluoreszenzuntersuchungen zu sein. So wurden bisher einige Probeentnahmen untersucht, von denen das nichtinvasive duktale Komedokarzinom mit den Paget-Infiltraten der Mamille diskutiert werden soll.

Wie im HE-gefärbten Präparat (Abb. 9a) zu sehen ist, sind Milchgänge mit Zellen eines nichtinvasiven Komedokarzinoms ausgekleidet. Das Fluoreszenzbild (Abb. 9b), das auch in diesem Fall deckungsgleich mit dem histologischen Bild ist, zeigt nicht nur die erwartete höhere Fluoreszenzintensität in der Umgebung der betroffenen Milchgänge, sondern auch einen ausgeprägten Fluoreszenzring um die in situ wachsenden Karzinomzellen herum. Es sollte jedoch betont werden, daß dieser Fluoreszenzring nach einigen Sekunden Belichtung mit 365 nm stark ausgebleicht wird. Dieser „Ausbleicheffekt“ ist bedeutend langsamer bei den Fluorophoren, die an Fasern gebunden sind und die sich in der Umgebung von Krebszellen befinden.

Die bisher erhaltenen Ergebnisse scheinen die Annahme zu unterstützen, daß das biologische System durch eine vermehrte Zurverfügungstellung von seinen Antioxidanzien, spez. NADH, die oxidierende Wirkung der tumorerzeugenden Substanzen inkl. der schon gebildeten Tumorzellen mindestens egalisieren möchte. In diesem Fall müßte eine Zugabe von NADH zu Tumorzellkulturen die Tumorzellen ver-

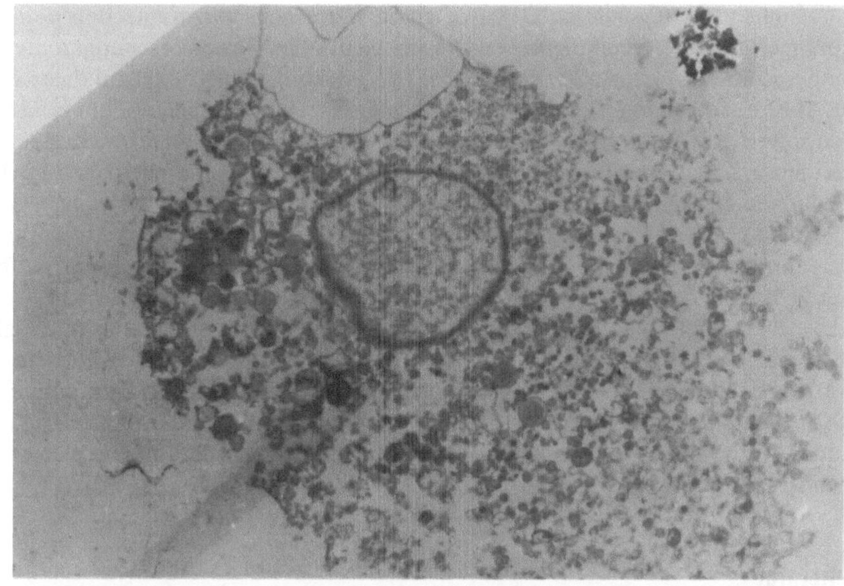

a

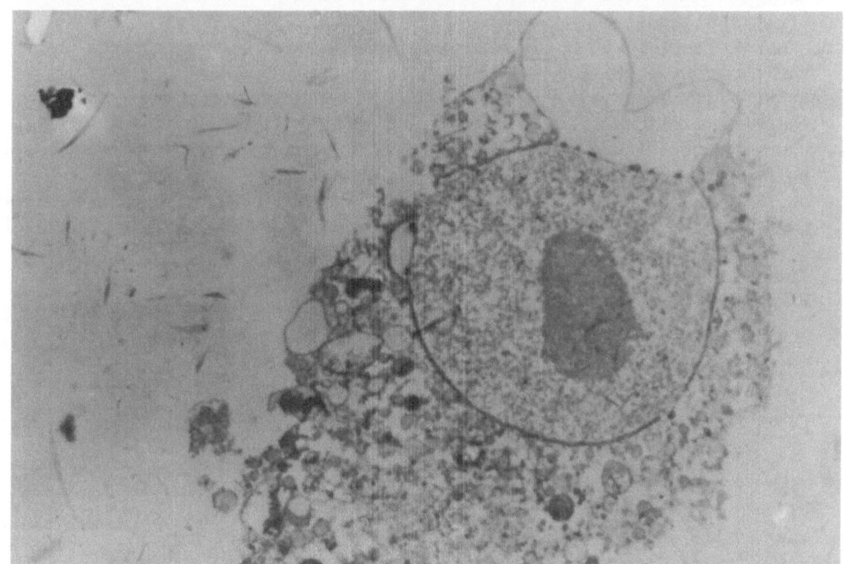

b

Abb. 11 a, b. Elektronenmikroskopische Aufnahmen von Adenokarzinomzellen der Mamma 15 min (**a**) und 1 h (**b**) nach NADH-Zugabe

nichten. Dies erfolgte in der Tat, wenn menschliche Melanomzellen (Stamm HTB 72) mit verschiedenen NADH-Konzentrationen behandelt wurden. Bei Konzentrationen über 2 m*M* war keine einzige Zelle mehr vorhanden (Lohmann u. Hugo 1989). Parallel dazu durchgeführte elektronenmikroskopische Untersuchungen zeigten, daß zunächst die Zytoplasmamembran und erst danach die Kernmembran geschädigt wurde.

Ähnliche Untersuchungen wurden nun mit Adenokarzinomzellen der Mamma durchgeführt, die freundlicherweise vom Deutschen Krebsforschungszentrum Heidelberg zur Verfügung gestellt wurden. Die Wirkung von NADH auf diese Zellen ist in Abb. 10 zu sehen. Auch bei diesen Mammakrebszellen reicht eine NADH-Konzentration von $\geq 1{,}5\,\mathrm{m}M$ aus, um alle Zellen zu töten. Diejenigen Zellen, die bei kleineren Konzentrationen (10–750 μM) überleben, scheinen nach anfänglichen 1–2 Teilungen nicht mehr zu proliferieren.

Auch bei den Mammakarzinomzellen zeigen die elektronenmikroskopischen Bilder ein ähnliches Verhalten wie bei den Melanomzellen: Nach einem Aufbrechen der Zytoplasmamembran (Abb. 11a) folgt die Zerstörung der Kernmembran (Abb. 11b). Die dabei ablaufenden Prozesse sind offenbar von eminenter Wichtigkeit sowohl für Krebsentstehung als auch für eine mögliche Therapie. Aus diesem Grunde werden z.Zt. diese molekularen Vorgänge im Detail untersucht. Zukünftige Experimente müssen dann zeigen, ob NADH – entweder allein oder in Kombination mit anderen Pharmaka – effizient als ein Mittel zur Krebstherapie eingesetzt werden kann.

Literatur

Lohmann W, Paul E (1988) In situ detection of melanomas by fluorescence measurements. Naturwissenschaften 75:201–202

Lohmann W, Hugo F (1989) The effect of NADH on different human and mouse cell cultures. Naturwissenschaften 76:72–74

Lohmann W, Schmehl W, Bernhardt P, Wickert H, Ibrahim M, Strobel J (1988) Device for measuring native fluorescence of lenses. J Biochem Biophys Meth 17:155–158

Lohmann W, Mussmann J, Lohmann C, Künzel W (1989) Native fluorescence of the Cervix uteri as a marker for dysplasia and invasive carcinoma. Eur J Obstet Gynaecol Reprod Biol 31:249–253

Die Menstruation

Menstruationserleben und -verarbeitung bei Mädchen

G. Gille* und J. Esser Mittag

Die Entmythologisierung dieses lange tabuisierten Themas läßt grundsätzlich positive Auswirkungen auf das Gesundheits- und Selbstbewußtsein von Frauen erwarten. Ist es da nicht merkwürdig, daß zahlreiche Studien zu dem Ergebnis kommen, daß immer noch mehr als die Hälfte der Frauen die Periode als negativ erlebt? In zurückliegenden Untersuchungen ist fast nichts unberücksichtigt geblieben, was dieser negativen Einstellung zur Menstruation zugrunde liegen könnte. Die Unentwirrbarkeit der vielen sich scheinbar überlagernden Symptome wird beklagt, „einer großen Fülle an wissenschaftlichen Untersuchungen zur Psychoendokrinologie des Menstruationszyklus steht nur ein spärliches Maß an eindeutigen Erkenntnissen über die Auswirkungen des Zyklus auf psychische Merkmale entgegen“ (Strauß u. Appelt 1988). Offensichtlich verfügen wir noch nicht über ein psychologisches Instrumentarium, das differenziert und praxisnah genug wäre, um die Diskrepanz zwischen den geklagten Beschwerden und ihrer Objektivierung zu überbrücken.

Als Mitglied der „Ärztlichen Gesellschaft zur Gesundheitsförderung der Frau“ (ÄGGF) führe ich seit 15 Jahren täglich in den Schulen Gespräche mit Mädchen zwischen 12 und 20 Jahren zu diesen Fragen und weiß aus tagtäglicher Erfahrung um die Vielfalt weiblicher Empfindungen und Reaktionen auf einen so komplexen Vorgang wie den Menstruationszyklus. Ich halte es für nahezu unmöglich, diese Reaktionen einfach, überschaubar und kodierbar zu machen bzw. sie Begriffen wie „positiv“ und „negativ“ zuzuordnen.

Um meinen Erfahrungsschatz zu objektivieren, habe ich anläßlich der Vortragsvorbereitung 632 Schülerinnen aller Altersstufen und Schultypen gebeten, bestimmte Fragen zu diesem Thema zu beantworten. Ich habe die Mädchen ihre Antworten frei assoziieren lassen, um eine höchstmögliche Berücksichtigung individueller Unterschiede zu gewährleisten, und ich habe mich bemüht, positive, neutrale und negative Stellungnahmen gleichermaßen zu ermöglichen.

Diese Befragung hat sich als eine solche „Fundgrube“ entpuppt, daß ich die Daten, bevor ich sie detailliert aufgeschlüsselt anderenorts nachliefern werde, hier vorab aus der Praxis für die Praxis zusammenfassen möchte.

Erwartungen an die Menstruation

Eine aufgeklärte Müttergeneration und Aufklärungsbemühungen der Schulen, aber auch der Jugendmedien und der Hygieneindustrie haben gerade in den allerletzten

* Ich danke den Mädchen des FKG Würzburg, der Herderschule Lüneburg und des BBZ III Lüneburg für ihre Mithilfe.

Jahren positive Resultate gezeitigt. Generell erleben die Mädchen die erste Periode heute gut vorbereitet, Mutter, Schwester, Lehrer werden als Informationsquelle genannt. Nur ausnahmsweise wird angegeben, bei anderen Mädchen zufällig blutige Schlüpfer gesehen zu haben oder von der Menarche völlig überrascht worden zu sein, und nur in Einzelfällen wird von ausgesprochen negativen Erlebnissen berichtet:

- Meine Mutter sagte, „jetzt bist du also auch mit dem Mist dran".
- Ich habe die erste Regel als bedrückend erlebt, weil meine Mutter mich ausgelacht hat.

Hingegen können sich die meisten Mädchen deutlich an positive Vorstellungen und Erwartungen zur ersten Periode erinnern. Diese positive Erwartungshaltung entspringt meistens einer narzistischen, *wirklichkeitsfremden Grundhaltung zum Erwachsenwerden/Frauwerden:*

- Ja, ich war sehr stolz, und ich dachte, daß ich jetzt zu den Größeren gehöre.
- ... jetzt wirst du erwachsen.
- ... daß ich dann ein Fräulein bin.

Oder diese positive Erwartungshaltung ist durch den *Gruppendruck* geprägt,

- endlich sagen zu können, ich habe meine Tage.
- sie auch zu haben, weil meine Klassenkameradinnen es auch hatten.
- Ja, ich hatte eine Freundin, die hatte schon die Regel bekommen, und ab da wollte ich sie auch bekommen.

Es leuchtet ein, daß diese naiven Erwartungshaltungen an das erste Mal in dem Moment eingelöst sind, in dem die erste Menstruation eintritt, darüber hinaus aber nicht vorhalten können. Zwangsläufig kommt es durch das Erleben der Realität zu *Korrekturen* dieser Erwartung. Die Ansprüche an das Erwachsensein entpuppen sich als zu hoch gesteckt oder nicht maßgeschneidert:

- Ja, ich dachte damals immer, das muß ganz aufregend sein, jetzt zu den Großen zu gehören. Doch dann kam die Erkenntnis, daß man immer noch die Kleine ist.
- Zuerst Freude, irgendwann mal Kinder bekommen zu können, dann Panik, als ich eine Binde nehmen mußte.
- ... zuerst Freude, dann wurde es lästig.

Trotz des Stolzes darauf, in der Entwicklung einen Schritt weiter gekommen zu sein, fühlen einige Mädchen unbewußt den damit unwiederbringlich verbundenen Verlust der Kindheit und beschreiben das auch:

- Ich fand das alles zum Heulen, ich wollte die nicht haben.
- Ich dachte, daß sie jetzt leider schon da ist.
- Ich hatte irgendwie Angst, warum weiß ich auch nicht, ich saß die ersten Tage nur da und mußte weinen.

... bedrückend, weil ich noch nicht erwachsen werden wollte.

Menstruationserleben

Der Körper, dessen sich ein Mädchen bisher entweder gar nicht bewußt ist, oder auf den sie sich bei Sport und Spiel einfach verlassen kann, steht plötzlich im Mittelpunkt ihrer Aufmerksamkeit:

- Die erste Regel war für mich aufregend, weil ich das erste Mal über meinen Körper nachgedacht habe.

Der Körper wird zum „Fremdkörper" (Rutschky 1984). Es kommt zu einem abrupten Bruch mit der Selbstwahrnehmung und damit zu Gefühlen größter Verunsicherung.

- ... als ich sie das erste Mal bekam im Schwimmbad, war meine Freundin dabei, ich habe geweint, weil das jetzt so anders war.
- Ich fühlte mich irgendwie nicht mehr so frei.
- ... ich mir nicht vorstellen konnte, sowas ein ganzen Leben lang zu haben.

„Keinesfalls möchten die Mädchen wegen der Menstruation ihr Leben ändern müssen. Sie wollen ihre spontanen Verhaltensweisen, ihre Aktivitäten im Freundeskreis und ihre sportlichen Ambitionen beibehalten" (Esser Mittag 1988):

Zu der zwangsläufigen Korrektur der Erwartungshaltung und zu dem massiven Bruch in der Selbstwahrnehmung kommen jetzt ganz reale, keiner tiefenpsychologischen Interpretation bedürfenden Schwierigkeiten, die, so banal sie auch erscheinen mögen, den Mädchen größte Probleme bereiten und dafür verantwortlich sind, daß sich die Mädchen vom selbstverständlichen „Leben wie an den anderen Tagen auch" weit entfernt fühlen.

Hygienemaßnahmen werden erforderlich

Die meisten Mädchen bekommen von ihrer Mutter eine Packung Binden in die Hand gedrückt; die Assoziation zu Windeln steht im Gegensatz zu dem Gefühl des Erwachsenseins:

- ... weil es unangenehm ist, eine Binde zu tragen.
- ... weil man sich bei Binden vorkommt wie ein „Pampersrocker".
- ... weil das mit den Binden so ein ekelhaftes „Windelgefühl" war und auf'm Klo immer alles ausgelaufen ist.

Probleme mit der Hygiene

Auch heute noch gibt es auf längst nicht jeder Mädchentoilette schlichtesten ästhetischen Bedürfnissen genügende Entsorgungsmöglichkeiten für Binden. Es sind schon echte Verzweiflungstaten, wenn Mädchen ihre blutige Binde in die leere Butterbrottüte stecken und wieder mit nach Hause nehmen.

Ästhetische Probleme

Der zwangsläufig vor allem im Sommer entstehende Menstruationsgeruch steht im krassen Widerspruch zu Forderungen einer mächtigen Kosmetikindustrie, die Frische, Sauberkeit und Gepflegtsein propagiert. Gerade junge Mädchen mit ihrem Wunsch nach Attraktivität haben es da sehr schwer, sich und ihren Körper während der Menstruation zu mögen.

- Auch wenn ich mich noch so oft wasche, fühle ich mich dreckig.
- Trotz häufigen Waschens fühle ich mich unsauber, weil es immer ein Schmierkram ist.

Die Menstruation kommt oft überraschend

- ... weil ich gerade „babysitten“ war und schnell nach Hause laufen mußte.
- ... weil es auf der Klassenfahrt war und ich keine Binden oder ähnliches mithatte.
- ... weil meine Mutter nicht da war, um mit mir darüber zu reden.

Die Unzuverlässigkeit der „Regel“

Der Begriff „Regel“ ist per se irreführend und sorgt für große Unsicherheit, m. E. sollte man ihn im Interesse der Mädchen vermeiden. Auf die Frage, ob sie glaubten, daß mit ihrer Periode alles stimme, antworteten viele Mädchen: „Ich bin mir nicht so sicher“, mit der Begründung, daß sie so unregelmäßig komme. Anzukreuzen „Ich bin mir sicher“ mit der Begründung „weil sie regelmäßig kommt“ beruht zwar auf dem gleichen Irrtum, trägt aber zumindest bei zu dem Gefühl, daß alles in Ordnung sei und man sich auf seinen Körper verlassen kann.

Dysmenorrhö

Zu dieser Fülle trivialer Probleme kommen dysmenorrhöische Beschwerden, die gerade bei Jugendlichen besonders ausgeprägt sind. Die Frage, ob nun der Identitätskonflikt oder der Wunsch nach fürsorglicher Zuwendung, ob also eher psychische Ursachen die Beschwerden auslösen oder ob sie überwiegend hormonell bedingt sind, soll an dieser Stelle nicht erörtert werden. Wenn allerdings fast alle Mädchen über mehr oder weniger starke dysmenorrhöische Beschwerden klagen, unter ihnen viele, die durchaus sehr positiv an die Periode herangegangen sind und dann sehr enttäuscht waren, daß sie mit starken Bauch- und Rückenschmerzen verbunden war, dann liegt der Schluß nahe, daß sehr wohl ein zyklisch und schmerzhaftes Erleben der Geschlechtsfunktion für ein junges Mädchen zu einer psychischen Belastung werden kann.

Lästige Begleiterscheinungen, z. B. PMS

Wenn zusätzlich prämenstruell verstärkter Fluor, Pickel, fettige Haare, ein gespannter Rockbund und Heißhungergefühle am ohnehin noch wackeligen Selbstbewußtsein nagen, dann kann schon mal der Gedanke aufkommen, daß man eigentlich dem anderen Geschlecht gegenüber benachteiligt sei:

- Ich bin immer wütend, weil es doch manchmal schmerzlich ist, mit dem vielen Blut, und Jungen haben dieses Problem ja nicht.
- ... ich es mir lästig vorgestellt habe und auch ungerecht.

Stimmungen

Nach ihrer Stimmung befragt („Fühlst du dich so um die Periode herum oder während der Periode irgendwie anders als an den übrigen Tagen?“), geben die Mädchen ganz gleiche, überwiegend introvertierte oder gereizte Stimmungen an:

- ... traurig, weiß auch nicht, warum.
- ... traurig, es geht etwas verloren.
- ... ich suche das Alleinsein.
- ... ich friere und akresief [aggressiv] bin.
- ... es nervt mich halt.

Positives

Als positiv wird zur Periode lediglich vermerkt, daß das Eintreten der Blutung den Rückschluß ermögliche, daß alles gesund funktioniere:

- entweder ganz prinzipiell, oder
- weil man Gott sei Dank mal wieder Glück gehabt habe und nicht schwanger geworden sei (zum Nachdenken veranlaßt, daß das auch relativ häufig Mädchen äußern, die die Pille nehmen),
- oder, offensichtlich nach einer Abruptio: „Für mich ist die Regel positiv, weil ich durch einen negativen Vorfall gelernt habe, mich darauf zu freuen".

Generell läßt sich sagen, daß für das Erreichen des durchweg als attraktiv angesehenen Zieles, Frau zu sein und Kinder bekommen zu können, von jungen Mädchen zunächst einmal jahrelang eine erhebliche Vorleistung gefordert wird. Und wenn Anne Frank in ihrem Tagebuch schreibt: „Ich habe das Gefühl, trotz der Schmerzen, des Unangenehmen und Ekligen ein süßes Geheimnis mit mir zu tragen", dann dürfte dieses Ahnen des zutiefst Weiblichen nur sehr differenzierten Mädchen vorbehalten sein. Für die meisten Mädchen ist auch ohne tiefenpsychologische Deutung eines zugrundeliegenden Identitätskonfliktes einfach alles wahr daran, was ein Mädchen in großen Buchstaben unter ihren Fragebogen geschrieben hat:
„OHNE WAR ES BESSER."

Menstruationsverarbeitung

Beklagen nahezu alle Mädchen die bekannten Symptome der Menstruation in sehr ähnlicher Weise, scheiden sich die Geister an der Fähigkeit, mit ihr sinnvoll umzugehen. Die positive Verarbeitung scheint an gewisse intellektuelle und soziale Fähigkeiten geknüpft zu sein. Wir haben es mit einer Jugend zu tun, die im Überfluß groß geworden ist, deren Alltag aus einem Angebot von immer mehr Lustgewinn besteht, deren Fähigkeit, mit Unlustspannungen umzugehen, bisher nicht eben ausgebildet wurde. Intelligenten Mädchen fällt ganz offensichtlich die Auseinandersetzung mit diesen monatlichen wiederkehrenden Unlustspannungen leichter.

Das drückt sich schon im sprachlichen Umgang mit der Menstruation aus: Während Mädchen weiterführender Schulen als Synonyme für die Regel nur „Periode", „Menstruation", „Blutung" angeben, schwelgen Hauptschülerinnen und Schülerinnen der Berufsschule in teils verbrämenden, teils abwertenden Synonymen für diese „Unaussprechlichkeit": „Ich hab' Besuch aus Rotenburg", „Die Russen kommen", „Die Ketchupfabrik arbeitet wieder", „Matsch im Keller", „Ich habe meinen Mist", „Mädchenkrankheit", „Läufigkeit".

Diese Mädchen sind es auch, die sehr bald auf Grenzen stoßen, wenn sie nach der Gültigkeit der tradierten Regeltabus befragt werden wie „keinen Sport treiben", „nicht schwimmen", „nicht einkochen", „sich nicht körperlich anstrengen", „keinen Geschlechtsverkehr haben", „Haare nicht waschen".

Mädchen mit höherer Schulbildung antworten durchweg in dem Tenor, daß „man alles machen kann, wozu man Lust hat", „das sind für mich keine Fragen", während die Mädchen mit geringerer Schulbildung an diesen Klischees festhalten, ja sie komplettieren, z. B.: „Man sollte sich nicht waschen". Die größere Ignoranz dieser Mädchen steht mit ihrem Verhaftetsein an Klischees und Tabus im Zusammenhang, obwohl gerade sie durch jahrelanges Studium populärer Jugendmedien wie der „Bravo“ sicher des öfteren Gelegenheit hatten, eines anderen belehrt zu werden. Sie sind offensichtlich nicht alert genug, um solche Angebote aufzunehmen.

Als bahnbrechende Abhilfe in der Menstruationsmisere wird von den wendigeren Mädchen der *Tampongebrauch* empfunden, ein Eckpfeiler in der Bewältigungsstrategie. Tampons sind praktisch, weil:

- man sie nicht merkt und keine Angst zu haben braucht, daß irgendetwas verläuft, verschmiert oder irgendwie eklig sich anfühlt,
- sie einem mehr Freiheit ermöglichen,
- man nichts von der Regel merkt und sich wohlfühlt,
- man sie nicht spürt und – bis auf die Bauchschmerzen – nicht unbedingt das Gefühl hat, seine „Tage“ zu haben.

Weniger intelligente Mädchen scheitern an Vorurteilen, die ihnen zum Tampongebrauch zu Ohren kommen, und die zu hinterfragen sie nicht in der Lage sind:

- Ich habe Angst, sie einzuführen, weil ich gehört habe, daß das Einführen weh tun soll.
- ... die krebserregend sein sollen, Gebärmutterkrebs.
- ... ich schon von meiner Freundin gehört habe, daß sie Unterleibsprobleme dadurch bekommen hat.
- ... nehme ich nie, weil ich vom Arzt aus nicht darf und ich auch selber nichts davon halte.

Oder sie streichen die Segel bei kleinsten Problemen der Handhabung und können sich selber nicht korrigieren, da sie auf kognitivem Wege via Gebrauchsanweisungen und Aufklärungsbroschüren nicht erreichbar sind.

- Ich habe einmal versucht, den Tampon einzuführen, und es hat sehr weh getan. Seitdem habe ich es nicht mehr versucht.
- Wenn ich mich erst traue, wird alles besser.

Das Leben als Frau bietet den agileren Mädchen heute so viele Verlockungen, Perspektiven und zunächst auch Alternativen bis zum Zeitpunkt, an dem sie Kinder gebären, daß sie im höchsten Maße motiviert sind, die Beeinträchtigungen durch die Periode zu minimieren, indem sie sich dieser diversen Bewältigungsstrategien bedienen. Auch die *Pille* ist bei aufgeschlossenen älteren Mädchen dazu angetan, ein Stück Unabhängigkeit von den Menstruationsbeschwerden zu erlangen:

- Ich weiß jetzt, wann meine nächste Regel kommt, weil ich die Pille nehme.
- ... ich durch die Pille kaum noch Menstruationsbeschwerden habe.

Diskussion

Trotz der großen Variabilität im Erleben und der Verarbeitung der Menarche lassen sich breite Straßen erkennen, auf denen Mädchen ihren Weg zu einer positiven Bemächtigung (Derbolowsky 1988) ihrer Körpervorgänge gehen, und es gibt andererseits unendlich viele Trampelpfade rechts und links davon. Auf diesen Wegen sind Stolpersteine vorgegeben, durch die Mädchen bei ihren Bemächtigungsschritten negativ beeinflußt oder aufgehalten werden können.

Trotz aller Aufklärung und Hilfestellung, trotz Intelligenz und Willen zur Bewältigung wird die Menstruation im tatsächlichen Erleben kaum leichter. Durch Gewöhnung und Erfahrung und mit Hilfe der fast allen Frauen eigenen Fähigkeit, aus allem trotz allem das Beste zu machen (oder wird durch die Unbill der Regel diese

Fähigkeit, sich mit Unzulänglichkeiten abzufinden, vielleicht erst entwickelt?), gelingt es den weitaus meisten Mädchen, zu einer Routinisierung zu kommen und eine zumindest nüchtern-pragmatische Einstellung zur Periode zu erlangen (Mahr 1985). Mehr zu erwarten, ist wahrscheinlich auch nicht angängig.

- Ich betrachte die Regel als positiv, weil ich sonst ja so und so nichts daran ändern kann, wenn man das zu negativ sieht, tut man sich ja nur selbst damit weh.
- ... positiv, weil man sich sowieso daran gewöhnen muß.
- ... egal, weil es halt so ist.
- ... egal, weil ich da doch nichts gegen tun kann.
- Es ist ebend so, man muß sich damit abfinden.

Ist also bei progressiven Mädchen das Bild der unter ihrem monatlichen Unwohlsein leidenden Frau längst nicht mehr dominierend, bleiben ignorante Mädchen durch Unwissen und mangelnde Hintergrundinformationen einer „self-fulfilling prophecy" (Ruble u. Brooks-Gunn 1982) verhaftet.

Da aber einmal eingeschliffenes Fehlverhalten im Erwachsenenalter schwer zu ändern ist, sollte unsere ganze Aufmerksamkeit den jungen Mädchen gelten. Gerade in dieser Lebensphase sind junge Mädchen tatsächlich sehr auf sich gestellt. Ihrem Elternhaus gegenüber beginnen sie sich in ihren Intimbereich zurückzuziehen. Im Biologieunterricht ist „Der Mensch" und – glücklichenfalls – auch sein Unterleib Gesprächsstoff der 6. Klasse, d. h. der 12jährigen, und vertiefend erst wieder in der 10. Klasse bei den 16- bis 17jährigen. Medizinisch befinden sie sich in einer Versorgungslücke zwischen Hausarzt, Kinderarzt und Frauenarzt. Wir müssen dabei besonders auf die Mädchen achten, die ohne unsere Hilfe angesichts der vielen Probleme stolpern, fallen und wieder stolpern werden – die schlechter begabten Mädchen oder die, die im Elternhaus nur wenig Unterstützung haben –, damit auch sie zu einer Unabhängigkeit gelangen, die für die Entwicklung der weiblichen Identität offenbar von ausschlaggebender Bedeutung ist.

Um Gertrud Höhler (1987) zu zitieren: „In der Kulturgeschichte lassen sich die Strategien ablesen, die Frauen für den Umgang mit dieser Opferrolle entwickelt haben. Heute tragen sie diese Grundhaltung in die Berufswelt. Sie verhalten sich abwartend, wie sie es gelernt haben. Bei jedem Mißerfolg suchen sie andere Schuldige." Es ist eine lohnende Aufgabe, den Mädchen begreiflich zu machen, daß sie ihr Leben, soweit es in ihrer Hand liegt, selbst gestalten müssen; sie können diese Gestaltungsaufgabe an niemanden delegieren, und ihr Scheitern können sie niemandem anlasten.

Mädchen, die zu intellektueller Selbstkontrolle in der Lage sind, werden früher oder später diesen Weg finden. Die anderen scheitern ohne Hilfe schon bei der Gestaltungsaufgabe der Körpervorgänge während der Menstruation. Sie werden nicht davon ablassen, Schuldige für ihre Situation zu suchen und klagend „von einem Helfer zum anderen driften" (Höhler). Sie alle kennen diese Patientin aus dem Praxisalltag.

Schluß

Es dürfte ein Glücksfall sein, wenn ein junges Mädchen wegen Menstruationsbeschwerden selber den Frauenarzt aufsucht. Vielleicht wäre aber manche Mutter dankbar, wenn ihr Frauenarzt ihr seine Lotsendienste anböte, damit sie ihrer heranwachsenden Tochter bei deren Menstruationsbeschwerden mit mehr Kompetenz zur Seite stehen kann.

Ich wünschte mir, daß Aufklärung nicht als einmaliges Ereignis, sondern als jahrelanger entwicklungsbegleitender Prozeß verstanden würde, zu dessen geistig-seelischer Verarbeitung möglichst viele mit der Lebenswirklichkeit junger Mädchen vertraute Frauenärzte kompetente Hilfe anbieten könnten. Da nach allen Statistiken übereinstimmend junge Mädchen heute sehr früh ihre ersten sexuellen Erfahrungen machen (ein Drittel aller 16jährigen verfügt bereits darüber), sollte bis zu diesem Zeitpunkt die persönliche Identität als wichtigste psychologische Voraussetzung für Intimität von möglichst vielen Mädchen erworben werden können. Auf diesem als sicheren Besitz erarbeiteten Körperkonzept dürften andere psychosoziale Faktoren wie belastende Lebensereignisse, allgemeine emotionale Labilität und negative Reaktionen der Umwelt nur eine untergeordnete Rolle spielen.

Literatur

Derbolowski J (1988) Körperbewußtsein – ein wichtiger Aspekt psychosomatisch orientierter Gynäkologie und Geburtshilfe. (Vortrag beim 47. Kongreß der Deutschen Gesellschaft für Gynäkologie und Geburtshilfe)

Esser Mittag J (1988) Sexualerziehung und Sexualhygiene. In: Stolecke H, Terruhn V (Hrsg) Pädiatrische Gynäkologie. Springer, Berlin Heidelberg New York Tokyo, S 230–253

Frank A (1955) Das Tagebuch der Anne Frank. Fischer, Frankfurt, S 102–105

Höhler G (1987) „Was kostet eine Karriere?" MUT 234:8–9

Mahr E (1985) Menstruationserleben – Eine medizinpsychologische Untersuchung. Beltz, Weinheim (Ergebnisse der Frauenforschung, hrsg. an der Freien Universität Berlin, Bd 6, S 46–47, 116–119)

Ruble DN, Brooks-Gunn J (1982) The experience of menarche. Child Dev 53:1557

Rutschky K (1984) Mein Fremdkörper. Merkur – Dtsch Z Europ Denken 2:181–190

Strauss B, Appelt H, Lange C (1987) Deutsche Neukonstruktion und Validierung des „menstrual attitude questionnaire". Psychother Med Psychol 37:175–182

Strauss B, Appelt H (1988) Der Menstruationszyklus der Frau – Psychische Begleiterscheinungen und deren Determinanten. Enke, Stuttgart (Bücherei der Frauenärzte, Bd 28, Psychoendokrinologische Gynäkologie, S 66–96)

Physiologie des Menstruationszyklus

W. Braendle

Der Menstruationszyklus ist eine biologische Einheit, die gebildet wird aus deszendierenden und aszendierenden Informationen humoraler Art. Dabei besteht eine interne Autoregulation derart, daß durch Quantität und Qualität der Reaktion in einem Organ die Abläufe in anderen Organen beeinflußt werden. Einflußnahme von außen – Licht, Ernährung, Streß – spielen für den Menschen, soweit bis heute bekannt, im physiologischen Bereich nur eine geringe Rolle, führen aber bei extremer Änderung zu Störungen des zyklischen Ablaufs bis hin zur Amenorrhö (z.B. Leistungssport, Lageramenorrhö). Es muß aber auch bedacht werden, daß auch schon durch eine Untersuchung, d.h. durch die Teilnahme an einer Studie während eines ganzen Zyklus, der Ablauf desselben beeinflußt werden kann. Dies muß insbesondere in Betracht gezogen werden bei der Interpretation der analytischen Ergebnisse, denn der hormonelle Ablauf des Zyklus ist ein Zusammenspiel von Zentralnervensystem, Hypothalamus, Hypophyse und Ovar.

Die methodischen Möglichkeiten der endokrinologischen Analytik haben uns in den letzten Jahren einen tieferen Einblick in den hormonellen Ablauf des Menstruationszyklus verschafft. Zwar stellt sich das Geschehen heute nicht minder komplex dar, aber wir haben vieles hinzugelernt über die hormonelle Interaktion von Zellen in verschiedenen Organen und von Organen, die in den Ovarialzyklus eingebunden sind.

Seit langem bekannt ist uns der typische Verlauf der ovariellen Hormone. Er korreliert zu Follikelwachstum, Ovulation und Corpus-luteum-Formation. Im Uterus erfolgt unter der Wirkung der Östrogene die Proliferation des Endometriums. Die Gestagene der Lutealphase führen zur sekretorischen Umwandlung. Nach dem Abfall beider Hormone in der späten Lutealphase kommt es zur Desquamation des Endometriums, der Menstruation.

Die Dauer eines Menstruationszyklus beträgt im Mittel 28–29 Tage beim Menschen, die Schwankungen sind im reproduktionsfähigen Alter gering. In den ersten Jahren nach der Menarche und im Klimakterium sind Unregelmäßigkeiten häufiger. Die Ursache für diese Schwankungen sind verschieden. Nach der Menarche besteht noch keine volle Funktionstüchtigkeit des Hypothalamus, insofern erfolgt eine unregelmäßige und insuffiziente Stimulation der Gonadotropinausschüttung. Im Klimakterium kommt es durch die nachlassende ovarielle Reaktivität auf die noch regelrechte Gonadotropinausschüttung zu Unregelmäßigkeiten des Menstruationszyklus.

Auf eine Typologie des unregelmäßigen Menstruationszyklus (z.B. Oligomenorrhö, Polymenorrhö) haben wir verzichtet, da sie keine sicheren und ausreichenden Hinweise auf die zugrundeliegende Störung gibt. Und regelmäßiger Menstruationszyklus bedeutet nicht eo ipso, daß ein ovulatorischer Verlauf vorliegt.

Um definitive Normalwerte für fertile Zyklen zu erhalten, müssen Konzeptionszyklen untersucht werden, aus denen eine normal weiterwachsende Gravidität resultiert. Nur in diesen Zyklen ist sicher, daß eine Ovulation eintrat und auch die endokrinen Abläufe für alle Organe ausreichend waren, um die Voraussetzung für die Konzeption und die Nidation des Embryos zu gewährleisten. Hinsichtlich der frühen Lutealphase besteht allerdings eine gewisse Unsicherheit, inwieweit nicht schon Signale des Präimplantationsembryos die Lutealfunktion beeinflussen können (early pregnancy factor, hCG); jedoch liegen bisher keine Untersuchungen vor, die dies beweisen.

Das Endometrium ist das deutlichste Erfolgsorgan der ovariellen Hormone. Es ist aber selbst nicht eingebunden in das Rückkopplungssystem von Hypothalamus, Hypophyse und Ovar. Die klassischen Untersuchungen zur Morphologie des Endometriums stammen aus einer Zeit, als exakte hormonelle Untersuchungen noch nicht möglich waren (Schröder 1913; Noyes et al. 1950). Korrelationen der Endometriummorphologie zu endokrinen Profilen haben merkwürdigerweise größere Variationen erkennen lassen, als erwartet wurden. Östradiol bewirkt die Proliferation des Endometriums, eine quantitative Korrelation zwischen Serumöstradiolspiegeln und der Mitoserate des Endometriums aber wurde nicht gefunden (Jansen u. Johannisson 1985). Nun ist die Quantität der Östrogenwirkung nicht allein abhängig von der Höhe der Östrogenspiegel, sondern das Ausmaß der Hormonwirkung wird ebenso bestimmt durch die Konzentration der Rezeptoren im Zielgewebe. Der Östrogenrezeptorgehalt im Endometrium aber ist nicht statisch, sondern ändert sich während des Zyklus. Östrogene stimulieren ihre eigenen Rezeptoren und führen so zu einer sich selbst verstärkenden Wirkung. In der späten Proliferationsphase stimulieren sie zudem die Progesteronrezeptorsynthese und schaffen die Voraussetzung für die Wirkung der Gestagene (Levy et al. 1980; Baulieu et al. 1980).

Die Wirkung eines Hormons ist somit weder quantitativ noch qualitativ immer exakt die gleiche, sondern durch bestimmte Bedingungen in bestimmten Zielgeweben werden Quantität und Qualität der Hormonwirkung reguliert.

Dies trifft in weit stärkerem Maße als für das Endometrium für Ovar und Hypophyse zu. Auf die Regulationsprinzipien dieser Interaktion und ihrer zyklischen Koordination soll im folgenden eingegangen werden.

Normalerweise kommt es beim Menschen in jedem Zyklus zur Ovulation nur eines Follikels. Wodurch aber wird der Follikel bestimmt, der in diesem Zyklus ovuliert? Durch welche Signale werden die anderen Follikel in ihrem Wachstum beeinträchtigt und werden atretisch? Wie lange dauert der Prozeß von der Initiation der Follikelreifung bis zur Ovulation? Wann ist in diesem Reifeprozeß entschieden, daß nur ein Follikel zur Ovulation kommt?

Vollständige Antworten auf all diese Fragen können nicht gegeben werden. Auch Teilantworten sind auf viele Fragen nur aufgrund mehrerer Einzelbefunde möglich. Der Versuch einer Erklärung der Regulation der Follikelreifung enthält daher nach wie vor Hypothesen, und es lassen sich bisher in keinem Modell alle Faktoren unterbringen.

In der Follikelreifung können 3 Phasen unterschieden werden, die nacheinander ablaufen: Rekrutierung, Selektions- und Dominanzphase (Goodman u. Hodgen 1983).

Nach einer hormonunabhängigen Initiation des Follikelwachstums erfolgt unter der Wirkung von Östradiol und FSH die Rekrutierung einer Kohorte von Follikeln, die zunächst relativ gleichmäßig heranwachsen. Diese Rekrutierungsphase, die am Ende des voraufgegangenen Zyklus beginnt, ist etwa mit dem 4. Zyklustag abgeschlossen. Sie geht über in die Selektionsphase: In dieser Zeit – etwa bis zum 7. Zyklustag – hat sich der Follikel „durchgesetzt", der zum dominanten Follikel wird. In der Dominanzphase bis etwa zum 12./13. Zyklustag reift der führende Follikel zum ovulatorischen heran.

In der Rekrutierungsphase, am Zyklusbeginn, sind die FSH-Serumspiegel hoch. In dem Ovar, das das Corpus luteum des voraufgegangenen Zyklus beherbergt, sind auch die Progesteronspiegel noch hoch, zumindest höher als im kontralateralen Ovar. Diese lokal erhöhte Progesteronkonzentration muß sich bereits bei der Rekrutierung auswirken, denn es werden weniger Follikel rekrutiert, sehr früh schon sind die Östrogenspiegel in dem kontralateralen Ovar höher, und in der Regel stammt der dominante Follikel aus dem kontralateralen Ovar. Als Angriffspunkt dieser lokalen Progesteronwirkung wird der Einfluß auf den Steroidmetabolismus angesehen. Völlig unklar ist dabei jedoch, wodurch die Zahl der rekrutierten Follikel bestimmt wird; da speziesspezifische Unterschiede bestehen, ist eine genetische Fixierung wahrscheinlich.

In der sich anschließenden Selektionsphase bestimmt die lokale intrafollikuläre Konzentration und Wirkung von Östradiol und FSH das weitere Schicksal der Follikel. Die Wirkung von Östradiol und FSH besteht zu diesem Zeitpunkt im wesentlichen in einer Rezeptorinduktion, einer mitotischen Stimulation der Granulosa- und Thecazellen und einer Stimulation der Aromataseaktivität. Es liegt nahe, daß die Follikel jeder Kohorte sich zu Zyklusbeginn in ihrer Rezeptorausstattung und ihren Enzymaktivitäten nur gering unterscheiden, und sie befinden sich jeweils in einer unterschiedlichen intraovariellen Umgebung. Diese geringen Unterschiede der Reaktivität müssen als entscheidende Faktoren einer intraovariellen Autoregulation angesehen werden. Auch hier kommt wieder, wie beim Endometrium, der Verstärkereffekt des Östradiol zum Tragen: Östradiol induziert FSH-Rezeptoren und erhält damit auch bei sinkenden FSH-Spiegeln die hohe Östradiolproduktion desjenigen Follikels, der die Phase der Selektion übersteht und zum dominanten Follikel heranreift.

Der dominante Follikel, dem dann weitgehend die Östradiolproduktion des Ovars zugeschrieben werden muß, unterdrückt gewissermaßen über eine hypophysäre Rückkoppelung die Weiterentwicklung anderer Follikel. Inhibin ist in der Follikelflüssigkeit großer humaner Follikel nachgewiesen; es hemmt die FSH-Ausschüttung. Durch seine hohe FSH-Reaktivität – hohe FSH-Rezeptor-Konzentration und hohe Aromataseaktivität – reichen die noch vorhandenen FSH-Spiegel für den dominanten Follikel aus, um die Östrogendominanz zu bewahren. Die anderen Follikel hingegen sind durch den LH-Stimulus zwar weiterhin aktiv an der Steroidbiosynthese beteiligt, metabolisieren die anfallenden Androgene aber nicht mehr in Östrogene um, da für sie die FSH-Spiegel nicht mehr ausreichen und die Aromataseaktivität zu niedrig ist (Goodman u. Hodgen 1983). Ungeklärt ist allerdings bisher, wie die follikuläre Inhibinsekretion reguliert wird.

Der Effekt der intrafollikulär ansteigenden Androgene verstärkt sich nun noch negativ, da auch vermehrt nicht zu Östrogenen metabolisierbare Androgene gebildet werden. Spätestens ab diesem Zeitpunkt können die anderen Follikel ihrem Schicksal nicht mehr entrinnen und werden irreversibel atretisch. Nach tierexperimentellen Befunden an Primaten ist dieser Schritt der Irreversibilität bereits etwa am 8. Zyklustag abgeschlossen. Wird nämlich ab diesem Zeitpunkt der führende Follikel entfernt, so dauert es 14 Tage, bis eine erneute Ovulation erfolgt, d.h., die neue Follikelreifung muß erst wieder bei der Rekrutierung neuer Follikel einsetzen (Armstrong et al. 1979; Peters u. McNatty 1980; Richards 1980).

Warum kommt zu einem bestimmten Zeitpunkt der dominante Follikel zur Ovulation? – Diese Frage wurde vor allem durch die Untersuchungen der Gruppe um Knobil beantwortet (Knobil 1980). Neben den auch zu diesem Zeitpunkt wirksamen intraovariellen Reaktionen und Interaktionen setzt hier vor allem die hypophysäre und hypothalamische Interaktion ein.

Wir wissen aus den Knobil-Experimenten, daß eine pulsatile Gn-RH-Ausschüttung des Hypothalamus die Gonadotropinsekretion der Hypophyse bewirkt. Die Pulsatilität ist Conditio sine qua non für die hypophysäre Sekretion von FSH und LH. Nach den von Knobil am weiblichen Rhesusaffen gewonnenen Daten ist die pulsatile Gn-RH-Sekretion zeitkonstant und wird hypothalamisch nur negativ über Östrogene reguliert. Die positive Rückkopplung findet auf hypophysärer Ebene statt. Ob dies gleichermaßen für den Menschen gilt, muß noch offen bleiben. Zumindest gibt es einige Hinweise auf weitere ovarielle Einflüsse auf die Hypothalamusfunktion (Braendle et al. 1983; Filicori et al. 1987).

Dargestellt am Knobil-Modell ergibt sich folgendes Regulationsprinzip: Der Hypothalamus stimuliert mit einer Zeit- und Dosis-Konstanz im Rhythmus von 1 Puls/60–90 min über die Gn-RH-Ausschüttung die FSH- und LH-Sekretion des Hypophysenvorderlappens. Die Gn-RH-Wirkung im Hypophysenvorderlappen wird ebenfalls über Rezeptoren vermittelt. Diese Gn-RH-Rezeptoren werden durch die Wirkung des Gn-RH induziert, wenn eine adäquate Dosis des Gn-RH wirksam wird und bis zum nächsten Gn-RH-Impuls ein bestimmtes Zeitintervall gegeben ist. Durch diese pulsatile Sekretion kann Gn-RH also wiederum seine eigene Wirkung selbst verstärken.

Die weitere intrazelluläre Wirkung von Gn-RH ist eine doppelte: eine direkte, Ca^{++}-vermittelte LH-Ausschüttung und nach Internalisierung und somit Verbrauch des Rezeptors die Stimulation der LH-Biosynthese (Loumaye u. Catt 1983).

Ovarielle Östrogene beeinflussen die Gn-RH-Wirkung in der Hypophyse: Die akute LH-Ausschüttung wird gehemmt, die Synthese aber stimuliert. Daraus hat Yen (1986) die „Zwei-Pool-Theorie" der Gonadotropine entwickelt:

Die Menge des akut sezernierten LH wird durch Gn-RH bestimmt, die Synthese von LH, die zum Reservepool führt, wird durch Gn-RH und Östradiol stimuliert. Östradiol hemmt zudem die Gn-RH-Rezeptor-Neusynthese, während Gn-RH selbst sie stimuliert. Dieser Synergismus bezüglich der Synthese von LH und Antagonismus bezüglich der Sekretion führt ab einer bestimmten Höhe der Östradiolspiegel (ca. 300 pg/ml über 2–3 Tage) dazu, daß nun die Gn-RH-Wirkung vornehmlich eine Ausschüttung von LH zur Folge hat und jetzt auch die hohen Reservepools entleert werden (Wang et al. 1976). Es findet also kein Umschalten auf hypophysärer oder hypothalamischer Ebene in der Reaktion auf Östrogene statt. Eine bestimmte Dauer der Östradiolwirkung an der Hypophyse und das Überschreiten einer bestimmten Schwelle – bewirkt durch die hohe Östradiolsekretion des dominanten Follikels – determinieren das zeitliche Auftreten des LH-Gipfels, der dann die Ovulation bewirkt. Der dominante Follikel selbst ist also der Zeitgeber für das Auftreten des LH-Gipfels und in seiner Folge der Ovulation.

Ein weiterer Rückkopplungsmechanismus scheint für den Menschen eine Rolle zu spielen, der Ausmaß und vor allem Dauer des LH-Gipfels betrifft. Während der normale mittzyklische LH-Gipfel sich über 48 h erstreckt, konnte experimentell durch Östrogengabe lediglich ein LH-Gipfel induziert werden, der halb so lange andauerte. Erst die zusätzliche Gabe von Progesteron führte zu einem normal langen LH-Gipfel. Wo diese Rückkopplung ansetzt und wie sie reguliert wird, ist bisher unklar (Liu et al. 1983).

Diskutiert wird sowohl für Östradiol als auch Progesteron ein zusätzlicher hypothalamischer Angriffspunkt: durch Östradiol eine Stimulation der Frequenz der GnRH-Ausschüttung und durch Progesteron eine Erhöhung der Amplitude des GnRH-Pulses (Braendle et al. 1983; Filicori et al. 1987).

Erwähnt werden müssen bei der Regulation der Follikelreifung und der Ovulation, insbesondere in Hinblick auf die Eizelle, auch weitere intrafollikuläre Faktoren: ein Luteinisierungshemm- und stimulationsfaktor (Channing et al. 1982), ein follikuläres Regulatorprotein, das die Aromataseaktivität beeinflußt (diZerega u. Hodgen 1981; diZerega et al. 1983) und ein Hemmfaktor der Oozytenreifung (Tsafriri et al. 1986).

Mit Beginn des LH-Anstiegs setzen verschiedene rapide Veränderungen im Graaf-Follikel ein: Das intrazelluläre und intrafollikuläre cAMP steigt steil an, gefolgt von einem Anstieg der Progesteronspiegel. Damit einher geht die Luteinisierung der Granulosazellen.

Für die Oozytenreifung spielt der Abfall des „oocyte maturation inhibitors“ eine Rolle, aber auch der cAMP-Anstieg und anschließende Abfall, der eine Entkoppelung des Eizell-Cumulus-Komplexes vom Follikel zur Folge hat.

Der Anstieg proteolytischer Enzyme – Kollagenase, Plasmin- und die Zunahme der Prostaglandinkonzentration in der Follikelflüssigkeit spielen eine Rolle für die Andauung der Follikelwand und die Ausstoßung des Eizell-Cumulus-Komplexes. Die exakten Mechanismen dieses Vorganges wie auch die Rolle ovariellen Oxytozins für die Ovulation sind allerdings bisher nicht hinreichend geklärt (Schams 1989).

Mit der Ovulation beginnt die Luteinisierung der Granulosa- und Thecazellen und die anschließende Formation des Corpus luteum, das etwa am 7.–8. Tag nach dem LH-Gipfel das Maximum seiner Aktivität erreicht hat. Zu diesem Zeitpunkt produziert es etwa 25 mg Progesteron pro Tag und ist damit das aktivste Organ der Steroidbiosynthese.

Welche Faktoren sind entscheidend für diese Aktivität des Corpus luteum? Wodurch wird das Corpus luteum in seiner Aktivität erhalten? Und warum ca. 14 Tage, warum nicht länger oder kürzer?

Luteinisierung und Progesteronbiosynthese sind direkt abhängig von der LH-Stimulation der Lutealzellen. Das Ausmaß der LH-Wirkung hängt außer von der LH-Konzentration ab von der Ausstattung der Zellen mit LH-Rezeptoren. Die LH-Rezeptoren aber werden induziert durch FSH. Dies bedeutet, daß nur aus einem adäquat herangereiften Follikel, der mit ausreichenden LH-Rezeptoren ausgestattet ist, ein funktionstüchtiges Corpus luteum werden kann. Dies ist durch tierexperimentelle Befunde bestätigt, die gezeigt haben, daß dem FSH-Mangel in der frühen Follikelphase eine verminderte Progesteronproduktion in der Lutealphase folgt (diZerega u. Hodgen 1981).

Ein weiterer entscheidender Faktor für das Ausmaß der Steroidbiosynthese im Corpus luteum ist die Verfügbarkeit über die Ausgangssubstanz: Cholesterin. Nach der Ovulation kommt es zu einer raschen Gefäßeinsprossung in das luteale Gewebe, und damit wird LDL-Cholesterin für die Zellen zugänglich, während in der Follikelphase LDL wegen seines hohen Molekulargewichts (LDL 2,2 Mio., HDL 200000) die Granulosazellen nicht erreichen konnte.

Aber auch die Stereoidbiosynthese des Corpus luteum läuft nicht autonom ab, sondern wird direkt stimuliert durch hypophysäres LH. Die LH-Fluktuation in der Lutealphase weist eine deutlich geringere Frequenz, aber eine hohe Amplitude auf. Die ovarielle Progesteronsekretion folgt diesem Profil. Eine Unterdrückung der hypophysären LH-Sekretion hat einen sofortigen Abfall der Progesteronproduktion zur Folge.

Warum sinkt die Aktivität des Corpus luteum nach dem 8. Tag der Lutealphase ab, wenn es nicht zum Eintritt einer Gravidität kommt? Die Frequenz der pulsatilen LH-Sekretion nimmt in der Lutealphase deutlich ab. Dies ist Folge der hypothalamischen Progesteronwirkung. Bei fehlender Progesteronbildung kommt es nämlich nicht zu dieser Frequenzänderung. Und exogene Gestagene haben ebenso eine Reduktion der LH-Pulsationsfrequenz zur Folge (Braendle et al. 1983).

Was aber resultiert für das Corpus luteum selbst aus dieser Verminderung der LH-Pulsationsfrequenz? Die LH-Stimulation reicht nicht mehr aus, um die Steroidbiosynthese in ausreichendem Maße zu unterhalten, und sie bricht zusammen. Das heißt, daß das Corpus luteum selbst durch seine Progesteronproduktion seine Lebensdauer determiniert. Wie in der Follikelphase, in der Dauer und Anstieg der ovariellen Östrogenproduktion das Follikelwachstum beenden und den Prozeß der Ovulation einleiten, so ist die biologische Uhr für die Lutealphase wiederum das Ovar, diesmal allerdings das Corpus luteum, das über Dauer und Höhe der Progesteronproduktion die hypothalamische Frequenz der Gn-RH-Ausschüttung senkt und damit sich selbst den Stimulus für die weitere Funktionsfähigkeit nimmt und seine eigene Auflösung, die Luteolyse, bestimmt. Ein extraovarieller Faktor allerdings kann in der mittlutealen Phase diese Autoregulation des Corpus luteum durchbrechen: der Anstieg chorialen Gonadotropins.

So schlüssig dieses Modell scheint, muß es doch an vielen Stellen hypothetisch bleiben. Nicht erklären läßt sich in diesem Modell zum Beispiel ein in seinem zeitlichen Ablauf regelmäßiger anovulatorischer Zyklus oder die regelmäßige Blutung bei Lutealphasendefekt.

Eingegangen werden soll kurz noch auf die Vorgänge im Endometrium, die sich mit nachlassender Corpus-luteum-Funktion einstellen. In der späten Sekretionsphase sinken die Östradiol- und Progesteronrezeptorkonzentrationen ab. Mit der Abnahme der Progesteronwirkung erfolgt ein Anstieg der Prostaglandine, vornehmlich des $PGF_{2\alpha}$. Während $PGF_{2\alpha}$ beim Menschen keine Luteolyse bewirkt, wie bei vielen Tierspezies, kann aber mit exogenem $PGF_{2\alpha}$ eine Menstruationsblutung hervorgerufen werden, auch wenn die Progesteronspiegel nicht abfallen (Lehmann 1978). Der Abfall der ovariellen Steroide führt zu ausgeprägten morphologischen und vaskulären Veränderungen, Gefäßspasmen und ischämischen Nekrosen (Zahradnik 1989). Zugleich steigt die Aktivität einer Gruppe von Enzymen, sauren Hydrolasen, die direkt beteiligt sind am Abbau des Gewebes. Diese Hydrolasen werden angereichert in den Interzellulärspalten der Stroma- und Epithelzellen und in den Basalmembranen der Arteriolen. Aus diesen Befunden wurde das „lysosomale Konzept" der Menstruationsblutung entwickelt: Durch den Abfall des Progesterons erfolgt eine Abnahme der Stabilität der Lysosomenmembran, dadurch werden Phospholipasen freigesetzt, durch die es zum Anstieg von Ausgangssubstanzen für die Prostaglandinsynthese kommt und schließlich zur Prostaglandinfreisetzung (Janssen et al. 1987). Im Menstrualblut findet sich eine etwa 10fach höhere Konzentration von $PGF_{2\alpha}$ als im Endometrium. Die hohen Prostaglandinspiegel bedingen wahrscheinlich auch den Eintritt der Regelblutung, indem sie die Konstriktion der Spiralarterien und die Abstoßung degenerierten Endometriums durch myometrane Kontraktionen bewirken (Zahradnik 1989). Die Gerinnungshemmung im Menstrualblut ist Folge der im Endometrium synthetisierten Prostazykline, welche die Thrombozytenaggregation hemmen, und einer insgesamt erhöhten fibrinolytischen Aktivität des abgestoßenen Endometriums. Durch quantitativ unterschiedliche Prostazyklinsynthese kann auch Intensität und Dauer der Menstruationsblutung beeinflußt werden.

Abgestoßen wird bei der Menstruation die gesamte Zona functionalis des Endometriums, nachdem die Zellen irreversibel geschädigt sind und keine DNA-Synthese mehr aufweisen. Die Beendigung der Menstruation wird durch lokale Gefäßspasmen und Thrombenbildung herbeigeführt. Der Wiederaufbau des Endometriums beginnt erst, nachdem die Funktionalis vollständig abgestoßen ist, an den Stellen, die frei von sekretorischem Endometrium sind. Dies mag darin begründet sein, daß von dem abgestoßenen sekretorischen Endometrium gewebsspezifische Mitosehemmer abgegeben werden, Chalone. Erst wenn deren Einfluß nachläßt, etwa am 3.–4. Tag nach Menstruationsbeginn, kann eine neue Proliferation beginnen.

Literatur

Armstrong DT, Goff AK, Dorrington JH (1979) Regulation of follicular estrogen biosynthesis. In: Midgley AR, Sadler WA (eds) Ovarian follicular development and function. Raven, New York, pp 169–182

Baulieu EE, Mortel R, Robel P (1980) Oestrogen and progesterone receptors in human endometrium: Regulatory and pathophysiological aspects. In: Diczfalusy E, Fraser IS, Webb FTG (eds), WHO Symposium on steroid contraception an mechanism of endometrial bleeding. Pitman, Bath, pp 266–290

Braendle W (1989) Menstruationszyklus und Ovarialfunktion. In: Bettendorf G, Breckwoldt M (Hrsg) Reproduktionsmedizin. Fischer, Stuttgart New York, S 49–65

Braendle W, Mauerer W, Schroeder H, Bettendorf G (1983) Pulsatility of gonadotropin secretion in ovarian insufficiency with spontaneous bleedings. In: Leyendecker G, Stock H, Wildt L (eds) Brain and pituitary peptides II pulsatile administration of Gn-RH in hypothalamic failure: Basic and clinical aspects. Karger, Basel, p 58

Channing CP, Anderson LO, Hoover DJ, Kolena J, Osteen KG, Pomerantz SH, Tanabe K (1982) The role of nonsteroidal regulators in control of oocyte and follicular maturation. Recent Prog Horm Res 38:331

diZerega GS, Hodgen GD (1981) Folliculogenesis in the primate ovarian cycle. Endocr Rev 2:27

diZerega GS, Campeau JD, Nakamura RN, Ujita EL, Lobo R, Marrs RP (1983) Activity of a human follicular fluid protein(s) in spontaneous and induced ovarian cycles. J Clin Endocrinol Metab 57:838

Ferin M, Van Vugt D, Wardlaw S (1984) The hypothalamic control of the menstrual cycle and the role of endogenous opioid peptides. Recent Prog Horm Res 40:441–480

Filicori M, Santoro N, Crowley WF (1987) Pulsatile secretion in the normal menstrual cycle. In: Wagner TOF, Filicori M (eds) Episodic hormone secretion: From basic science to clinical application. TM, Hameln, pp 141–146

Goodman AL, Hodgen GD (1983) The ovarian triad of the primate menstrual cycle. Recent Prog Horm Res 39:1
Jansen RPS, Johannisson E (1985) Endocrine response in the female genital tract. In: Shearman RP (ed) Clinical reproductive endocrinology. Livingstone, Edinburgh London Melbourne New York, pp 109–164
Knobil E (1980) The neuroendocrine control of the menstrual cycle. Recent Prog Horm Res 36:53
Kreitmann B, Bugat R, Bayard F (1979) Estrogen and progestin regulation of the progesterone receptor concentration in human endometrium. J Clin Endocrinol Metab 49:926
Lehmann F (1978) Untersuchungen zur menschlichen Corpus-Luteum-Funktion. In: Lehmann F (Hrsg) Fortschritte der Fertilitätsforschung. Grosse, Berlin
Lenton EA, Landgren BL (1985) The normal menstrual cycle. In: Shermann RP (ed) Clinical reproductive endocrinology. Livingstone, Edinburgh London Melbourne New York, pp 81–108
Levy C, Robel P, Gautray JP, Debrux J, Verma U, Descomps B, Baulieu EE, Eychenne B (1980) Estradiol and progesterone receptors in human endometrium: Normal and abnormal menstrual cycles and early pregnancy. Am J Obstet Gynecol 136:646
Lindner HR, Tsafriri A, Liebermann ME, Zor U, Koch Y, Bauminger S, Barnea A (1974) Gonadotropin action on cultured Graafian follicles: Induction of maturation division of the mammalian oocyte and differentiation of the luteal cell. Rec Prog Horm Res 30:79
Liu JH, Yen SSC (1983) Induction of midcycle gonadotropin surge by ovarian steroids in women: A critical evaluation. J Clin Endocrinol Metab 57:797
Loumaye E, Catt KJ (1983) Agonist-induced regulation of pituitary receptors for gonadotropin-releasing hormone. J Biol Chem 258:12002
Norman RL, Gliessman P, Lindstrom SA, Hill J, Spies HG (1982) Reinitiation of ovulatory cycles in pituitary stalk-sectioned rhesus monkeys: Evidence for a specific hypothalamic message for the preovulatory release of luteinizing hormone. Endocrinology 111:1874
Noyes RW (1959) The underdeveloped secretory endometrium. Am J Obstet Gynecol 77:929–945
Peters H, McNatty KP (1980) The ovary. Granada, London
Richards JS (1980) Maturation of ovarian follicles: Actions and interactions of pituitary and ovarian hormones on follicular cell differentiation. Physiol Rev 60:51
Schams D (1989) Neurohypophyse. In: Bettendorf G, Breckwoldt M (Hrsg) Reproduktionsmedizin. Fischer, Stuttgart New York, S 46
Schröder R (1913) Der normale menstruelle Zyklus der Uterusschleimhaut. Hirschwald, Berlin
Spies HG, Norman RL (1975) Interaction of estradiol and LHRH on LH release in rhesus females: Evidence for neural site of action. Endocrinology 97:685–692
Tsafriri A, Braw RH, Reich R (1986) Follicular development and the mechanism of ovulation. In: Insler V, Lunenfeld B (eds) Infertility: Male and female. Livingstone, Edinburgh London Melbourne New York, pp 73–100
Tseng L, Gurpide E (1974) Estradiol and 20a-dehydroprogesterone dehydrogenase activities in human endometrium during menstrual cycle. Endocrinology 94:419
Tseng L, Liu HC (1981) Stimulation of arylsulfotransferase activity by progestins in human endometrium in vitro. J Clin Endocrinol Metab 53:418
Wang CF, Lasley BL, Lein A, Yen SSC (1976) The functional changes of the pituitary gonadotrophs during the menstrual cycle. J Clin Endocrinol Metab 42:718
Yen SSC (1986) The human menstrual cycle. In: Yen SSC, Jaffe RB (eds) Reproductive endocrinology. Saunders, Philadelphia, pp 200–236
Zahradnik HP (1989) Eicosanoide. In: Bettendorf G, Breckwoldt M (Hrsg) Reproduktionsmedizin. Fischer, Stuttgart New York, S 90–96

Wechselwirkung seelischer, körperlicher und endokriner Faktoren im Menstrualzyklus

A. T. Teichmann

In wenigen Bereichen der Medizin sind Physiologie und soziokulturelle Traditionen so eng verwoben wie im weiblichen Sexualzyklus. In allen Zeitaltern und Kulturkreisen sind dem Zyklus der Frau und im besonderen der Menstruation zahlreiche mitunter absonderliche Eigenschaften attribuiert worden, welche überwiegend mythisch-magischen Charakter hatten. So ist Plinius' d. J. These, daß beispielsweise in Gegenwart menstruierender Frauen der Most sauer zu werden pflege, für unsere heutigen Begriffe ebenso unverständlich wie die Deutung der Menstruation als Folge einer Versündigung, wie Hildegard von Bingen (1098–1179) sie verstanden hat (Fischer-Homberger 1979). Theorien von der Giftigkeit des Menstrualblutes, aber auch seiner magischen Kraft, hielten sich bis in das 20. Jahrhundert hinein und wurden abgelöst von fast modern anmutenden Anschauungen in der forensischen Psychiatrie, nach denen die Menstruation als strafmildernd und hafterleichternd, zumal bei jungen Mädchen, gewertet wurde (Krafft-Ebing 1901). Das spektakuläre Gutachten von Katharina Dalton, nach dem 1982 zwei des Mordes angeklagte Frauen in Großbritannien freigesprochen wurden, weil sie eine krankheitswertige prämenstruelle Symptomatik geltend machen konnten (Mahr 1985), verdeutlicht, ein wie hoher Stellenwert zyklusabhängigen Symptomen eingeräumt wird.

Zu Beginn des Zeitalters der modernen Endokrinolgie transplantierte der Göttinger Physiologe Berthold (1803–1861) die Gonaden von Hähnen auf kastrierte Tiere und gelangte zur Hypothese, daß Substanzen aus dem Hoden über das Blut zum Zentralnervensystem transportiert würden und dort Verhaltensänderungen bewirkten. Wissenschaftliche Beobachtungen wie diese legten den Grundstein einer empirischen Psychoendokrinologie, die in der Lage war, jenseits kulturhistorisch gewachsener Deutungen Funktionszustände zu definieren und sie in Beziehung zu physischen Veränderungen sowie solchen des Erlebens und Verhaltens zu setzen (Berthold 1849).

In der Deutung von Beobachtungen und Studien zum Thema der Wechselwirkungen psychischer, somatischer und endokriner Veränderungen standen sich stets zwei Auffassungen gegenüber. Die eine ging von der Dominanz des Endokriniums aus, wie sie tierexperimentell gut belegbar war, während die andere Auffassung eine deutliche Präponderanz seelischer Einflüsse auf endokrinologische Faktoren postulierte. Angesichts einer extrem hohen Prävalenzrate perimenstrueller Beschwerden – Logue u. Moos (1986) gehen davon aus, daß etwa 40% aller Frauen unter geringeren Beschwerden in dieser Zeit leiden, während 2–10% schwerwiegende Beeinträchtigungen erfahren – kommt der Frage des ätiologischen Zusammenhanges seelischer und körperlicher Symptome mit endokrinen Faktoren eine nicht unerhebliche Bedeutung zu. Wenn im folgenden von perimenstruellen Symptomen die Rede ist,

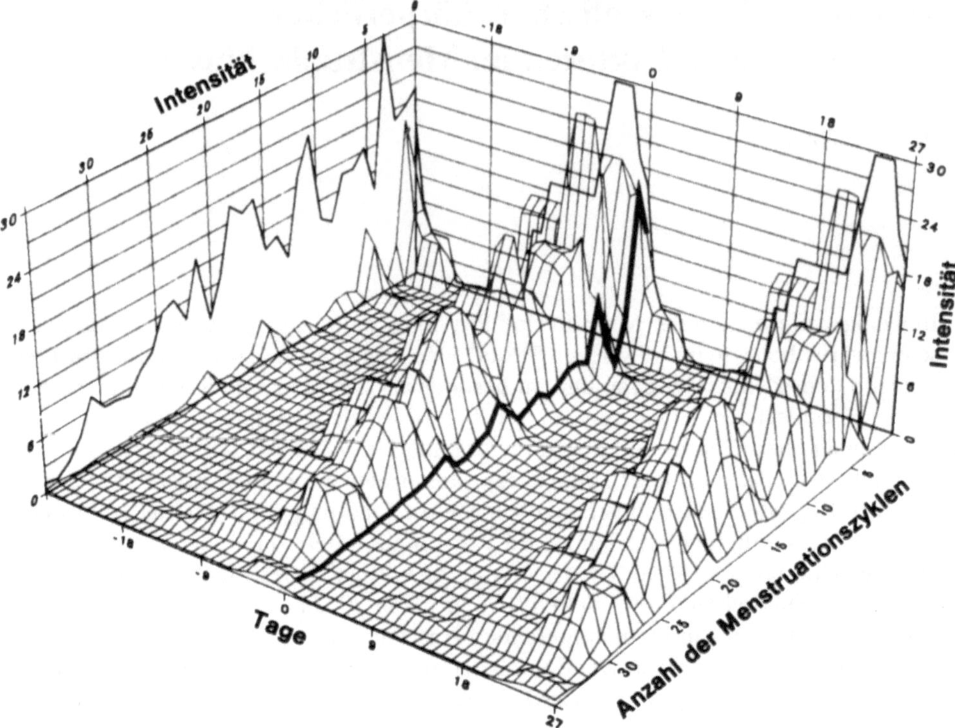

Abb. 1. Progesteronkonzentrationen im Serum (ng/ml) bei 17 Probandinnen mit insgesamt 34 Zyklen. (Aus Breull u. Teichmann 1986)

so soll dies unter ausdrücklichem Hinweis darauf geschehen, daß der Begriff „prämenstruelles Syndrom" als nosologische Einheit krankheitswertigen Formen prämenstrueller Symptomatik vorbehalten ist, während das Auftreten von nicht therapiebedürftigen seelischen und körperlichen Veränderungen im Zuge des Menstrualzyklus und im besonderen um die Zeit der Regelblutung herum als Normvariante angesehen wird. Perimenstruelle Symptomatik beschreibt Phänomene, welche keineswegs nur in der westlichen Hemisphäre beobachtet werden. Zwar sind Prävelanzraten und Ausprägung geographisch und kulturell verschieden, jedoch handelt es sich, wie eine WHO-Studie von 1981 zeigt, um einen ubiquitären Sachverhalt.

Neben den bekannten körperlichen Veränderungen, vor allem dem raschen Abfall der Progesteronspiegel und der damit verbundenen Neigung zur Wasserretention, wird vor und während der Menstruation von neurologischen Veränderungen, wie der elektroenzephalographischen Aktivität des ZNS, und vasomotorischen Auffälligkeiten ebenso berichtet, wie über Veränderungen von Schlafverhalten und Träumen und einer unübersehbaren Flut von allerdings meist inkonsistenten psychischen und Verhaltensänderungen während des Zyklus. Eine Häufung der Suizidfälle, der Unfall- und Fehlleistungsraten und eine Abnahme der Leistungsfähigkeit im Perimenstruum wird ebenfalls angenommen. Gemeinsam ist den meisten der mitgeteilten Beobachtungen, daß sie nicht auf verschiedene Probanden und Patienten-

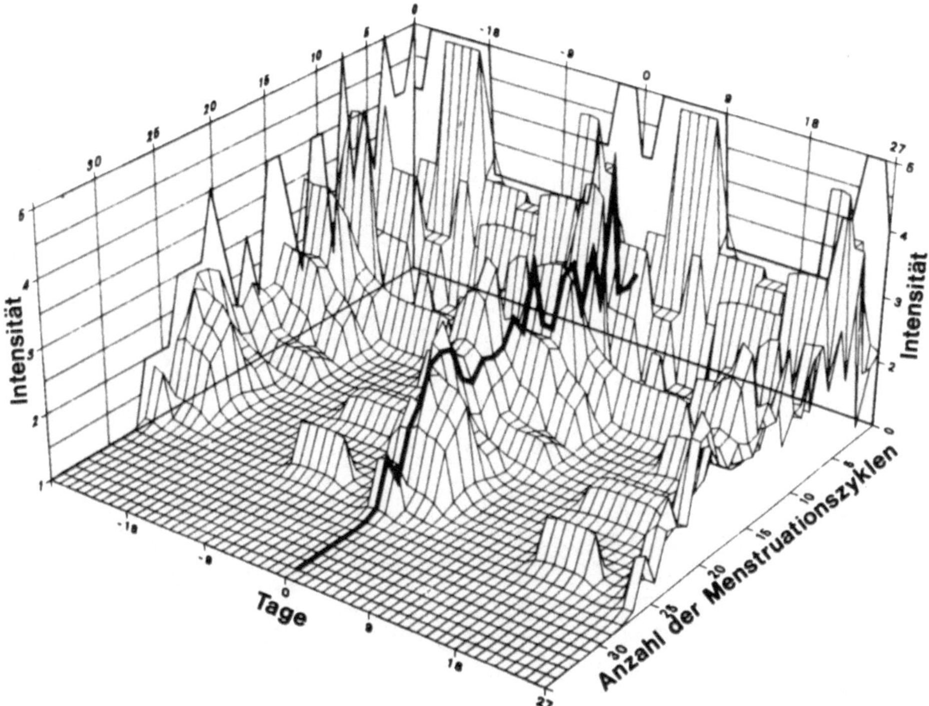

Abb. 2. Variable „Brustspannen" bei 17 Versuchspersonen mit 34 Zyklen. (Aus Breull u. Teichmann 1986)

gruppen übertragbar waren und somit als nicht repliziert anzusehen sind. Trotz einer unübersehbaren Flut von z. T. sehr sorgfältig durchgeführten Studien drängt sich der Verdacht auf, daß Vorstellungen und Hypothesen des Untersuchers einen allzu deutlichen Einfluß auf die produzierten Ergebnisse hatten (Sommer 1973). Die Hypothesen der spezifischen Beeinträchtigung bzw. variabler, zumeist als negativ gedeuteter Effekte führte in der Vergangenheit zu der Bevorzugung univariater Studienkonzepte, deren Aussagefähigkeit angesichts der Komplexität und hohen Individualität der zur Diskussion stehenden Beziehungen limitiert ist.

Widersprüchlichkeit und fehlende Replikation von Untersuchungen zur Interaktion endokriner Faktoren sowie seelischer und körperlicher Symptome im Menstrualzyklus resultieren aus grundliegenden methodologischen Problemen bei der Erfassung und zeitlichen Zuordnung der Variablen wie auch aus deren sehr komplexer gegenseitiger Abhängigkeit, welche die Anwendung eines multivariaten, nichtlinearen Untersuchungskonzeptes notwendig macht (Chalmers 1984). Die hier referierte Untersuchung (Breull u. Teichmann 1986; Teichmann et al. 1986) sollte der Forderung nach Multivariabilität Rechnung tragen und 2 Fragen nachgehen:

1. Welche der in der Literatur für zyklusvariant gehaltenen endokrinen, körperlichen und psychischen Variablen weisen einen zirkamensuellen Rhythmus auf, und welchem Zyklusabschnitt sind sie zuzuordnen?
2. Welche Abhängigkeiten bestehen zwischen den Variablen des Systems?

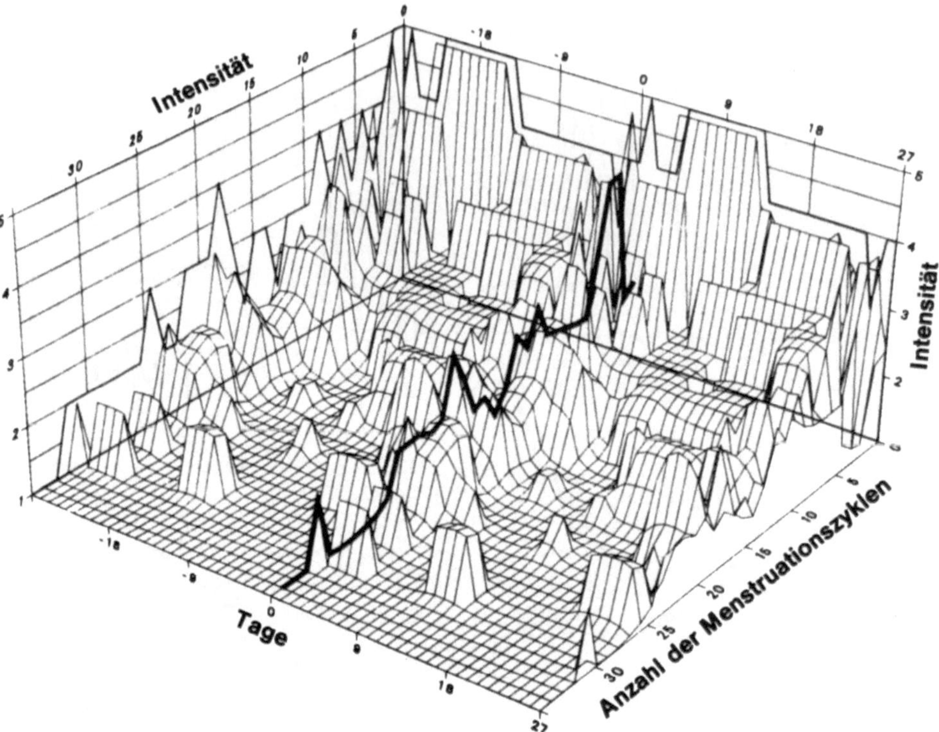

Abb. 3. Variable „Rückenschmerzen“ bei 17 Versuchspersonen mit 34 Zyklen. (Aus Breull u. Teichmann 1986).

Untersucht wurden 17 Frauen im Alter von 26 (22–32) Jahren über insgesamt 55 Zyklen. Es handelte sich um freiwillige Probandinnen mit einem regelmäßigen spontanen Zyklus. Nicht eingeschlossen in die Untersuchung waren Frauen mit jeglicher Form der Hormonmedikation, regelmäßiger Medikamenteneinnahme, Schwangerschaft, behandlungsbedürftiger perimenstrueller Symptomatik, relevanten psychischen und Allgemeinerkrankungen. Alle Probandinnen berichteten über eine Vielzahl zyklusabhängiger körperlicher und seelischer Veränderungen, ohne daß diese jedoch von den Betroffenen selbst als krankheitswertig eingestuft wurden. Während mindestens 2er Zyklen wurden in 4tägigen Abständen jeweils zur selben Tageszeit Blutproben zur Bestimmung der folgenden endokrinologischen Parameter entnommen: LH, FSH, Prolaktin, Östradiol, Progesteron und Kortisol. Subjektiv erfahrene physische und psychische Symptome wurden von der Probandin selbst täglich unter Berücksichtigung der Tagesperiodik in einem Protokollbogen festgehalten, der für

Abb. 4. Zusammenhang zwischen körperlicher Befindlichkeit und Hormonparametern bei 17 Probandinnen mit endokrinologisch intaktem Zyklus (Dominanzanalyse) nach Lehmann und Vester. Die Pfeile stellen die gerichtete Abhängigkeit zwischen den Variablen dar. Als Ausmaß des resultierenden Einflusses sind die Differenzen der quadrierten, nichtlinearen Korrelationskoeffizienten angegeben. (Aus Teichmann et al. 1986)

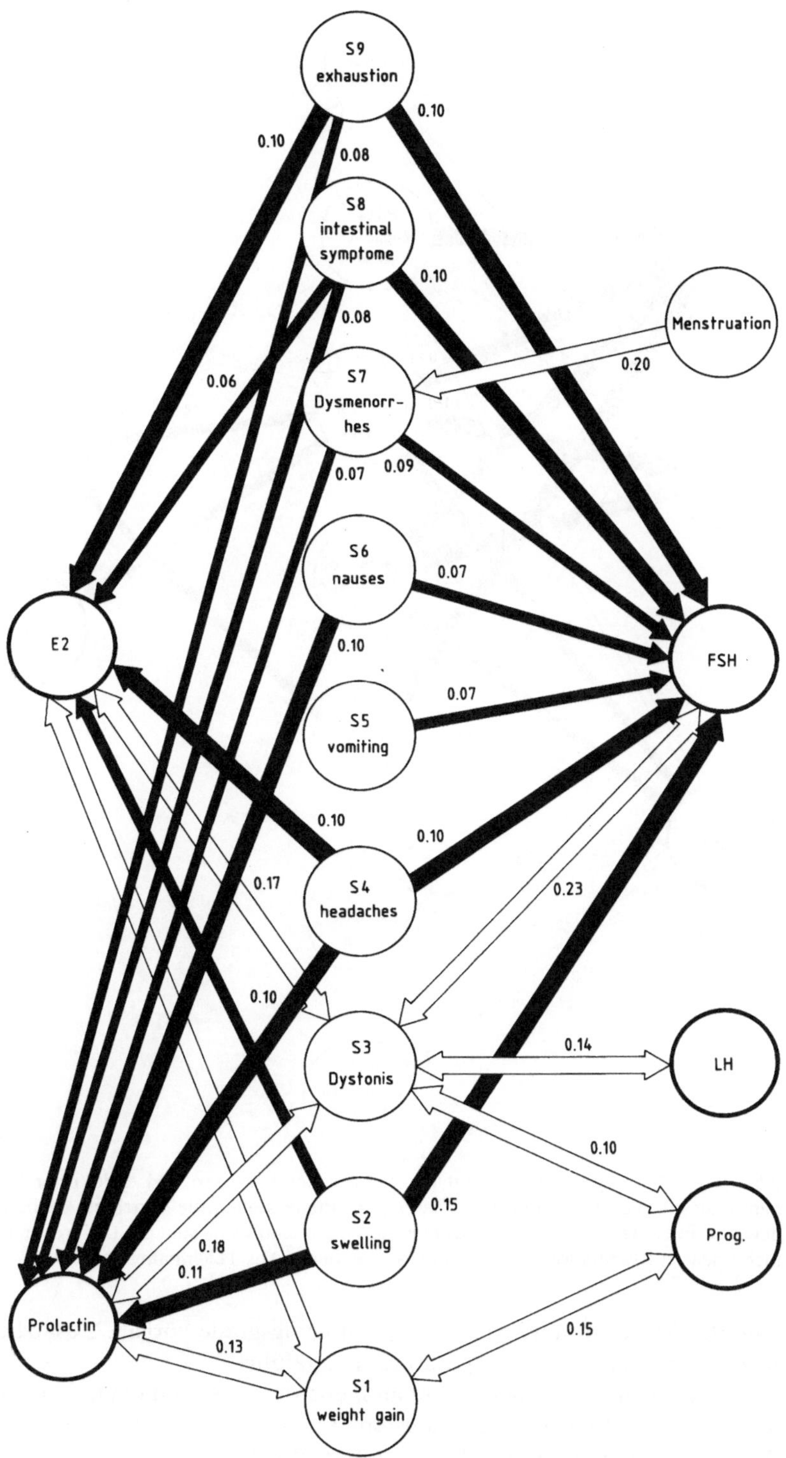
S9
exhaustion
0.10
0.10
0.08
S8
intestinal
symptome
0.10
0.08
Menstruation
0.20
0.06
S7
Dysmenorr-
hes
0.07
0.09
S6
nauses
0.07
E2
0.10
FSH
0.07
S5
vomiting
0.10
0.10
0.17
S4
headaches
0.23
0.10
S3
Dystonis
0.14
LH
0.10
S2
swelling
0.15
Prog.
0.18
0.11
Prolactin
0.13
0.15
S1
weight gain

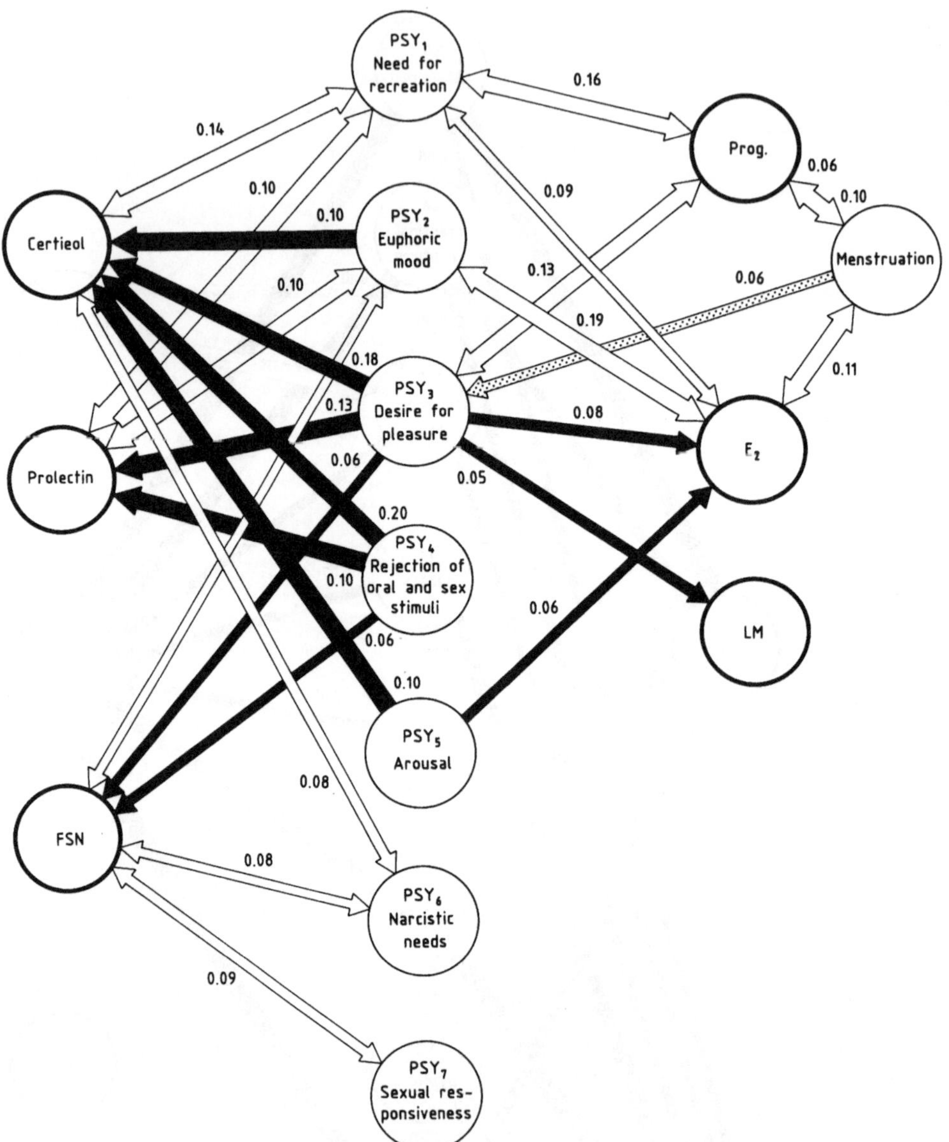

Abb. 5. Gegenseitige Abhängigkeit psychologischer Faktoren und endokriner Parameter (Dominanzanalyse) nach Lehmann und Vester. Die Pfeile stellen die gerichtete Abhängigkeit zwischen den Variablen dar. Als Ausmaß des resultierenden Einflusses sind die Differenzen der quadrierten, nichtlinearen Korrelationskoeffizienten angegeben. (Aus Teichmann et al. 1986)

jede der 38 Symptomvariablen 5 Ausprägungsgrade vorgab. Zusätzlich wurde über jeden Zyklus eine Basaltemperaturkurve geführt.

Die *Datenauswertung* erfolgte an menstruations- und ovulationszentrierten Zyklen. Eine Symptomzeit von mindestens 3 aufeinanderfolgenden Tagen wurde für die Auswertung vorausgesetzt. Eine mathematische Zeit-Reihen-Analyse (Dörscheidt

u. Beck 1975) wurde für Perioden zwischen 2 und 37 Tagen unter der Voraussetzung eines Signifikanzniveaus von $p \leq 0{,}0001$ gerechnet. Zirkadiane Schwankungen wurden dadurch ausgeschlossen, daß sowohl der Protokollbogen zur selben Tageszeit ausgefüllt wurde, als auch alle endokrinen Parameter zirkadian adaptiert erhoben wurden. Der zweiten Frage wurde mit Hilfe der Kausaldominanzanalyse nach Lehmann (1980) und Vester (1983) nachgegangen. Hierbei war es von besonderem Interesse, zu prüfen, welche gegenseitigen Abhängigkeiten zwischen den Variablen der verschiedenen Bereiche bestanden, und sie gerichtet zu quantifizieren. Zur Eliminierung redundanter Informationen wurde eine Faktorenanalyse der körperlichen und seelischen Symptome vorgenommen. So konnte die Auswertung vereinfacht werden. Die gleichsam als Kunstprodukte entstandenen Faktoren stellen unterschiedlich zusammengesetzte Variablenkomplexe dar und überschneiden sich in ihrem Inhalt im Gegensatz zu dem ursprünglichen Variablen nicht mehr. Damit ist die Zahl der Rechenparameter auf 7 psychologische und 9 Faktoren somatischer Befindlichkeit reduziert. Der Zusammenhang zwischen den beiden genannten Faktorengruppen und den endokrinen Zyklusparametern wurde anhand der Kausaldominanzanalyse errechnet. Hierbei wurden die gerichteten nichtlinearen Beziehungen zwischen jedem einzelnen Faktor und den hormonellen Variablen errechnet. Mit diesem Verfahren läßt sich durch Bildung der Differenz quadrierter, nichtlinearer Korrelationskoeffizienten die dominierende Einflußrichtung zwischen 2 Größen quantifizieren. In beiden Richtungen gleichstarke Beziehungen können in diesem Modell als linear interpretiert werden.

Während die klassischen endokrinen Parameter wie die Progesteronkonzentrationen (Abb. 1) erwartungsgemäß eine klare zirkamensuelle Periodik aufwiesen, konnte ein entsprechender Befund für die psychologischen Variablen nicht bestätigt werden.

Hier lagen entweder überhaupt keine erkennbaren Oszillationen vor, oder aber es fanden sich Perioden im Wochen- und 3-Tage-Rhythmus. Lediglich für die typischen prämenstruellen oder menstruationsbedingten körperlichen Symptome konnte eine perimenstruelle Häufung gefunden werden. Dies gilt, wie die Abb. 2 u. 3 zeigen, für die Variablen Brustspannen und Rückenschmerzen, ebenso für das Auftreten von Unterleibskrämpfen, fettigen Haaren, Zunahme des Bauchumfanges und Gewichtsveränderungen. Die Ergebnisse der Dominanzanalysen nach Lehmann u. Vester sind in Abb. 4 u. 5 zusammengefaßt. Beide Abbildungen zeigen deutlich, daß intensive Wechselbeziehungen zwischen fast allen Parametern körperlicher und seelischer Befindlichkeit und den endokrinen Variablen bestehen. Allerdings handelt es sich entweder um Beziehungen, welche in beiden Richtungen gleich stark ausgeprägt sind, so daß als Resultante eine als linear aufzufassende Korrelation entsteht, oder es handelt sich um ein Überwiegen der Faktoren körperlicher und seelischer Befindlichkeit mit dominierendem Einfluß auf die klassischen endokrinen Parameter des Zyklusgeschehens. Eine Ausnahme bildet die Menstruationsblutung selbst, welche erwartungsgemäß als Ursache der dysmenorrhöischen Schmerzen angesehen werden muß, eine einseitige Beziehung, die in Abb. 1 auch ihren entsprechenden Ausdruck findet.

Auffällig an den Ergebnissen der hier referierten Studie ist, daß in einem Kollektiv endokrin gesunder Probandinnen, die alle für sich die Wiederkehr seelischer und körperlicher Symptome während des Zyklus in hohem Ausmaße in Anspruch genommen haben, nur eine geringe Anzahl klar somatisch zu definierender Erscheinungen eine enge Korrelation zum Zyklusgeschehen aufwies. Weitaus die meisten regelmäßig in der Literatur als zirkamensuell variabel angesehenen Symptome erscheinen in der vorliegenden Auswertung als nicht mit dem Menstrualzyklus assoziiert. Die hier auftretende Diskrepanz könnte durch das mit $p \leq 0{,}0001$ sehr hoch gewählte Signifikanzniveau erklärt werden.

Eine Nachprüfung dieses Einwandes jedoch hat ergeben, daß auch eine Heraufsetzung der Irrtumswahrscheinlichkeit bis auf ein Signifikanzniveau von $p \leq 0{,}01$ keine Vermehrung der zyklusabhängigen Variablenzahl mit sich bringt. Ein weiterer Einwand könnte davon ausgehen, daß die Besonderheiten der hier verwendeten Stichprobe im Gegensatz zu allen anderen bisher untersuchten Probandinnenkollektiven für die beschriebenen Diskrepanzen verantwortlich sind. Allerdings sollte man erwarten können, daß gesetzmäßig zyklusabhängige Symptome endokrinen Ursprungs sich an gesunden Frauen, welche eine ausgesprochene Periodizität zahlreicher Erscheinungen für sich in Anspruch nehmen, nachweisen lassen. Einleuchtender erscheint jedoch die Deutung zu sein, daß sowohl Selbstwahrnehmung als auch die entsprechende Forschung von einer langen Tradition kulturhistorisch verstehbarer Vorurteile geprägt sind und besonders durch die betroffene Frau selbst sowie in Gestalt retrospektiver Untersuchungen Zuordnungen vorgenommen werden, die sich bei subtiler Betrachtung als nicht haltbar herausstellen. Periodizität stellt jedoch noch keinen hinreichenden Beweis für einen direkten Zusammenhang zwischen den Variablen körperlicher und seelischer Empfindung und dem Endokrinium des Menstrualzyklus dar. Die hier mitgeteilten Ergebnisse der Kausaldominanzanalyse bestätigen allgemein akzeptierte Vorstellungen, nach denen Endokrinium und psychosomatische Befindlichkeit eng miteinander verknüpft sind. Insofern ist das hergeleitete multivariate Modell des Zusammenhanges zwischen körperlichen und seelischen Symptomen und hormoneller Regulation des Zyklus ein mit wissenschaftlichen Methoden gewonnener Hinweis dafür, daß ein psychosomatisch orientierter Ansatz des Verstehens und der Behandlung von Zyklusstörungen durchaus auf zutreffenden Prämissen beruht. Dies gilt um so mehr, als in der vorliegenden Probandinnenstichprobe es ganz offensichtlich nicht die endokrinen Zyklusveränderungen sind, welche körperliche und seelische Befindlichkeit überwiegend beeinflussen, sondern umgekehrt der Einfluß letzterer auf die Serumkonzentrationen der verschiedenen hier gemessenen Hormone überwiegt. Dies läßt selbstverständlich nicht den Schluß zu, daß in eindeutig pathologischen Zuständen, wie beim prämenstruellen Syndrom, keine endokrinen Ursachen für die von den Patientinnen geklagten Beschwerden ursächlich verantwortlich sind. Auch psychotrope Eigenschaften von Sexualhormonen stehen zu den Ergebnissen dieser Studie nicht im Widerspruch. Allerdings müßten entsprechende Hypothesen an geeigneten Patientinnenkollektiven untersucht und in gleicher Weise ausgewertet werden. Das hier vorgestellte Modell gilt naturgemäß nur für Frauen mit intaktem endokrinologischen Menstrualzyklus, läßt jedoch vermuten, daß Störungen der psychischen und physischen Befindlichkeit sehr viel rascher zu Störungen des endokrinen Zyklus führen können, als dies umgekehrt der Fall sein mag.

Als praktische Konsequenz sei hervorgehoben, daß zwar keineswegs die Existenz zyklusabhängiger Symptome und Mißempfindungen bestritten werden kann, die sich in der Literatur und den zahlreichen hierzu durchgeführten Untersuchungen sowie

Berichten von Patientinnen niederschlägt, jedoch wird zumindest bei der gesunden Frau das Ausmaß der Zyklusabhängigkeit derartiger Variablen häufig überschätzt. Als dominierender Zeitgeber scheint die Menstruation seit jeher dazu zu verführen, ihr bestimmte Ereignisse zuzuordnen. Ein erster diagnostischer und therapeutischer Schritt könnte dadurch zu erreichen sein, daß eine Patientin, die mit perimenstruellen Beschwerden den Arzt aufsucht, zunächst aufgefordert wird, über mindestens 2 Zyklen täglich aus einer entsprechenden Symptomliste die bei ihr aufgetretenen Beschwerden zu notieren und zu bewerten. Unnötige und frustrane Behandlungsversuche, die zum Teil als durchaus nicht indifferent zu betrachten sind, werden sich nach einer zweifelsfreien Objektivierung tatsächlich zyklusabhängiger Symptomatik vermeiden lassen. Die hochgradige Komplexität der Abhängigkeit der Symptomvariablen und des endokrinologischen Status soll darüber hinaus Veranlassung sein, die isolierte Beeinflussung einzelner Variablen in ihrer Bedeutung für die zugrundeliegende Störung und in ihrem mutmaßlichen therapeutischen Erfolg nicht zu überschätzen.

Literatur

Berthold AA (1849) Transplantation der Hoden. Arch Anat Physiol 16:42

Breull A, Teichmann AT (1986) Zirkamensuelle Rhythmen psychologischer und physiologischer Symptome. In: Stauber M, Diederichs P (Hrsg) Psychosomatische Probleme in der Gynäkologie und Geburtshilfe. Springer, Berlin Heidelberg New York Tokyo, S 95–101

Chalmers B (1984) A conceptualisation of psychosocial obstetric research. J Psychosom Obstet Gynecol 3:17

Dörrscheidt GJ, Beck L (1975) Advanced methods for evaluating characteristic parameters of circadian rhythms. J Math Biol 2:107

Fischer-Homberger E (1979) Krankheit Frau. Huber, Bern

Krafft-Ebing R (1901) Psychosis menstrualis. Enke, Stuttgart

Lehmann G (1980) Nichtlineare „Kausal"- bzw. Dominanz-Analysen in Psychologischen Variablensystemen. Z Exp Angew Psychol 27:257

Logue CM, Moos RH (1986) Perimenstrual symptoms: Prevalence and risk factors. Psychosom Med 48:388

Mahr E (1985) Menstruationserleben. Beltz, Weinheim

Sommer B (1973) The effect of menstruation on cognitive and perceptual-motor behavior: A review. Psychosom Med 35:515

Teichmann AT, Breull A, Wuttke W (1986) Wechselwirkungen seelischer, körperlicher und endokriner Faktoren im Menstrualzyklus. Arch Gynecol Obstet 242:480

Vester F (1983) Ballungsgebiete in der Krise. Vom Verstehen und Planen menschlicher Lebensräume. DTV, München

Prämenstruelles Syndrom und Dysmenorrhö

M. Breckwoldt und H. P. Zahradnik

Das prämenstruelle Syndrom

Der Begriff „prämenstruelles Syndrom“ beinhaltet eine Vielzahl von somatischen und psychischen Veränderungen, die im Zusammenhang mit der Menstruation auftreten. Dabei sind bis zu 150 verschiedene Symptome beschrieben worden, die diesem Syndrom zugeordnet werden können. Allein die Vielzahl der Symptome weist darauf hin, wie unscharf der Symptomenkomplex charakterisiert ist. Weit unklarer als die klinische Beschreibung ist seine Pathophysiologie. Nach klinischen Gesichtspunkten spricht man von einem prämenstruellen Syndrom, wenn es um die Beschreibung von psychischen oder somatischen Beschwerden geht, die prämenstruell auftreten und postmenstruell völlig verschwinden (Dalton 1985). Das prämenstruelle Syndrom war offensichtlich schon im klassischen Altertum bekannt. Bereits Hippokrates bezog Veränderungen der Gemütslage in der prämenstruellen Phase auf ein Verhalten des Regelbluts. Die Regelblutung wurde als Reinigungsprozeß des Körpers und der Seele aufgefaßt.

Zu den somatischen Beschwerden, die im Rahmen des prämenstruellen Syndroms gesehen werden, gehört die Ödemneigung mit Gewichtszunahme, Brustspannen mit Mastodynie, Völlegefühl mit Obstipationsneigung und Übelkeit. Bei den psychovegetativen Symptomen stehen erhöhte Reizbarkeit, Aggressivität, Stimmungslabilität, Ängstlichkeit, Antriebsarmut, Schlaflosigkeit, Appetitveränderungen, gesteigerter Durst, Libidobeeinträchtigung, Konzentrations- und Koordinationsschwäche im Vordergrund. Die Wesensveränderung kann soweit reichen, daß Kleptomanie, Pyromanie, Trunksucht, Nymphomanie und Halluzinationen beobachtet werden. Das prämenstruelle Syndrom gilt in Großbritannien als strafmildern, in Frankreich gar als zeitweilige Unzurechnungsfähigkeit.

Hinsichtlich der Pathophysiologie des prämenstruellen Syndroms gibt es eine Reihe von Hypothesen. Der zeitliche Zusammenhang zwischen der Menstruation und dem Auftreten dieses Syndroms ließ vermuten, daß eine gestörte Ovarialfunktion mit veränderter Relation von Östrogen- und Progesteronsekretion ursächlich verantwortlich zu machen sei (Backström et al. 1976). Eine unzureichende sekretorische Umwandlung des Endometriums machte einen relativen Progesteronmangel zusätzlich wahrscheinlich. Damit wurde gleichzeitig ein relatives Überwiegen der Östrogenwirkung angenommen. Die günstigen therapeutischen Wirkungen einer Progesteronsubstitution schienen diese Hypothese zu bestätigen. In klinischen Studien, in denen serienmäßig Plasmaspiegel von Östradiol und Progesteron bestimmt wurden, zeigte sich, daß das prämenstruelle Syndrom sowohl bei ovulatorischen als auch bei anovulatorischen Zyklen auftreten kann (Reid u. Yen 1981). Kritisch ist bei diesen Studien anzumerken, daß die Hormonbestimmungen nicht standardisiert waren hinsichtlich der Entnahmezeiten, daß Blutproben zu selten abgenommen wurden und damit die Interpretation der Ergebnisse fehlerhaft sein mußte. Denn unter genau standardisierten Bedingungen ließen sich keinerlei Unterschiede im Verhalten der Sexualsteroide beim prämenstruellen Syndrom und bei gesunden Kontrollpersonen nachweisen (Taylor 1979). Wenn tatsächlich ein überwiegender Östradioleinfluß pathophysiologisch bedeutsam sein sollte, müßte die Symptomatik in der präovulatorischen Phase am deutlichsten ausgeprägt sein. Auch die Untersuchungen von Dalton (1985), die einen günstigen Effekt der Progesteronsubstitution nachweisen, können in dieser Hinsicht nicht überzeugen, da auch die Gabe eines Placebos erstaunlich gute therapeutische Effekte nach sich zieht.

Die Ursachen für die vermehrte Wassereinlagerung, die als Kardinalsymptom beim prämenstruellen Syndrom beschrieben werden, sind noch ungeklärt. Östrogene können bekanntlich zu einer Natrium- und Wasserretention führen, einerseits durch einen Anstieg der Aldosteronsekretion, andererseits durch eine mögliche direkte Wirkung der Östrogene an den Nierentubuli. Progesteron hingegen gilt als partieller Aldosteronantagonist, indem es um den Aldosteronrezeptor am Nierentubulus konkurriert und eine verstärkte Natriumausscheidung bewirken kann. Berichte über das Verhalten der Plasmaaldosteronspiegel bei Frauen mit prämenstruellen Syndrom sind widersprüchlich. Teilweise ist über erhöhte Aldosteronkonzentrationen beim prämenstruellen Syndrom berichtet worden, teilweise wurden normale Aldosteronspiegel beobachtet.

Neben dem Vasopressin ist auch das Prolaktin als pathophysiologischer Faktor beim Entstehen des prämenstruellen Syndroms diskutiert worden (Horrobin 1973). Prolaktin hat bei bestimmten Spezies osmoregulatorische Wirkungen, daher wurde vermutet, daß auch beim Menschen eine latente Hyperprolaktinämie für eine verstärkte Flüssigkeitsretention beim prämenstruellen Syndrom verantwortlich zu machen sein könnte. Diese Theorie läßt sich widerlegen durch die Tatsache, daß hyperprolaktinämische Patienten keinerlei verstärkte Ödemneigung aufweisen. Ferner sind Katecholamine mit ihrer regulatorischen Wirkung auf die Natrium- und Wasserbilanz auf der Ebene der Niere als ursächliche Faktoren für das prämenstruelle Syndrom diskutiert worden.

Zu den gängigen Hypothesen zählt auch der relative oder absolute Vitamin-B_6-Mangel. Es gibt jedoch bis heute keinen klaren Hinweis darauf, daß Vitamin B_6 beim Zustandekommen des prämenstruellen Syndroms eine Rolle spielt. Die Therapiestudien, die mit Vitamin B_6 durchgeführt wurden und eine Verbesserung der Symptomatik zu belegen schienen, können nicht überzeugen, vermutlich ist ihre Wirkung allenfalls auf einen Placeboeffekt zurückzuführen.

In letzter Zeit hat insbesondere die Hypothese der endogenen Opiate verstärkt Aufmerksamkeit erlangt. Diese Theorie versucht, Verbindungen zwischen der Ovarialfunktion und den komplexen psychoneurovegetativen Manifestationen des prämenstruellen Syndroms herzustellen.

Es unterliegt keinem Zweifel, daß endogene Opiate, insbesondere das β-Endorphin und das Metencephalin, eine wichtige Rolle bei der Regulation bestimmter hypothalamischer Funktionen spielen (Quigley u. Yen 1980; Wardlaw et al. 1982). Besonders gut untersucht in dieser Hinsicht ist das Verhalten der GnRH-produzierenden Neurone, deren Funktion man an den Konzentrationen der peripheren LH-

Spiegel beurteilen kann. Endogene Opiate führen zu einer Stimulation der Prolaktinfreisetzung und gleichzeitig zu einer Hemmung der LH-Sekretion aus dem Hypophysenvorderlappen. Umgekehrt beeinflussen Sexualsteroide auch die Aktivität der endogenen Opiate. Es ist denkbar, daß die Sexualsteroide über die Beeinflussung der endogenen Opiate ihre psychotrope Wirkung entfalten. Ferner ist bekannt, daß die Funktion dopaminerger und adrenerger Neurone durch endogene Opiate modulierbar ist. Die endogenen Opiate greifen über präsynaptische Rezeptoren an.

Ebenso komplex und hypothetisch wie die Pathophysiologie des prämenstruellen Syndroms sind auch die therapeutischen Versuche, die zum großen Teil auf Empirie basieren. Das therapeutische Arsenal umfaßt Gestagensubstitution, hormonale Kontrazeptiva, Dopaminagonisten, Prostaglandinsynthetasehemmer, Aldosteronantagonisten, GnRH-Agonisten, β-adrenerge Agonisten und Opiatantagonisten.

Dysmenorrhö

Wesentlich besser überschaubar als das prämenstruelle Syndrom ist das Symptom der Dysmenorrhö.

Bei der klinischen Beurteilung der Dysmenorrhö sollte zunächst zwischen der primären und der sekundären Form unterschieden werden. Bei der primären Dysmenorrhö lassen sich keine anatomischen Abweichungen vom Normbefund nachweisen, sie beruht auf einer dysfunktionellen schmerzhaften Kontraktion des Myometriums. Bei der sekundären Dysmenorrhö hingegen finden sich anatomische Besonderheiten wie Endometriose, Adenomyosis uteri und Myombildungen.

Beim Zustandekommen der primären Dysmenorrhö mit gesteigerter Kontraktilität des Myometriums ist eine Störung der endometrialen Prostaglandinsynthese anzunehmen (Zahradnik et al. 1978; Zahradnik u. Breckwoldt 1984). Zu der subjektiv geäußerten Schmerzempfindung läßt sich eine pathologisch gesteigerte intrauterine Druckentwicklung als objektiver Parameter korrelieren (Lumsden u. Baird 1985). Blutflußmessungen am Uterus zeigten eine maximale Reduktion der Durchblutung des Organs während der intensivsten Schmerzphasen. Neben psychologischen Faktoren, die bei der Schmerzwahrnehmung eine wesentliche Rolle spielen, ist pathophysiologisch vor allen Dingen eine gesteigerte Bildung von Prostaglandin $F_{2\alpha}$ im Endometrium als wichtigste Ursache anzunehmen. Die Prostaglandinsynthese des Endometriums unterliegt der Kontrolle durch Sexualsteroide. Östradiol stimuliert die $PGF_{2\alpha}$-Synthese im Endometrium (Abel u. Baird 1980; Neulen et al. 1988), während Progesteron in physiologischen Konzentrationen die Synthese von $PGF_{2\alpha}$ normalisiert (Zahradnik et al. 1978). An der Steuerung der Kontraktilität des Myometriums sind jedoch nicht nur Prostaglandine als kontraktionssteigernde Mediatoren beteiligt. Eine wesentliche Rolle für die Relaxation des Myometriums spielt neben den Katecholaminen das Prostazyclin ($PG\ I_2$). Bei einem Ungleichgewicht zwischen $PGF_{2\alpha}$ und PGE_2 einerseits und Prostazyclin andererseits zugunsten der Prostaglandine wird eine starke Uteruskontraktion resultieren. Angesichts der Wechselwirkung zwischen Sexualsteroiden und der Prostaglandinsynthese mit ihrer Wirkung auf das Myometrium ist es nicht verwunderlich, daß die primäre Dysmenorrhö häufig während der Adoleszenz beobachtet wird. In dieser Lebensphase kann davon ausgegangen werden, daß während der Lutealphase die Relation von Östradiol zu Progesteron zugunsten des Östradiols verschoben ist und sich daraus eine gesteigerte $PGF_{2\alpha}$-Freisetzung aus dem Endometrium erklärt. Auf der Basis dieser pathophysiologischen Beziehungen wird verständlich, daß eine Gestagensubstitution in der 2. Zyklushälfte therapeutisch wirksam wird. Es wird weiterhin erklärlich, daß die Gabe oraler Kontrazeptiva in einem hohen Prozentsatz dysmenorrhöische Beschwerden behebt. Neben der Gabe von Sexualsteroiden ergeben sich weitere therapeutische Möglichkeiten zur Korrektur des gestörten Prostaglandinstoffwechsels durch den Einsatz von Prostaglandinsynthetasehemmern wie Indomethacin, Acetylsalicylsäure, Naproxen oder Ibuprofen. Auch Kalziumantagonisten wie Nifedipin oder Magnesium können therapeutisch eingesetzt werden. Ferner bewirken auch Betamimetika eine Herabsetzung der pathologisch gesteigerten Uteruskontraktilität. Der Wirkungsmechanismus der Betaimetika kommt über eine gesteigerte Prostazyklinfreisetzung zustande (Quaas u. Zahradnik 1985). Alle vorgeschlagenen Therapieansätze sind als symptomatische Maßnahmen zu betrachten. Da offensichtlich am Anfang der Pathophysiologie eine gestörte Östradiol-Progesteron-Relation steht, scheint die Gestagensubstitution die sinnvollste Maßnahme.

Literatur

Abel MH, Baird DT (1980) The effect of 17β-estradiol and progesterone on prostaglandin production by human endometrium maintained in organ culture. Endocrinology 106:1599–1606

Backström T, Wide L, Södergaard R, Carstensen H (1976) FSH, LH, TeBG-capacity, estrogen and progesterone in women with premenstrual tension during the luteal phase. J Steroid Biochem 7:473–481

Dalton K (1985) Diagnosis and clinical features of premenstrual syndrome. In: Dawood MY, McGuire JL, Demers LM (eds) Premenstrual syndrome and dysmenorrhoea. Urban & Schwarzenberg, Baltimore München, pp 13–26

Horrobin DF (1973) Prolactin: Physiology and clinical significance. MTP, Lancaster

Lumsden MA, Baird DT (1985) Intrauterine pressure in dysmenorrhoea. Acta Obstet Gynecol Scand 64:183–187

Neulen J, Zahradnik HP, Flecken U, Breckwoldt M (1988) Effects of estradiol-17β and progesterone on the synthesis of PG $F_{2\alpha}$, PGE_2 and PG I_2 by fibroblasts from human endometrium in vitro. Prostaglandins 36:17–30

Quaas L, Zahradnik HP (1985) The effect of α- and β-adrenergic stimulation on contractility and prostaglandin ($PGF_{2\alpha}$, PGE_2, 6-keto PGF_1) production of pregnant human myometrial strips. Am J Obstet Gynec 152:852–859

Quigley ME, Yen SSC (1980) The role of endogenous opiats and LH secretion during the menstrual cycle. J Clin Endocrinol Metab 51:179–181

Reid RL, Yen SSC (1981) Premenstrual syndrome. Am J Obstet Gynecol 139:85–93

Taylor JW (1979) Plasma progesterone, estradiol-17β and premenstrual symptoms. Acta Psychiat Scand 60:76–83

Wardlaw SC, Wehrenberg WB, Ferin M, Autunes JL, Frantz AG (1982) Effect of sex steroids on β-endorphin in hypophysal portal blood. J Clin Endocrinol Metab 55:877–881

Zahradnik HP, Breckwoldt M (1984) Contribution to the pathogenesis of dysmenorrhea. Arch Gynecol 236:99–108

Zahradnik HP, Stengele E, Kraut E, Breckwoldt M (1978) Neue Aspekte zur Pathogenese und Therapie der Dysmenorrhoe Prostaglandinspiegel im Menstrualblut. Dtsch Med Wochenschr 103: 1270–1273

Dysfunktionelle Blutungsstörungen

J. Hammerstein

Definitionen

Unter dysfunktionellen Blutungsstörungen hat man ursprünglich nur ovarielle Endokrinopathien mit mensesunähnlichen Blutungen verstanden. Im Laufe der Jahre ist daraus ein Sammelbegriff für alle Blutungsanomalien geworden, bei denen weder organische, systemische, gestationsbedingte noch iatrogene Ursachen nachgewiesen werden können. Damit ist der ursprüngliche Sinngehalt dieser Bezeichnung zu einer Ausschlußdiagnose erweitert worden, was zwar einerseits klinischen Vereinfachungsbestrebungen durchaus entgegenkommt, andererseits aber zu begrifflicher Unschärfe führt (Hammerstein 1969). Man sollte daher heute besser von dyshormonalen Blutungsstörungen sprechen, wenn – wie in dem folgenden Referat – nur von endokrinologischen Störungen, die zu Blutungsanomalien führen, die Rede ist.

Blutungsstörungen im ovulatorischen Zyklus

Dyshormonale Blutungsstörungen kommen nicht nur im anovulatorischen, sondern auch im ovulatorischen Zyklus vor. Sie treten dann bevorzugt in zeitlichem Zusammenhang mit der Ovulation und den Menses als Mittelblutungen bzw. perimenstruelle Schmierblutungen auf, seltener als azyklische Zwischenblutungen und nur extrem selten als auf die Gelbkörperphase beschränkte rezidivierende Blutungen.

Über Ursachen und Pathogenese der Blutungsstörungen im ovulatorischen Zyklus weiß man nur wenig. Zwischenblutungen traten z. B. in den beiden in Abb. 1 dargestellten Fällen während verlängerter Follikelphasen auf; sie könnten durch einen passageren Östrogenabfall ausgelöst worden sein, und – so ließe sich weiter spekulieren – auf der Atresie eines fast sprungreifen Follikels beruht haben.

Die Mittelblutungen in den beiden abgebildeten Fällen sind zeitlich mehr mit dem Progesteronanstieg – hier am Beispiel der Pregnandiolausscheidung abzulesen – als mit dem Östrogenabfall korreliert. Das stimmt gut mit den schon über 30 Jahre zurückliegenden Therapieexperimenten von Bromberg u. Bercovici (1956) an Kastratinnen überein, denenzufolge solche Blutungen – seien sie nun okkult oder manifest – immer dann aufzutreten pflegen, wenn Gestagene auf ein durch Östrogenvorbehandlung voll proliferiertes Endometrium treffen. Entgegen weit verbreiteter Ansicht ist ein Östrogenabfall dafür keine Voraussetzung; er unterstützt allerdings die Blutungsneigung. Wird eine Behandlung gewünscht, dann genügen im allgemeinen täglich 20 μg Ethinylestradiol – an mehreren hintereinanderfolgenden Tagen gegeben – um solche Blutungen sicher zu beherrschen bzw. Rezidive zu verhindern.

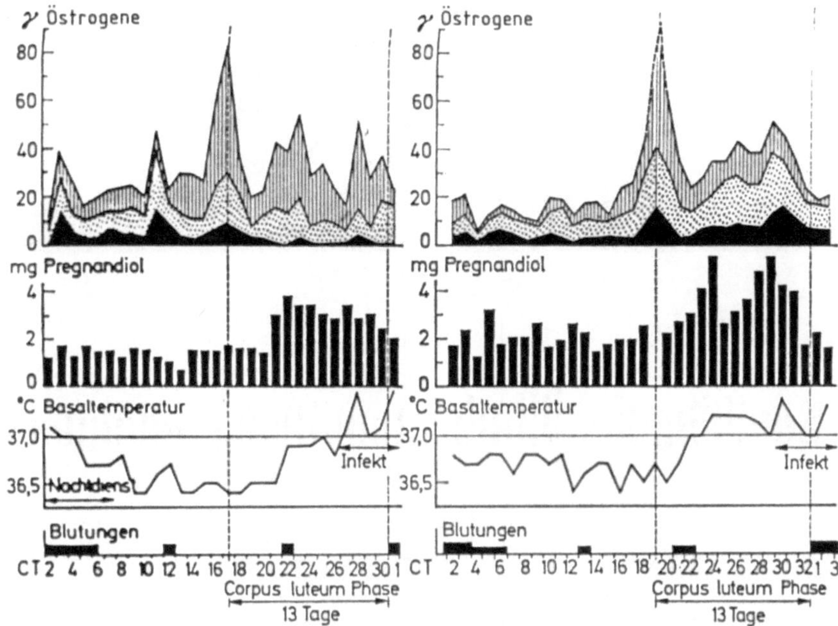

Abb. 1. Hormonausscheidung bei 2 verlängerten ovulatorischen Zyklen mit Zwischen- und Mittelblutungen. *Links* 36jährige Patientin mit Diabetes, *rechts* 22jährige Probandin. Östrogene: *schwarz* Östriol, *punktiert* Östron, *gestrichelt* Östradiol. (Aus Hammerstein 1969)

Prä- und postmenstruelle Schmierblutungen haben meist organische Ursachen. Nur selten liegt ihnen eine Corpus-luteum-Insuffizienz bzw. eine verzögerte Abstoßung des Endometriums infolge vorzeitigem Versiegen der lutealen Östrogenproduktion zugrunde. Nur in diesen Fällen hat eine Therapie mit Östrogen-Gestagen-Präparaten bzw. mit Östrogenen allein Aussicht auf Erfolg.

Rezidivierende Blutungen während der Gelbkörperphase, die auch durch synthetische Gestagene ausgelöst werden können, trotzen meist jedem endokrinen Behandlungsversuch. Die Annahme, daß diese äußerst seltene Blutungsanomalie auf einer immunologischen Unverträglichkeitsreaktion der Gestagene am Endometrium beruht, konnte bisher nicht bewiesen werden.

Anovulatorische Blutungsstörungen

Der anovulatorische Zyklus

Anovulatorische Blutungsstörungen sind hinsichtlich Häufigkeit und klinischer Relevanz ungleich wichtiger als ovulatorische. Schon lange ist bekannt, daß auch im anovulatorischen Zyklus menseartige Blutungen mit einiger Regelmäßigkeit auftreten können, sofern ihnen ein abrupter Östrogenabfall vorausgeht (Abb. 2). Östrogenentzugsblutungen dieser Art sind von der Frau kaum von einer regulären Menstruation zu unterscheiden; man spricht deshalb auch von Pseudomenstruationen. Therapeutisches Äquivalent hierzu sind die im Gefolge einer Östrogentherapie auf-

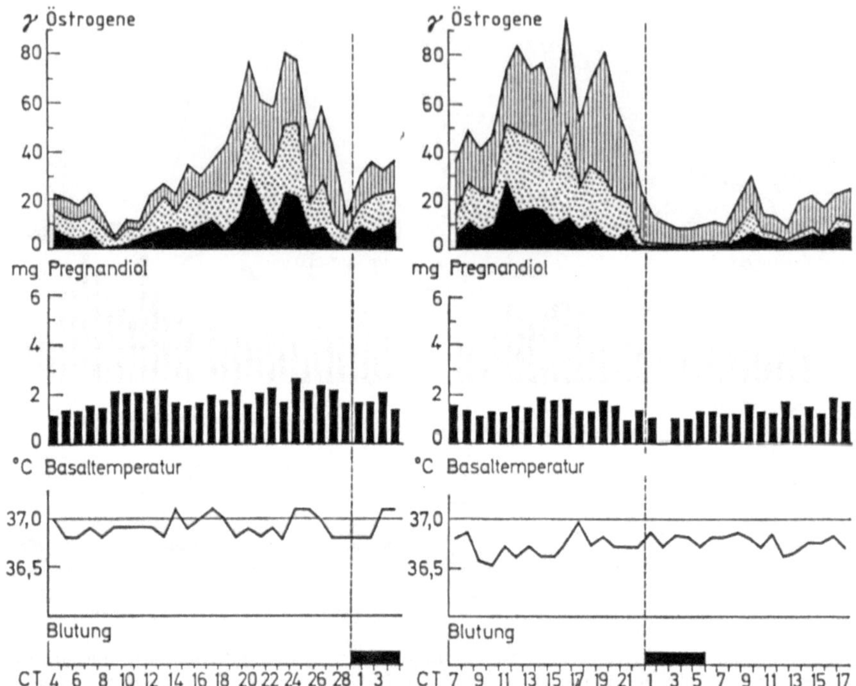

Abb. 2. Hormonausscheidung bei 2 anovulatorischen Zyklen mit Pseudomenstruation als Folge eines Östrogenentzugs. *Links* 32jährige Probandin mit sonst unauffälligem Zyklusverlauf, *rechts* 15-jährige Patientin mit kongenitalem adrenogenitalem Syndrom unter Prednisolontherapie. Östrogene: *schwarz* Östriol, *punktiert* Östron, *gestrichelt* Östradiol. (Aus Hammerstein 1965)

tretenden Blutungen, beispielsweise nach Beendigung einer täglichen Gabe von 60 µg Ethinylestradiol für die Dauer von 7–20 Tagen.

Nur selten tritt der anovulatorische Zyklus habituell auf. Er kann bei Frauen mit Kinderwunsch klinische Bedeutung erlangen und macht dann den Einsatz ovulationsauslösender Mittel erforderlich. In allen anderen Fällen empfiehlt sich eine Langzeitverabfolgung von Gestagenen in der 2. Zyklushälfte zur Korpuskarzinomprophylaxe (s. u.)

Anovulatorische Blutungsstörungen

Die anovulatorischen Blutungsstörungen im engeren Sinne lassen dagegen jede Zyklizität vermissen. Im Gegensatz zu den Pseudomenstruationen des anovulatorischen Zyklus pflegen sie ihre Entstehung einem relativen und nicht einem absoluten Hormonmangel zu verdanken. Mit deutlicher Abhängigkeit von der Dauer der Östrogeneinwirkung können sie nicht nur bei hohem und mittlerem, sondern auch bei niedrigem Östrogenmilieu auftreten. An der Art der Blutung läßt sich im Einzelfall nicht ablesen, welche endokrine Situation vorausgegangen ist!

Zum besseren Verständnis der Pathogenese von Durchbruchblutungen sollte man sich schon lange zurückliegende Therapieexperimente an der Kastration in

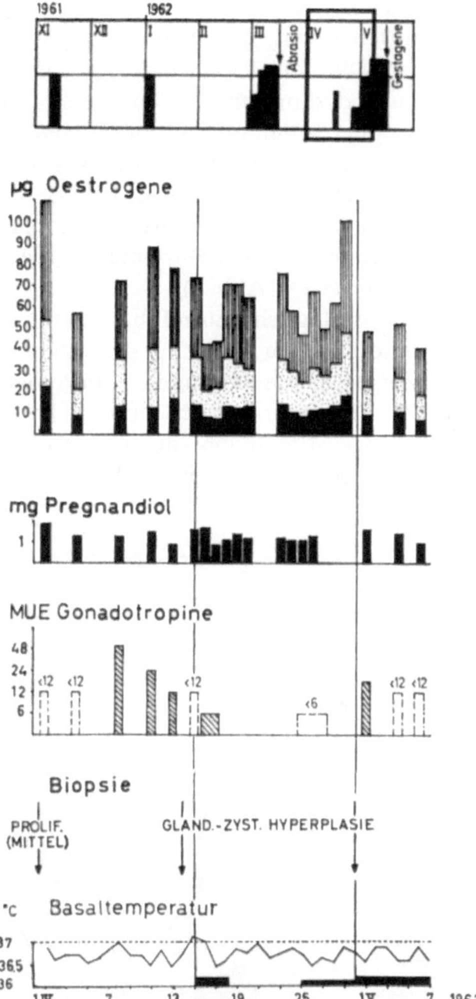

Abb. 3. Dysfunktionelle Blutungen aus relativem Östrogenmangel bei 21jähriger Patientin mit rezidivierenden juvenilen Blutungen. *Oben:* Blutungskalender. Östrogene: *schwarz* Östriol, *punktiert* Östron, *gestrichelt* Östradiol. (Aus Hammerstein 1969b)

Erinnerung rufen (Ober 1955). Danach führt eine kontinuierliche Östrogenverabfolgung in konstanter Dosierung über kurz oder lang zu Durchbruchblutungen, die durch Erhöhung der Östrogendosis für einen gewissen Zeitraum gestoppt werden können, bis neuerliche Blutungen eine weitere Erhöhung der Östrogenapplikation erforderlich machen und so fort. Daraus ist zu folgern, daß das Endometrium zur Aufrechterhaltung seiner Integrität und Funktion einer ständig steigenden Östrogenstimulierung bedarf. Werden diese Bedingungen nicht mehr erfüllt, sind Durchbruchblutungen aus relativem Östrogenmangel unvermeidlich.

Den meisten dyshormonalen Blutungsstörungen liegen derartige Durchbruchblutungen aus relativem Östrogenmangel bei gleichbleibenden oder sogar ansteigenden Östrogenspiegeln zugrunde. Ein instruktives Beispiel dafür ist in Abb. 3 wiedergegeben. Da letztlich alle anovulatorischen Blutungsstörungen auf einem relativen oder absoluten Östrogenmangel beruhen, sollten sie auch mehr oder weniger alle einer alleinigen Behandlung mit Östrogenen zugänglich sein (s. u.)

Damit sind aber lediglich die endokrinologischen Rahmenbedingungen für die Entstehung dyshormonaler Blutungsstörungen abgesteckt. Voraussagen aufgrund einzelner oder serienmäßiger Hormonanalysen, wann mit dem Eintritt solcher Blutungen zu rechnen ist, sind in aller Regel nicht möglich. Darum sind auch Hormonbestimmungen in der Praxis nur äußerst selten aus diagnostischen oder therapeutischen Gründen indiziert. Blutungen können auch ganz ausbleiben, selbst wenn sie aufgrund der ermittelten Hormonspiegel z. B. als Konsequenz eines Östrogenabfalls zu erwarten wären (Abb. 4).

Auch histologische Einzel- bzw. Serienuntersuchungen pflegen in solchen Fällen nicht weiterzuhelfen (Abb. 3 u. 4). Insbesondere sind keine Aussagen über die endokrine Vorgeschichte aufgrund des histologischen Bildes möglich. So können hyperplastische Endometrien nicht nur nach hoher und mittlerer, sondern auch nach niedriger Östrogenstimulation angetroffen werden, wobei das morphologische Bild von der Dauer der Hormoneinwirkung entscheidend mitbestimmt zu werden pflegt

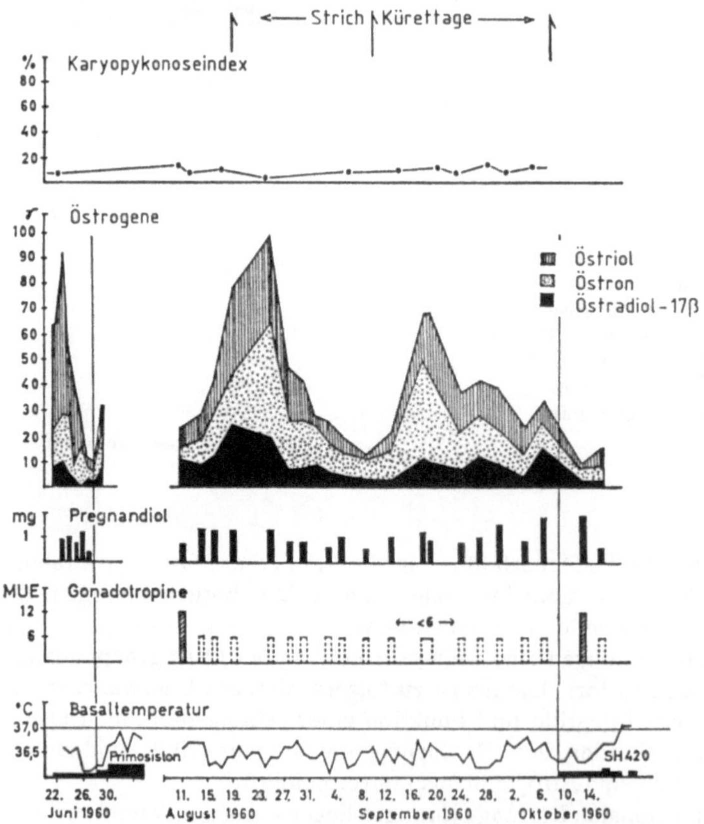

Abb. 4. Hormonausscheidung bei 18jähriger Patientin mit rezidivierenden juvenilen Blutungen: Ausbleiben von Östrogenentzugsblutungen. Bei allen 3 Biopsien Endometrium in der Proliferationsphase. (Aus Hammerstein 1969)

Tabelle 1. Endometriumsbefunde bei dysfunktioneller Blutung. (Nach W. E. Schreiner 1971)

Histologische Diagnose	Kistner 1964 ($n = 400$)	Sutherland 1950 ($n = 861$)	Schreiner 1968 ($n = 704$)
Hyperplasie	123	265	93
Atrophie	7	10	206
„Verzögerte Abstoßung“	9	13	0
Abgeblutete Schleimhaut	31	26	42
Einfache Proliferation	230	547	363

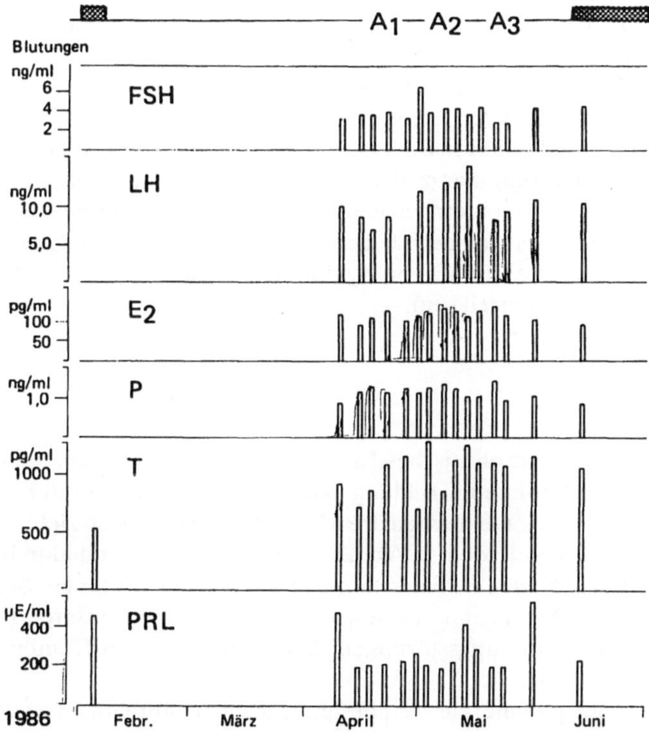

Abb. 5. Dysfunktionelle Blutungen bei 27jähriger Patientin mit Oligoamenorrhö und polyzystischen Ovarien. Bei allen 3 Biopsien (A_1–A_3) Endometrium in der Proliferationsphase. E_2 Östradiol, *P* Progesteron, *T* Testosteron, *PRL* Prolaktin. (Aus Hammerstein 1987)

(s. o.). Warum man heute im Gegensatz zu früher bei dysfunktionellen Blutungen im Abrasionsmaterial nur noch relativ selten auf typische hyperplastische Schleimhäute stößt, ist unklar (Tabelle 1).

Geänderte Behandlungsstrategien könnten an dem morphologischen Befundwandel ursächlich beteiligt sein (s. u.).

So muß auch im Dunkeln bleiben, warum bei dem in Abb. 5 dargestellten Fall einer 27jährigen Patientin mit polyzystischen Ovarien trotz konstanter Östradiolblutspiegel zwischen 91 und 144 pg/ml die Ausbildung einer glandulär zystischen Hyperplasie im Verlauf von 5 Monaten unterblieben ist. Unwahrscheinlich ist, daß dies an dem deutlich erhöhten endogenen Testosteronmilieu gelegen hat; denn in ähnlich gelagerten Fällen sind charakteristische glandulär-zystische Veränderungen am Endometrium durchaus anzutreffen.

Was hat dann also bei gleichbleibender endokriner Situation in dem in Abb. 5 abgebildeten Fall den letzten Anstoß zur Dauerblutung gegeben? Ist es zu einer Erschöpfung der Östrogenrezeptoren im Endometrium gekommen, wofür eigene Untersuchungen zu sprechen scheinen, oder hat die mit dem monoklonalen Antikörper Ki-67 immunhistochemisch gemessene Abnahme der proliferativen Aktivität des Stromas eine Rolle gespielt (Hammerstein 1987)? Und was wären gegebenenfalls die auslösenden Faktoren dafür? Anhand dieser Kasuistik wird so recht deutlich, wie wenig wir letztlich über die Entstehungsmechanismen von dyshormonalen Blutungsstörungen wissen.

Für Dauer und Stärke der Blutungen dürften die aus dem Myo- und Endometrium stammenden Eicosanoide, Prostanoide und Leukotriene sowie der Plättchenaktivierende Faktor Bedeutung besitzen. Von der nichtorganisch bedingten Hypermenorrhö weiß man z.B., daß der endometriale $PGF_{2\alpha}/PGE_2$-Quotient vermindert und das im Myometrium gebildete Prostazyklin vermehrt zu sein pflegt. Sollten ähnliche Bedingungen auch bei den dyshormonalen Blutungsstörungen vorliegen, könnte der adjuvante Einsatz von Zyklooxygenasehemmern, wie Ibuprofen oder Mefenaminsäure, von Vorteil sein.

Therapie

Daß ein hyperplastisches Endometrium durch eine späte Ovulation mit nachfolgender Corpus-luteum-Bildung noch ganz normal sekretorisch umgewandelt werden kann und dann eine reguläre Menstruation nach sich zieht, macht uns die Natur gelegentlich vor. In dem in Abb. 6 dargestellten Fall ist dadurch im letzten Moment – so will es scheinen – einer vorprogrammierten Blutungsstörung der Boden entzogen worden. Nichts anderes bewirken wir, wenn wir unseren Patientinnen mit dysfunktionellen Blutungsstörungen Östrogen-Gestagen-Kombinationspräparate verordnen.

Eine parenterale Verabfolgung solcher Mittel führt zwar schneller zum Blutungsstopp als die orale, hat aber oft verzettelte Entzugsblutungen zur Folge. Letzteres kann durch zusätzliche Gabe oraler Mittel, z. B. Primoston oder Menova, in steigender Dosierung an den Tagen 7–10 nach der Injektion vermieden werden (Abb. 7).

Auf diese Weise läßt sich die Mehrzahl der anovulatorischen dyshormonalen Blutungsstörungen problemlos behandeln. Nur selten begeben sich die Patientinnen erst dann in ärztliche Behandlung, wenn sie infolge profuser Blutungen bereits hochgradig ausgeblutet sind. In solchen Fällen empfiehlt sich als erste Maßnahme die initiale parenterale Gabe eines kurzwirkenden Östrogens. Uns hat sich hierfür die einmalige intramuskuläre Injektion von 5 mg Östradiolbenzoat bewährt. In den USA gibt man aus derselben Indikation alle 4 h konjugierte Östrogene intravenös bis zum Blutungsstopp. Anschließend sind Östrogengestagen-Präparate zu verabfolgen, und zwar besser auf oralem als auf intramuskulären Wege (s.o.). Dieselbe Maßnahme

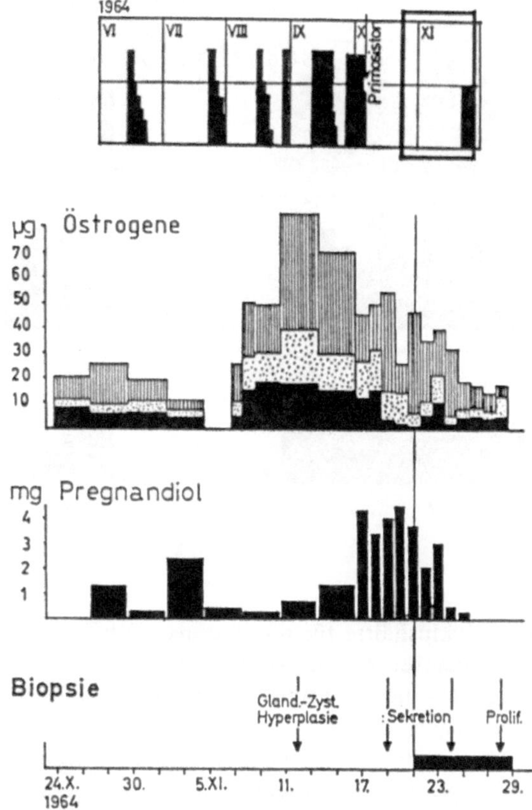

Abb. 6. Hormonausscheidung bei 29-jähriger Patientin mit dyshormonalen Blutungsstörungen und aufgepfropfter Spätovulation. *Oben:* Blutungskalender. Östrogene: *schwarz* Östriol, *punktiert* Östron, *gestrichelt* Östradiol. (Aus Hammerstein 1969b)

empfiehlt sich auch bei Patientinnen, die bereits mit einem Übermaß an verschiedensten Sexualhormonpräparaten mehr oder weniger unkoordiniert und erfolglos vorbehandelt worden sind. Da praktisch alle dyshormonalen anovulatorischen Blutungsstörungen auf einem absoluten oder relativen Östrogenmangel beruht, kann man auch grundsätzlich jede Behandlung mit der alleinigen Applikation von Östrogen beginnen.

Bei der klassischen anovulatorischen dysfunktionellen Blutung aufgrund einer Follikelpersistenz gebührt der Hormonbehandlung der Vorrang vor der Abrasio. Eine Ausschabung ist zwar aus diagnostischen Gründen häufig nicht zu umgehen, führt therapeutisch aber keineswegs immer zum Ziel: Oft setzen die Blutungen über kurz oder lang wieder ein, da die zur Follikelpersistenz führende hypothalalamo-hypophyseo-ovarielle Fehlsteuerung fortbesteht. Durch die Hormonbehandlung wird diese dagegen beseitigt. Vor der Hormonära mußte so manches junge Mädchen mit rezidivierenden dyshormonalen Blutungsstörungen nach wiederholten Kürettagen schließlich hysterektomiert werden, weil den Metrorrhagien anders nicht beizukommen war.

Dyshormonale Blutungsstörungen haben ihren Häufigkeitsschwerpunkt in der Pubertät und im Klimakterium; sie neigen besonders während dieser Umstellungsphasen zur Wiederholung. Deshalb ist eine Rezidivprophylaxe mit Gestagenen in

Behandlungsprinzip anovulatorischer dysfunktioneller Dauerblutungen

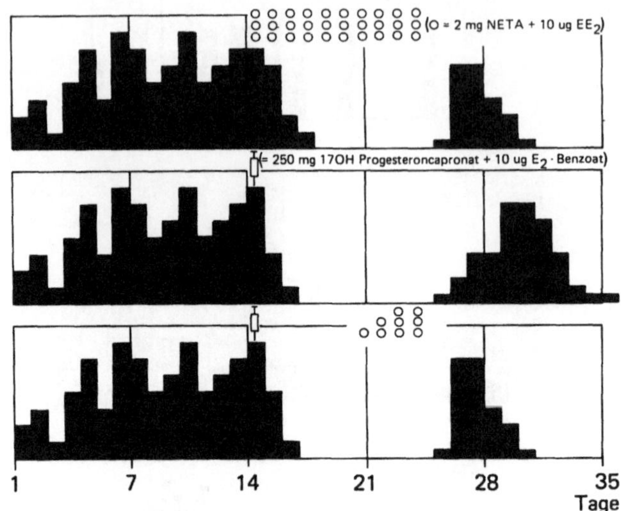

Abb. 7. Behandlungsprinzip anovulatorischer dysfunktioneller Dauerblutungen mit Östrogen-Gestagen-Kombinationspräparaten. *NETA* Noretisteronacetat, EE_2 Ethinylestradiol, E_2 Östradiol. (Aus Hammerstein 1987)

der 2. Zyklushälfte für mindestens ein halbes Jahr empfehlenswert. Unterbleibt zu einem späteren Zeitpunkt die Menstruation zum rechten Termin, ist meist noch Zeit genug, um einem Blutungsrezidiv mit einer 7–10tägigen Gestagenapplikation gezielt vorzubeugen.

Abschließend sei nochmals an die Notwendigkeit einer Endometriumkarzinomprophylaxe mittels Gestagenapplikation in der 2. Zyklushälfte über lange Zeiten für alle Frauen mit habitueller Anovulation, also auch solche mit rezidivierenden dysfunktionellen Blutungen, erinnert. Anderenfalls ist das Risiko, von diesem Malignom befallen zu werden, um den Faktor 3 erhöht.

Schlußbemerkungen

Die hier geschilderte Hormonbehandlung dysfunktioneller Blutungen hat als Standardverfahren in der Praxis seinen festen Platz. Probleme können allenfalls bei Überlagerung mit anderen Störungen, insbesondere solchen organischer oder systemischer Natur, auftreten. Nicht zuletzt wegen der einfachen Therapierbarkeit dyshormonaler Blutungsstörungen dürfte das wissenschaftliche Interesse auf diesem Gebiet seit den 70er Jahren merklich nachgelassen haben. Deshalb war es auch nicht möglich, im Rahmen dieses Referats mit grundsätzlich neuen Erkenntnissen aufzuwarten und neues Anschauungsmaterial vorzulegen.

Vielleicht führt die von der WHO 1988 seit Ende der 70er Jahre vorangetriebene Beschäftigung mit den iatrogenen Blutungen während der hormonalen und intrauterinen Kontrazeption zu Erkenntnissen, die uns auch dem Verständnis der komplexen Pathogenese dysfunktioneller Blutungen näher bringen und dazu beitragen, daß die immer noch große Lücke zwischen therapeutischer Empirie und theoretischem Grundlagenwissen auf diesem Gebiet langsam geschlossen wird.

Literatur

Bromberg YM, Bercovici B (1956) Mechanism of ovulation bleeding. Acta Endocrinol (Copenh) 23:33–38

Hammerstein J (1965) Die Ausscheidung von Steroiden und Gonadotropinen im anovulatorischen Cyclus der Frau. Arch Gynäk 200:638–658

Hammerstein J (1969a) Dysfunktionelle Blutungen (Dyshormonale Blutungsstörungen). Gynäkologe 1:112–122

Hammerstein J (1969b) Östrogene im biphasischen und im gestörten menstruellen Cyclus. In: Symp Dtsch Ges Endokrin, Bd 15. Springer, Berlin Heidelberg New York, S 57–80

Hammerstein J (1987) Dysfunktionelle Blutungen – Dysfunktionelle Blutungsstörungen. Arch Gynecol Obstet 242:557–574

Ober KG (1955) Grundlagen der Hormonbehandlung funktioneller Blutungen. Dtsch Med Wochenschr 80:552–569

Schreiner WE (1971) Ovar. In: Labhart A (Hrsg) Klinik der inneren Sekretion. Springer, Berlin Heidelberg New York, S 622

WHO (1988) Preface. Contraception 38:117–127

Das klimakterische Syndrom

Östrogentherapie mit Gestagenen in der Postmenopause – Akzeptanz und Differentialtherapie

H. Kuhl

Über den Nutzen der Östrogensubstitutionstherapie bei Frauen mit Östrogenmangel besteht heute kein Zweifel mehr. Sowohl zur Therapie bestehender Östrogenmangelerscheinungen als auch zur Prophylaxe der Osteoporose und vermutlich auch von Herz-Kreislauf-Erkrankungen ist der differenzierte Einsatz von Östrogenen das Mittel der Wahl. Fragen bestehen heute lediglich dahingehend, welches Östrogen in welcher Dosis wie lange und auf welche Weise angewandt werden soll, ob ein Gestagen zusätzlich gegeben werden soll, welche Gestagene in welcher Dosierung zu bevorzugen sind, ob eine zyklische oder kontinuierliche Behandlung und regelmäßige Blutungen oder eine Amenorrhö anzustreben sind. Ein wichtiges Problem stellen die Kontraindikationen dar, über die es noch viele falsche Vorstellungen gibt. Bei individueller Indikationsstellung läßt sich heute mit den zur Verfügung stehenden Östrogenen fast immer ein guter therapeutischer Erfolg erzielen und durch eine entsprechende Dosisanpassung auch das Ausmaß von Nebenwirkungen weitgehend reduzieren. Bedauerlicherweise ist die Palette der für die Substitutionstherapie geeigneten Östrogen-Gestagen-Präparate noch sehr dürftig – insbesondere hinsichtlich der Präparate mit Progesteronderivaten –, zumal bei den zur Verfügung stehenden Präparaten die Dosis des Gestagens meist zu hoch ist.

Welche Östrogene?

Wie der Name schon ausdrückt, soll mit einer Östrogensubstitution ein endogener Mangel an Östrogenen durch die exogene Zufuhr entsprechender Hormone ausgeglichen und der „Normalzustand" wiederhergestellt werden. Für die Frau natürlich sind Östradiol, Östron, Östriol sowie deren Sulfate. Aus diesem Grund sollten für die Behandlung von Östrogenmangelerscheinungen solche Präparate bevorzugt werden, die diese Hormone enthalten bzw. rasch freisetzen.

Ethinylestradiol ist für die Substitutionstherapie nicht geeignet, da das Verhältnis zwischen der klinischen und der hepatischen Wirkung im Vergleich zum Östradiol sehr ungünstig ist. Beispielsweise ist Ethinylestradiol hinsichtlich der Wirkung auf die Hitzewallungen 120mal so effektiv wie Östradiol, hinsichtlich der Steigerung der Produktion des Angiotensinogens oder anderer hepatischer Proteine aber 300- bis 500mal so wirksam. In vielen Fällen würden bereits 5 µg Ethinylestradiol für einen ausreichenden klinischen Effekt genügen, und mit der Dosis von 15 µg wäre schon die Maximalwirkung erreicht, die auch durch eine weitere Dosiserhöhung nicht übertroffen werden könnte. Die starke Wirkung des synthetischen Östrogens hängt damit zusammen, daß durch den Ethinylrest die enzymatische Inaktivierung (per

Oxidation) an dieser Stelle blockiert ist. Dagegen wird Östradiol in den Zielorganen und in der Leber sehr leicht in Östron umgewandelt und dadurch in seiner Wirkung begrenzt.

Bei oraler Einnahme werden Östradiol und Östradiolvalerat (das sehr rasch gespalten wird und in Dosis und Wirkung dem Östradiol entspricht) bereits in der Darmmukosa sowie in der Leber zu einem hohen Prozentsatz metabolisiert. Deshalb findet man nach der Einnahme von 2 mg einen Östradiolspiegel von etwa 100 pg/ml über mehrere Stunden, während der Östronspiegel auf etwa das 5fache steigt. Die Serumkonzentration des Östronsulfats ist noch viel höher; da dieses wieder in Östron und weiter in Östradiol umgewandelt werden kann, stellt Östronsulfat eine wichtige physiologische Östrogenreserve dar und gewährleistet einen ausreichenden Östradiolspiegel für mehrere Stunden.

Da bei der parenteralen Verabreichung die rasche Metabolisierung im Darm und in der Leber vermieden wird, kann man mit weit geringeren Dosen den gleichen Effekt erzielen. Bei gleicher Dosierung kommt es nach vaginaler Applikation zu 5mal so hohen Serumkonzentrationen des Östradiols, während die des Östrons nur ein Fünftel beträgt. Bei intramuskulärer Injektion hat Östradiolvalerat zudem eine Depotwirkung, so daß man mit einer Injektion von 4 mg über einen Zeitraum von mehr als 10 Tagen einen höheren und gleichmäßigeren Östradiolspiegel erzielt als mit der täglichen Einnahme von 2 mg Östradiolvalerat. Gegenüber der oralen Anwendung hat die parenterale den Vorteil, daß die nach der Einnahme initial hohen Serumkonzentrationen vermieden werden und ein gleichmäßigerer Wirkungsverlauf erzielt wird. Wegen der Vermeidung der ersten Leberpassage fallen praktisch auch die Veränderungen im Lebermetabolismus weg, so daß die parenterale Applikation – insbesondere die transdermale – für Frauen mit Leber- und Herz-Kreislauf-Erkrankungen sowie bei gastrointestinaler Unverträglichkeit geeignet ist.

Östradiol hat einen starken proliferativen Effekt auf das Endometrium, so daß es bei langfristiger Anwendung zu einer Hyperplasie mit dem Risiko einer malignen Entartung kommen kann. Aus diesem Grund ist bei einer Substitutionstherapie die zusätzliche Gabe eines Gestagens, entweder zyklisch oder kontinuierlich, erforderlich.

Östriol ist ein relativ schwaches Östrogen, das in der üblichen Dosierung keine proliferierende Wirkung auf das Endometrium hat, weil es nur kurze Zeit an den Rezeptoren im Zellkern gebunden bleibt. Erst bei hoher Dosierung oder mehrmaliger Gabe, z. B 3mal 2 mg täglich, die zu einer länger erhöhten Konzentration in den Zellen führt, kann es zu einer Proliferation des Endometriums kommen. Östriol hat einen ausgeprägten Effekt auf das Vaginalepithel. Deshalb bietet es sich besonders zur lokalen Anwendung an. Allerdings erscheinen 20% des vaginal applizierten Östriols im Serum – bei oraler Einnahme sind es wegen der raschen Konjugation nur 1–2% –, so daß man auch mit beträchtlichen systemischen Wirkungen rechnen muß.

Es gibt Präparate, die neben Östradiol auch Östriol enthalten. Da letzteres in Gegenwart von Östradiol nicht zur Wirkung kommt, ist der Östriolzusatz in Präparaten, die Östradiol enthalten, überflüssig.

Bei den konjugierten Östrogenen handelt es sich um eine Mischung von 9 verschiedenen Östrogenkonjugaten, d. h. Schwefelsäureestern, die aus dem Urin trächtiger Stuten gewonnen werden. Die wichtigsten Bestandteile sind das Östronsulfat

(50%) und Equilinsulfat (25%). Östronsulfat wird zum Teil in Östron und Östradiol umgewandelt, während Equilinsulfat bzw. Equilin, das beim Menschen nicht vorkommt, aufgrund seiner langen Halbwertszeit noch lange nach Beendigung der Einnahme im Serum nachweisbar ist. Auch bei den konjugierten Östrogenen, insbesondere beim Equilinsulfat, ist das Verhältnis zwischen klinischer und hepatischer Wirkung deutlich ungünstiger als beim Östradiol.

Die Therapie mit Östrogenen

Für eine adäquate Östrogensubstitution eignen sich demnach vor allem die für die Frau natürlichen Östrogene Östradiol und Östriol bzw. deren Ester. Da die Östrogene, insbesondere in höherer Dosierung, auch verschiedene Nebenwirkungen hervorrufen können, sollte möglichst niedrig dosiert werden. Nebenwirkungen, die vor allem während der ersten Therapiemonate auftreten, gehen im weiteren Verlauf der Behandlung bzw. nach einer Dosisreduktion weitgehend zurück. Meist wird dabei über Übelkeit, gastrointestinale Beschwerden, Mastalgie, Ödeme und Kopfschmerzen berichtet. Die Wirkung der Östrogene ist zwar dosisabhängig, individuell aber sehr unterschiedlich. Aus diesem Grunde sollten die Auswahl des Östrogens und die Dosis der Indikation angepaßt werden.

Im Grunde hat eine Östrogentherapie – wenn man von den bekannten Placeboeffekten absieht – nur bei einem tatsächlichen Östrogenmangel Aussichten auf Erfolg. Zu den wichtigsten Indikationen zählen vor allem die vasomotorischen Beschwerden wie Hitzewallungen, Schweißausbrüche und Schlafstörungen sowie atrophische Erscheinungen im Urogenitaltrakt.

Im allgemeinen empfiehlt sich zu Beginn die Einnahme von 1 mg Östradiol bzw. Östradiolvalerat oder von 0,6 mg konjugierten Östrogenen. Diese Dosierungen sind in ihren klinischen Wirkungen vergleichbar und bringen innerhalb von 3 Monaten bei 20% der Frauen eine Normalisierung und bei 60% eine deutliche Besserung der klimakterischen Beschwerden. Östriol ist bei Hitzewallungen meist erst in höherer Dosierung (4–8 mg) wirksam, so daß es für diese Indikation weniger geeignet ist. Wenn die Östrogendosis nicht ausreichend ist, kann sie gesteigert werden. Nach Eintreten des gewünschten Erfolgs sollte man aber später versuchen, die Dosis allmählich so weit zu reduzieren, daß die Beschwerden noch gut kontrolliert werden.

Die von der Atrophie des Vaginalepithels ausgehenden Symptome sprechen sehr gut auf eine lokale oder systemische Östrogentherapie an. Allerdings geht der Effekt nach Absetzen der Östrogene meist wieder verloren. Falls keine anderen Beschwerden bestehen und auch keine Osteoporoseprophylaxe beabsichtigt ist, läßt sich eine Vaginalatrophie sehr gut lokal mit Östriol behandeln. Mit der täglichen vaginalen Applikation von 0,5 mg kann man innerhalb von 3 Wochen eine weitgehende Normalisierung erreichen, die sich mit 2mal wöchentlich 0,5 mg Östriol erhalten läßt. Wegen der guten Absorption kommt es bei der vaginalen Behandlung auch zu systemischen Wirkungen. Bei der oralen Therapie mit Östriol sind allerdings höhere Dosen notwendig. Zieht man die Behandlung mit anderen Östrogenen vor, so erzielt man – wie bei den vasomotorischen Beschwerden – mit 1 mg Östradiol bzw. Östradiolvalerat oder 0,6 mg konjugierten Östrogenen meist eine ausreichende Wirkung.

Ähnliches gilt für den Harntrakt. Störungen der Blasenfunktion, bei denen eine Atrophie der Mukosa eine Rolle spielt, lassen sich durch Östrogene bessern, soweit nicht andere Ursachen zugrunde liegen. Bei Dranginkontinez haben sich Dosierungen von 2 mg Östradiol bewährt, während bei einer ausgeprägten Streßinkontinenz eine Östrogentherapie die operative Behandlung nicht ersetzen kann, auch wenn sie als begleitende Maßnahme sinnvoll ist.

Östriol und die anderen Östrogene haben außerdem günstige Auswirkungen auf die Haut, da sie die Durchblutung und die Kollagensynthese steigern. Darüber hinaus ist die Östrogensubstitution nicht nur bei den erwähnten Indikationen von Bedeutung; sie verringert nämlich die allgemeine Morbiditäts- und Mortalitätsrate und führt zu einer deutlichen Steigerung des Wohlbefindens und der Lebensqualität.

Wenn Frauen nach der Menopause asymptomatisch bleiben, obwohl der Östrogenspiegel niedrig ist, so kann trotzdem eine Östrogenbehandlung im Hinblick auf die Prophylaxe der Osteoporose und Atherosklerose wertvoll sein. Da aber nur ein Teil der Frauen mit einem Östrogenmangel an einer Osteoporose erkrankt, sollte man eine langfristige Östrogenbehandlung – falls sonst keine Indikation besteht – auf diejenigen Frauen beschränken, bei denen „offensichtlich" ein erhöhtes Risiko eines beschleunigten Knochenabbaus besteht, z. B. bei Frauen mit schlanker, grazi-ler Erscheinung, bei Raucherinnen, bei Frauen mit geringer körperlicher Aktivität (auch in der Vergangenheit), bei Kalziummangel und entsprechender familiärer Belastung. Im Zweifelsfalle kann man versuchen, mit Hilfe der Densitometrie, die in zunehmendem Maße in den radiologischen Zentren durchgeführt wird, festzustellen, ob die Patientinnen zu den besonders gefährdeten Frauen zählen. Die zur Erhaltung der Knochenmasse notwendige minimale effektive Dosis beträgt 1–2 mg Östradiol bzw. Östradiolvalerat oder 0,6 mg konjugierte Östrogene, wobei die zusätzliche Gabe von 1–1,5 g Kalzium täglich empfohlen wird. Östriol hat in der üblichen Dosierung keinen Einfluß auf den Knochenbau.

Eindeutig indiziert ist die Osteoporoseprophylaxe bei jüngeren Frauen, bei denen es zu einem vorzeitigen Verlust der Ovarialfunktion gekommen ist, z. B. beim Climacterium praecox oder nach bilateraler Ovarektomie. Wichtig ist, daß mit der Östrogenbehandlung rechtzeitig, d. h. vor dem Auftreten von Beschwerden oder Frakturen, begonnen wird. Der Erfolg ist um so nachhaltiger, je länger die Therapie durchgeführt wird. Aber selbst wenn die Östrogengabe schon nach wenigen Jahren beendet wird, so zählt doch der Zeitgewinn, auch wenn danach der Knochenabbau wieder einsetzt.

Über die Bedeutung des Östrogenmangels als Risikofaktor für die Entwicklung der Atherosklersoe bestehen heute kaum noch Zweifel. Eine Östrogenbehandlung in den üblichen Dosierungen (1 mg Östradiol bzw. Östradiolvalerat oder 0,6 mg konjugierte Östrogene) reicht aus, um den nach der Menopause abfallenden HDL-Spiegel zu normalisieren und den LDL-Spiegel zu senken. Wichtig ist dabei aber die orale Applikationsweise, da es sich um hepatische Effekte handelt.

Die zusätzliche Gabe von Gestagenen

Eine länger dauernde Behandlung mit Östrogenen – unabhängig davon, ob sie zyklisch oder kontinuierlich durchgeführt wird – erhöht bei Frauen mit intaktem Uterus das Risiko einer Endometriumhyperplasie und eines Endometriumkarzinoms. Aus diesem Grunde sollte eine Östrogensubstitution stets mit der zusätzlichen Gabe eines Gestagens, entweder zyklisch oder kontinuierlich, kombiniert werden. Allerdings ist auch hier auf die Auswahl des Typs und der Dosis des Gestagens sowie auf die Einnahmedauer zu achten. In der Vergangenheit wurden überwiegend Nortestosteronderivate wie z. B. Norethisteron oder Levonorgestrel, meist in zu hoher Dosierung und häufig über einen zu kurzen Zeitraum pro Zyklus, eingesetzt. Da die Gestagene vom Nortestosterontyp aufgrund ihrer androgenen Partialwirkung einen ungünstigen Effekt auf den Fettstoffwechsel ausüben, können sie die Atheroskleroseprophylaxe mit den Östrogenen beeinträchtigen. Im Grunde kommt es nur darauf an, eine Hyperplasie zu verhindern, und dazu wäre die Dosis von 0,35 mg Norethisteron oder von 0,075 mg Levonorgestrel ausreichend. Für die Substitutionstherapie besser geeignet sind jedoch die Progesteronderivate wie Medrogeston, Medroxyprogesteronacetat, Chlormadinonacetat oder Dydrogesteron, die in der üblichen Dosierung praktisch keinen Einfluß auf HDL und LDL haben. Bei einer zyklischen Behandlung mit 1 mg Östradiol oder 0,6 mg konjugierten Östrogenen reicht z. B. die Dosis von 2 mg Chlormadinonacetat aus, um eine Hyperplasie zu verhindern, während bei einer kontinuierlichen Kombinationstherapie 1 mg des Gestagens genügen dürfte. Allerdings muß bei einer zyklischen Therapie darauf geachtet werden, daß das Gestagen über mindestens 10 Tage pro Zyklus gegeben wird. Amerikanische Untersuchungen haben nämlich gezeigt, daß die Inzidenz von Endometriumhyperplasien bei Frauen, die durch ein Östradiolimplantat unter einem starken östrogenen Dauerstimulus stehen, pro Jahr etwa 50% beträgt. Diese Rate nimmt in Abhängigkeit von der Zahl der Tage einer zusätzlichen Gestagengabe pro Zyklus ständig ab, so daß bei 13 Tagen keine Endometriumhyperplasien mehr auftreten.

Es muß betont werden, daß die zusätzliche Gestagengabe den klinischen Effekt der Östrogene auf die vasomotorischen und atrophischen Beschwerden oder hinsichtlich der Osteoporoseprophylaxe nicht beeinträchtigt. Im Gegenteil, neben dem protektiven Effekt auf das Endometrium hat die zusätzliche Gestagengabe auch günstige Auswirkungen auf benigne Brusterkrankungen, sorgt bei zyklischer Therapie für einen regelmäßigen Zyklus bzw. bei kontinuierlicher Gabe für eine Amenorrhöe und verringert möglicherweise – was noch umstritten ist – auch das Risiko des Mammakarzinoms. Darüber hinaus bedeutet eine kontinuierliche Östrogen-Gestagen-Therapie in der Prämenopause aufgrund des Gestageneffekts, der dem der Minipille entspricht, einen gewissen kontrazeptiven Schutz.

Kontraindikationen

Die einzigen echten Kontraindikationen sind ungeklärte vaginale Blutungen und bestehende östrogenabhängige Tumoren. Bei einem behandelten Mammakarzinom kann, sofern seit 3–5 Jahren keine Metastasen aufgetreten sind – über den Zeitraum wird noch diskutiert –, eine niedrig dosierte kontinuierliche Östrogen-Gestagen-Therapie in Betracht gezogen werden.

Zu den relativen Kontraindikationen zählen akute und chronische Lebererkrankungen, Gallenblasenerkrankungen, Pankreatitis, Hypertriglyceridämie, Ödeme, Endometriumhyperplasie (die zuerst behandelt werden muß), thromboembolische

Erkrankungen, Thrombophlebitiden, Endometriose und uterine Myome. In diesen Fällen ist besonders auf Typ und Dosis der Hormone und auf die Applikationsweise zu achten. Da die konjugierten Östrogene einen ausgeprägten Effekt auf den Lebermetabolismus haben, sollte in diesen Fällen dem Östradiol oder Östriol der Vorzug gegeben werden. In niedriger Dosierung haben diese beiden Östrogene auch bei oraler Einnahme keinen nachteiligen Einfluß auf den Blutdruck oder die Gerinnung. Trotzdem ist bei Leber- und Stoffwechselerkrankungen, bei Hochdruck oder bei Vorliegen bzw. einer Vorgeschichte thromboembolischer Erkrankungen die parenterale Applikation (z.B. Östradiolpflaster) besser geeignet. Bei Endometriose und Uterus myomatosus ist auf eine ausreichende Gestagendosis zu achten, und bei einer Hypertriglyceridämie sollte ein Nortestosteronderivat angewandt werden (sofern die Cholesterin- bzw. LDL-Cholesterin-Werte normal sind), da dieses die Triglyceridspiegel verringern kann.

Zu den Nebenwirkungen, die den Gestagenen zugeschrieben werden, zählen Schmierblutungen, Dysmenorrhö, Depressionen, Unterleibsbeschwerden, Ödeme und Mastalgie. Bei hohen Dosierungen kann es zur Gewichtszunahme kommen.

Bei Frauen mit einer absoluten Kontraindikation für Östrogene bietet sich als Alternative die hochdosierte Therapie mit Progesteronderivaten an. Bei vasomotorischen Beschwerden kann die tägliche Einnahme von 10–20 mg Medroxyprogesteronacetat Besserung bringen; gegebenenfalls läßt sich das auch mit Depot-Medroxyprogesteronacetat erreichen. Hochdosiertes Medroxyprogesteronacetat dürfte auch hinsichtlich der Osteoporoseprophylaxe von Nutzen sein, kann aber die Östrogene bei der Behandlung der Genitalatrophie und zur Atheroskleroseprophylaxe nicht ersetzen.

Da es nur wenige konfektionierte Präparate für die zyklische oder kontinuierliche Östrogen-Gestagen-Therapie gibt, die den erwähnten Kriterien entsprechen, ist die individuelle Verordnung eines geeigneten Östrogenpräparats (z.B. Progynova mite oder Presomen/Transannon 0,6 mg) und eines Gestagenpräparats (z.B. Gestafortin) zu überlegen. Für die kontinuierliche Kombinationstherapie kann die Gestafortintablette auch halbiert werden, wenn das Östrogen niedrig dosiert ist (z.B. 1 mg Östradiol). Nach den Erfahrungen von Prof. Taubert (Frankfurt) kommt es unter einem solchen Behandlungsschema bei den meisten Patientinnen nach einiger Zeit zu einer Amenorrhö.

Literatur

Jensen J, Christiansen C (1983) Dose-response and withdrawal effects on climacteric symptoms after hormonal replacement therapy. A placebo-controlled therapeutic trial. Maturitas 5:125–133

Jones MM, Francis RM, Nordin BEC (1982) Five-year follow-up of oestrogen therapy in 94 women. Maturitas 4:123–130

Kicovic PM, Cortes-Prieto J, Milojevic S, Haspels AA, Aljinovic A (1980) The treatment of postmenopausal vaginal atrophy with ovestin vaginal cream or suppositories: Clinical, endocrinological and safety aspects. Maturitas 2:275–282

King RJB, Whitehead MI (1986) Assessment of the potency of orally administered progestins in women. Fertil Steril 46:1062–1066

Kuhl H (1988) Atherosklerose-Prophylaxe durch Östrogensubstitution? Geburtshilfe Frauenheilkd 48:747–828

Kuhl H, Taubert HD (1987) Das Klimakterium. Pathophysiologie – Klinik – Therapie. Thieme, Stuttgart

Paterson MEL, Wade-Evans T, Sturdee DW, Thom MH, Studd JWW (1980) Endometrial disease after treatment with oestrogens and progestogens in the climacteric. Br Med J 1:822–824

Punnonen R, Kilkku P, Kiukko P, Rauramo L (1981) Conservative treatment of urinary incontinence in women with special reference to the use of oestrogens. Maturitas 3:309–313

Schiff I, Tulchinsky D, Cramer D, Ryan KJ (1980) Oral medroxyprogesterone acetate in the treatment of postmenopausal symptoms. J Am Med Assoc 244:1443–1445

Whitehead MI, Townsend PT, Pryse-Davies J, Ryder T, Lane G, Siddle NC, King RJB (1982) Effects of various types and dosages of progestogens on the postmenopausal endometrium. J Reprod Med 27:539–548

Ziegler R (1987) Zur Frage einer allgemeinen undifferenzierten Östrogen-(Progestagen-)Substitution als Osteoporoseprophylaxe: Kontra. Med Klin 82:241–244

Lokaltherapie mit Sexualsteroiden

H.-D. Taubert

Einleitung

Bei der Bewertung der hormonalen Substitutionstherapie im Klimakterium und der Postmenopause hat sich in den letzten Jahren ein tiefgreifender Wandel vollzogen. Es ist heute unumstritten, daß nicht nur die für diese Lebensphase typischen vasomotorischen Störungen und atrophischen Erscheinungen am Genitale und an den unteren Harnwegen durch eine sachgerecht durchgeführte Östrogentherapie beseitigt werden können, sondern daß sich auch die als Folge eines chronischen Östrogendefizits entstehenden osteoporotischen und atherosklerotischen Veränderungen verhindern lassen. Es stellt sich heute also nicht mehr so sehr die Frage, ob eine hormonale Substitutionstherapie im Prinzip zulässig ist oder nicht, sondern welches Präparat, welche Dosierung, welche Therapiedauer und Applikationsweise in einer spezifischen Situation das günstigste Verhältnis von Effekt und Nebenwirkung versprechen.

Es ist seit langem bekannt, daß viele Arzneimittel und Giftstoffe nicht nur auf die Epidermis einwirken, sondern die Haut wie auch besonders die Schleimhäute penetrieren und damit einen systemischen Effekt herbeiführen können. Als ein frühes Beispiel für die perkutane Applikation von Wirkstoffen, die oft fatale Folgen hatte, sei die Zubereitung von Alkaloiden und anderen Pflanzenbestandteilen in den sogenannten Hexensalben des Mittelalters erwähnt, die nach Auftragung auf die Haut resorbiert wurden und bei den Anwendern zu halluzinatorischen Erscheinungen führten. Auf dem gleichen Prinzip beruhte die über Jahrhunderte hin betriebene Therapie der Syphilis mit Quecksilbersalben. Aus neuerer Zeit liegt eine Reihe von Beobachtungen vor, aus denen hervorgeht, daß nicht nur kleine Peptidhormone wie z. B. LH-RH die Nasenschleimhaut passieren können, sondern auch die Sexualsteroide bei kutaner Anwendung wirksam sind. So berichteten Gilam et al. (1980), daß Männer, die ohne Schutzhandschuhe mit Diäthylstilböstrol, einem hochwirksamen synthetischen Östrogen, hantierten, eine Gynäkomastie entwickelten. Entsprechende Beobachtungen liegen auch von anderer Seite vor (Schiff et al. 1977; Martin et al. 1979; Rigg et al. 1978).

Hormone und Applikationsweisen

Als man für die therapeutische Anwendung von Sexualsteroiden nach alternativen Wegen zu der üblichen oralen Applikationsweise suchte, um die dabei unvermeidliche primäre Leberpassage und die daraus erwachsenden metabolischen Effekte zu

Tabelle 1. Lokalbehandlung mit Sexualsteroiden

Hormon	Applikationsweise	Zubereitung	Indikation
Östradiol[a]	Transdermal, transvaginal	Gel, Creme, Membranpflaster	Klimakterisches Syndrom
Östriol	Transvaginal	Creme, Ovula	Klimakterisches Syndrom
Progesteron	Transdermal	Gel	Mastopathie
Testosteron[b]	Transdermal	Salbe	Lichen sclerosus et atrophicans

[a] Auch Östradiolbenzoat und Äthinylöstradiol.
[b] Testosteronpropionat.

vermeiden, bot sich die Lokaltherapie, und zwar transdermal oder perkutan und transvaginal, als ein möglicher Ausweg an.

Der Tabelle 1 sind die bisher zur transdermalen und transvaginalen Anwendung gelangten Sexualsteroide, ihre Zubereitungsweise und jeweilige Indikation zu entnehmen.

Östradiol- und Östriolpräparate werden als Gel, Creme, Salbe, Ovulum, Suspension und Depotpflaster zur Behandlung klimakterischer Beschwerden sowie einer Reihe atrophischer und entzündlicher Störungen am äußeren Genitale und anderen Hautpartien eingesetzt. Da in der Bundesrepublik keine konjugierten Östrogene zur Lokaltherapie erhältlich sind, wird auf ihre Erwähnung verzichtet werden. Eine gewisse Bedeutung hat auch bei perimenopausalen Frauen die Behandlung der Mastodynie mit einem progesteronhaltigem Gel. Der Vollständigkeit halber wird auch kurz auf die lokale Anwendung von Testosteron eingegangen werden, wenn diese auch eine vergleichsweise geringe Rolle spielt. Für die Bewertung etwaiger Nebenwirkungen ist es wichtig festzustellen, daß in Tabelle 1 nur die natürlichen Sexualsteroide berücksichtigt wurden, nicht aber deren synthetische Abkömmlinge wie z.B. das in Ovulationshemmern weithin verwandte Äthinylöstradiol, das den Stoffwechsel der Leber in wesentlich stärkerem Maße beeinflußt als die natürlichen Sexualsteroide.

Lokaltherapie mit Östriol

Östriol ist ein wesentlich schwächeres Östrogen als Östradiol (seine geringere Wirksamkeit beruht auf der wesentlich kürzeren Verweildauer am nukleären Östrogenrezeptor), kann aber bei einer entsprechend hohen Dosierung und langen Anwendungsdauer auf das Endometrium proliferationsfördernd wirken. Im Serum findet es sich in einer nur relativ geringen Konzentration von ca. 10 pg/ml. Es stellt den Endpunkt der Östrogenbiosynthese dar, denn seine Bildung aus Östron und Östradiol ist irreversibel. Außer der Konjugation zu wasserlöslichen Estern, die das Ausscheidungsprodukt darstellen, macht es im Organismus kaum metabolische Veränderungen durch.

In seiner Wirksamkeit unterscheidet sich Östriol erheblich von der des Östradiols und der anderer Östrogene. So ist die recht hohe orale Dosis von 6 mg erforderlich, um den Serumspiegel von FSH und LH um ca. 20% zu senken (Schiff et al. 1980; Mandel et al. 1980; Helgason et al. 1982). Selbst bei dieser Dosierung übt es jedoch kaum eine Wirkung auf die Hepatozyten aus, denn die Produktion von SHBG, Coeruloplasmin und Angiotensinogen wird nicht beeinflußt wie z.B. durch das Äthinylöstradiol (Helgason 1982).

Östriol zeichnet sich durch eine besondere Affinität zum Vaginalepithel, zur Schleimhaut der Urethra und des Trigonum vesicae sowie dem Stützapparat der Beckenorgane aus. Diese auffallend hohe Affinität beruht vermutlich auf dem Vorhandensein eines spezifischen östrogenbindenden Proteins (Vies 1982). Seine große praktische Bedeutung und Sonderstellung unter den Östrogenen verdankt es zum einen dieser Organspezifizität, zum anderen der Tatsache, daß es bei Einhaltung der üblichen Dosierung von oral 1–2 mg pro Tag keinen nennenswerten proliferationsfördernden Effekt auf das Endometrium ausübt, sofern die Behandlung nicht über längere Zeiträume erfolgt. Es ist bemerkenswert, daß sich bei der vaginalen Anwendung von Östriol lichtmikroskopisch erst nach 2–3 Monaten morphologische Veränderungen nachweisen lassen, die wohl subtiler Natur sind, elektronenoptisch aber schon nach 2–3 Wochen auffallen (Englund et al. 1982).

Der große Nachteil besteht darin, daß es bei den üblichen Dosierungen weder oral noch transvaginal die vasomotorischen Störungen ebenso zuverlässig beseitigt wie Östradiol und gegen die Entwicklung einer Osteoporose oder Atherosklerose nicht wirksam ist (Lindsay et al. 1979).

Zubereitung

Zur Lokaltherapie steht Östriol als Vaginalcreme zur Verfügung, die per 5 ml 1 mg mikronisiertes Östriol enthält bzw. als Vaginalovulum mit 0,5 mg Östriol.

Anwendungsweise

In den ersten 2 Behandlungswochen wird abends 1 Ovulum oder 1 Applikatorfüllung mit Creme vaginal eingeführt. Danach kann die Häufigkeit der Anwendung meist auf 2- bis 3mal pro Woche verringert werden. Da sich der ursprüngliche Zustand nach Beendigung der Therapie zwangsläufig wieder einstellt, ist eine Dauertherapie zur Erhaltung des Therapieerfolgs oft nicht zu umgehen.

Wirksamkeit

Die vaginale Anwendung von Östriol ist wesentlich effektiver als die orale (Schiff et al. 1978, 1980; Heimer u. Englund 1984). Aus Abb. 1 ist ersichtlich, daß die vaginale Applikation von 0,5 mg Östriol zu einem Blutspiegel führt wie die orale Einnahme von 10 mg. Der Serumspiegel von Östriol steigt schneller an, wenn die transvaginale Anwendung morgens an Stelle von abends erfolgt, doch ist die absorbierte Gesamtmenge des Steroidhormons in beiden Fällen gleich. Wenn innerhalb von 1–2 h nach der vaginalen Anwendung eine Mahlzeit eingenommen wird, erfolgt ein weiterer Anstieg des Serumspiegels, vermutlich als Folge einer vermehrten Rückresorption aus dem Darm (Heimer u. Englund 1986).

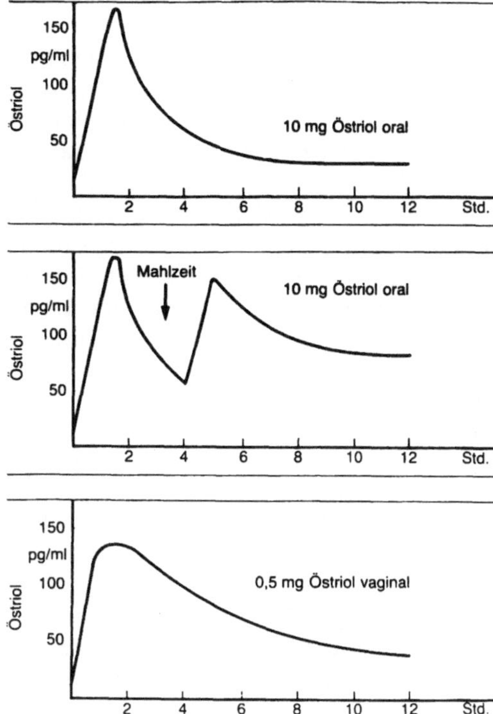

Abb. 1. Zeitlicher Verlauf der Östriolkonzentration im Serum nach vaginaler Applikation von 0,5 mg Östriol bzw. nach oraler Einnahme von 10 mg Östriol. (Nach Kuhl u. Taubert 1987)

Etwa 20% des absorbierten Östriols erscheint im Serum als unkonjugierte Substanz, der Rest in der Form verschiedener Ester. Das Verhältnis vom unkonjugierten zum konjugiertem Östriol beträgt also nur 1:5. Die Art der galenischen Zubereitung spielt auch bei der vaginalen Anwendung eine Rolle. So erreicht der Östriolspiegel im Serum nach der Applikation von 0,5 mg in einem Ovulum bereits nach 1 h ein Maximum, im Falle einer Creme erst nach 2 h (Mattson u. Cullberg 1983).

Innerhalb von 3 Wochen der Lokaltherapie mit Östriol kommt es zu einem Anstieg des vaginalzytologischen Reifeindex auf Werte, die der Prämenopause entsprechen, einem Rückgang des pH auf Werte unter 5 sowie einer deutlichen Besserung der Lubrikation des Vaginalepithels (Semmons u. Wagner 1982). Die Absorption des Östriols vermindert sich nicht, wenn das Epithel einen gewissen Reifegrad erreicht hat.

Für die Praxis ist wichtig, daß eine optimale Wiederherstellung der Schleimhäute im Bereich des äußeren Genitales und der unteren Harnwege durch Proliferation des Epithels und einer vermehrten Durchblutung 18–24 Monate einer intensiven und konsequenten Therapie erfordern kann. Deshalb können Kohabitationsbeschwerden zunächst weiterbestehen, obwohl der Reifeindex schon längst angestiegen ist. Die Wirksamkeit der lokalen Östrogentherapie läßt sich im urologischen Bereich durch einen Anstieg des intraurethralen Drucks bei urodynamischen Messungen, einer Besserung von Deszensusbeschwerden, einem Anstieg des Turgors im gesamten bindegewebigen und muskulären Stützapparat der Beckenorgane und einer Verminderung der Streß- und Dranginkontinenz nachweisen (Hilton u. Stanton 1983; Hajdu et al. 1986).

Indikationen

Als wichtigste Indikation für die lokale Anwendung von Östriol sind die atrophisierende Kolpitis und Vulvitis zu nennen, die von Fluor, Pruritus und Dyspareunie begleitet sein können. Eine wesentliche Rolle spielen die o.e. Urethritiden und die wenigstens zum Teil auf einem Östrogenmangel beruhenden Blasenfunktionsstörungen der Frau in der Postmenopause. Da der systemische Effekt des durch die Vaginalmukosa absorbierten Östriols etwa in der gleichen Größenordnung liegt wie bei oraler Anwendung, ist die vaginale Applikation oft nicht ausreichend, um die neben der Genitalatrophie bestehenden Hitzewallungen und Schweißausbrüche zu beseitigen.

Eine wichtige Indikation für eine Lokaltherapie mit Östriol ist die Vor- und Nachbehandlung bei operativen Eingriffen an den äußeren Genitalien.

Nebenwirkungen

Obwohl ein erheblicher Anteil des vaginal applizierten Östriols in den Organismus gelangt, ist die Zahl der Nebenwirkungen gering. Es kommt praktisch zu keiner Veränderung der Leberfunktion. Gelegentlich kann es erforderlich werden, wie bei der Anwendung von stärker wirksamen Östrogenen zyklisch oder kontinuierlich ein Gestagen zu verabreichen, wenn sich eine Hyperplasie des Endometriums abzuzeichnen beginnt.

Wenn eine östriolhaltige Vaginalcreme über längere Zeit hin verwendet wird, kann es zur Gynäkomastie des Partners kommen. Denn Östriol und andere Östrogene werden von der Penishaut in einer Weise resorbiert, die zu einem meßbaren Anstieg des Serumspiegels führen kann (Ware et al. 1985; Raimondi et al. 1980).

Lokaltherapie mit Östradiol

Östradiol steht zur Lokalbehandlung im Genitalbereich und anderen Hautbezirken in der Form von verschiedenen Emulsionen, Salben, Cremes, Suspensionen und Vaginaltabletten zur Verfügung, die zum Teil auch andere Wirkstoffe wie Kortikoide und entzündungs- und infektionshemmende Stoffe enthalten. Auf diese Mischpräparate soll im Rahmen dieser Darstellung nur am Rande eingegangen werden. Denn ihr Anwendungsbereich wurde schon zum guten Teil bei der Besprechung der Lokalbehandlung mit Östriol behandelt. Dazu kommt, daß sie sich nicht zur Behandlung von systemischen Störungen wie z. B. den klimakterischen Hitzewallungen eignen. Diese Forderung wird dagegen von 2 neueren Applikationsweisen für Östradiol erfüllt. Es handelt sich um ein östradiolhaltiges Gel zur perkutanen Anwendung und um das schon weithin eingeführte und bekannte östradiolhaltige Membranpflaster, mit denen das ganze Spektrum des klimakterischen Syndroms in nahezu der gleichen Weise abgedeckt werden kann wie mit oralen oder parenteralen Präparaten.

Zubereitung

Eine kleine Auswahl von östradiolhaltigen Mischpräparaten zur Lokalbehandlung ist in Tabelle 2 enthalten. Zu bemerken ist, daß diese Präparate nicht alle Östradiol enthalten, sondern zum Teil Östradiolbenzoat oder Äthinylöstradiol.

Tabelle 2. Zubereitungen zur Lokaltherapie mit Östradiol

Zubereitung	Präparat	Östrogen	Zusätze
Suspension	Crinohermal fem	Östradiol	Kortikoide
Emulsion	Linoladiol	Östradiol	Desinfektion
Vaginaltabl.	Malun	Östradiolbenzoat	Fungizide
Vaginalgel	Poly-Gynaedron	Äthinylöstradiol	
Hautgel	Oestrogel	Östradiol	∅
Membranpflaster	Estraderm TTS	Östradiol	∅

Tabelle 3. Durchschnittliche Wirkstoffabgabe auf die Haut bei den verschiedenen Größen des Estradermsystems

Größe	Kontaktfläche [cm^2]	Östradiolgehalt [mg]	Durchschnittliche Abgaberate von Östradiol[a] [mg/Tag]
Estraderm TTS 25	5	2	0,025
Estraderm TTS	10	4	0,05
Estraderm TTS 100	20	8	0,1

[a] Wirkungsdauer eines Pflasters beträgt 4 Tage.

Das in verschiedenen europäischen Ländern als „Oestrogel" bekannte Präparat enthält 3 mg Östradiol per 5 ml eines wasserlöslichen Gels. Es ist in der Bundesrepublik Deutschland im Gegensatz zu dem als „Estraderm Transdermales Therapeutisches System" (Estraderm-TTS) eingeführten Präparat nicht erhältlich. Das letztere wird in 3 Größen bzw. Dosierungen geliefert, die Tabelle 3 zu entnehmen sind.

Anwendungsweise

Die Mischpräparate werden je nach der Indikation und Zubereitungsweise an den betroffenen Bezirken der Haut und Schleimhaut im Genitalbereich, anderer Hautpartien bzw. der Kopfhaut aufgetragen oder eingeführt. Dabei ist zu beachten, daß diese Präparate nicht zur Behandlung systemischer Östrogenmangelzustände konzipiert worden sind, bei ihrem Gebrauch jedoch erhebliche Mengen von Östradiol in den Organismus gelangen können. Oestrogel wird in der gleichen Weise wie das bekannte progesteronhaltige Gel (Progestogel) täglich in einen größeren Hautbezirk eingerieben. Bei der ersten Anwendung des Membranpflasters wird man in der Regel zuerst das Estraderm TTS mit der mittleren Dosis von 50 µg pro Tag verwenden. Nach Abziehen der Schutzfolie wird das Pflaster auf die Haut im seitlichen Hüftbereich geklebt. Eine Erneuerung ist alle 4 Tage erforderlich. Es hat sich bewährt, den Wechsel z. B. montags und donnerstags vorzunehmen.

Zur Vermeidung eines Dauerstimulus auf das Endometrium und der daraus erwachsenden Gefahr einer glandulär-zystischen Hyperplasie und letztlich eines Endometriumskarzinoms ist die zusätzliche Gabe eines Gestagens unerläßlich (Mack et al. 1976; Whitehead et al. 1977), wobei die Dosis offenbar wesentlich geringer sein kann als weithin angenommen worden ist (Holst et al. 1987). Man sollte möglichst Abkömmlinge des Nortestosterons vermeiden, da diese wegen ihres Antiöstrogeneffekts das Lipoproteinmuster im Serum ungünstig beeinflussen könnten. Empfehlenswert sind 1–2 mg Chlormadinonacetat oder 2,5–5 mg Medroxyprogesteronacetat oder Medrogeston pro Tag. Für die Anwendung des Gestagens haben sich die folgenden Behandlungsweisen bewährt:

1. Estraderm TTS Tag 1–21, Tag 22–28 Pause; Gestagen Tag 11–21.
2. Estraderm TTS kontinuierlich, Gestagen Tag 17–26.
3. Estraderm TTS kontinuierlich, Gestagen kontinuierlich.

Wirksamkeit

Bei der transdermalen und transvaginalen Applikation von Östradiol können leicht Serumspiegel erzielt werden, die die physiologischen Grenzen deutlich übersteigen. Bei der vaginalen Anwendung einer Einzeldosis von 0,5 mg mikronisierten Östradiols kommt es innerhalb von 1–2 h zu einem Anstieg des Östradiolspiegels im Serum auf mehr als 900 pg/ml (Abb. 2). Ein solcher Anstieg reicht aus, um den Gonadotropinspiegel im Serum vorübergehend abzusenken (Schiff et al. 1977). Wenn Vaginalsuppositorien mit 230 µg nichtmikronisierten Östradiols und 10 mg Progesteron verwendet wurden, überstieg der Maximalwert im Serumöstradiolspiegel immer noch die physiologische Norm, kam aber erst nach einer Verzögerung von 6–8 h zustande. Wichtig ist bei dieser Untersuchung, daß dieser Anstieg des Östradiolspiegels im Serum keine Veränderung in der Konzentration des SHBG nach sich zog, wie es im Falle des Äthinylöstradiols sicher der Fall gewesen wäre (Kålund-Jensen u. Myrén 1984). Die vaginale Absorption von Östradiol ist bei Frauen im geschlechtsreifen Alter geringer als in der Postmenopause. Bei den letzteren nimmt sie mit der Zeit ab, wobei die Reifung des Vaginalepithels keine Rolle zu spielen scheint (Carlström et al. 1988). Auch mit der großflächigen Applikation des Oestrogels läßt sich der Östradiolspiegel im Serum um das 3fache, der des Östrons um das 2fache anheben (Sitruc-Ware et al. 1980). Wenn an der Wirksamkeit der Oestrogelapplikation auch kein Zweifel besteht, so ist der Effekt (und damit die Dosierung) in erheblichem Maße von der Handhabung abhängig, und der Serumspiegel verläuft wie bei

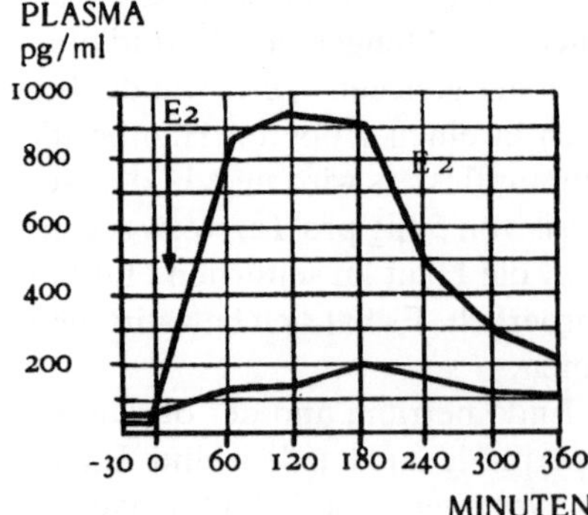

Abb. 2. Plasmaspiegel von Östradiol und Östron nach der vaginalen Anwendung von 0,5 mg mikronisierten Östradiols. (Nach Schiff et al. 1977)

der oralen Anwendung mit erheblichen Schwankungen, d.h. einem steilen Anstieg folgt ein starker Abfall.

Derartige Schwankungen werden beim Gebrauch des Estradermsystems vermieden. Der mittlere Serumspiegel entspricht dosisabhängig den Werten, die in der frühen bis mittleren Follikelphase prämenopausaler Frauen gefunden werden. Er läßt die von der oralen Einnahme und perkutanen Einreibung her bekannten Schwankungen vermissen. Der Verlauf des Serumspiegels läßt im Verlauf einer 4tägigen Applikationszeit des Pflasters 3 Komponenten erkennen: Den Spitzenwerten am 1. Tag folgt am 2. und 3. Tag eine Plateauphase, die am 4. Tag in einen Abfall mündet.

Da bei der transdermalen Applikation des Östradiols mit dem Estradermsystem die primäre Leberpassage vermieden wird, ist sowohl zur Erzielung eines ausreichenden Blutspiegels als auch des gewünschten klinischen Effekts nur ein Bruchteil der bei oraler Anwendung erforderlichen Hormonmenge notwendig. Die bisher vorliegenden Erfahrungsberichte sprechen dafür, daß die klinische Wirksamkeit zufriedenstellend und den Erfolgen der oralen Therapie vergleichbar ist. Die eigenen Erfahrungen an einem allerdings noch kleinem Kollektiv besagen, daß die Hitzewallungen auf jeden Fall erheblich reduziert, wenn auch nicht immer völlig beseitigt werden.

Indikationen

Die östradiolhaltigen Mischpräparate werden zur Lokaltherapie von atrophischen Prozessen im Bereich der Vulva und Vagina, Kolpitiden, Portioerosionen, bei Fluor vaginalis und bei der Vor- und Nachbehandlung operativer Eingriffe am Genitale eingesetzt (Tabelle 4). Einige dieser Präparate gelangen auch bei dermatologischen

Tabelle 4. Indikationen für die Lokaltherapie mit Östradiol

Mischpräparate	Genitalatrophie
	Kolpitiden
	Fluor vaginalis
	Kohabitationsbeschwerden
	Störungen der unteren Harnwege
	Dermatologische Indikationen – periorale Akne – Rosazea – Ulcus cruris – Ekzeme – Hautatrophien – Alopecia androgenetica
Reine Östrogene	Klimakterisches Syndrom

Indikationen zur Anwendung, so z. B. bei der peroralen Akne, Rosazea, Ulcus cruris, Narbenbildung, Hautatrophien, verschiedenen Ekzemen und der Alopecia androgenetica. Im Gegensatz zu diesen Mischpräparaten eignet sich das Oestrogel und das Estradermsystem zur Therapie des klimakterischen Syndroms im allgemeinen. Dabei ist die Wirksamkeit der transdermalen Östradioltherapie bei der Verhütung der postmenopausalen Atherosklerose und Osteoporose noch umstritten.

Nebenwirkungen

Ein wesentlicher Vorteil der transdermalen Applikationsweisen ist der Wegfall der primären Leberpassage und damit von Nebenwirkungen, die selbst bei der oralen Anwendung von Östradiolestern und von konjugierten Östrogenen merklich waren, wenn auch in viel geringerem Maße als z. B. beim Äthinylöstradiol. So entfällt bei der Verwendung des Estradermsystems ein Effekt auf die Steroidtransportglobuline, das Angiotensin-Renin-System, damit auf den Blutdruck und auf die Lipoproteine.

Als Nachteil muß die bisher unvermeidliche orale Einnahme eines Gestagens gewertet werden, solange kein gestagenhaltiges Pflaster erhältlich ist.

Noch nicht endgültig zu beantworten ist die Frage, ob sich mit der transdermalen Östradioltherapie auch die postmenopausale Osteoporose und Atherosklerose vermindern läßt. Senkungen des Kalziumspiegels und des Hydroxyprolinspiegels wurden letzthin mit dem Oestrogel als auch dem Estradermsystem demonstriert (Selby u. Peacock 1986; Riis et al. 1986). Der endgültige klinische Beweis für die Wirksamkeit dieser Methoden steht allerdings noch aus. Er müßte an Hand einer Verringerung der Myokardinfarktrate bzw. der Frakturhäufigkeit, im Falle der Osteoporose auch mit Hilfe der Osteodensitometrie, erbracht werden.

Lokaltherapie mit Progesteron

Etwa jede 2. Patientin mit einer Mastopathia cystica fibrosa klagt über schmerzhaftes Anschwellen der Mammae (Vorherr 1986). Die Mastodynie kann ein- oder beidseitig, in Abhängigkeit vom Menstruationszyklus, d. h. gehäuft im Prämenstrum, aber auch ohne feste Bindung an den Zyklus auftreten. Bei der Untersuchung der Brust erscheint das Drüsengewebe verhärtet, fein- bis grobkörnig und fein- bis grobzystisch. Durch Hyperämie und eine verstärkte Flüssigkeitseinlagerung nimmt das Volumen der Brustdrüse zu, wobei ein erheblicher Spontan- und Berührungsschmerz entstehen kann.

Eine Mastodynie findet sich am häufigsten zwischen dem 30. Lebensjahr und der Menopause, gelegentlich aber auch bei postmenopausalen Frauen. Durch die lokale Applikation eines progesteronhaltigen Gels (Progestogel, 10 mg per g Gel) vom 10. bis etwa 25. Zyklustag kann eine erhebliche Linderung der Schmerzen, wenn nicht sogar Beschwerdefreiheit erzielt werden.

Von der Tagesdosis von 50 mg Progesteron werden etwa 10% resorbiert (Lafaye u. Aubert 1978). Es kommt nur zu einem kurzzeitigen Anstieg des Progesteronspiegels im Serum (Boever et al. 1980). Obwohl die Halbwertszeit von Progesteron im Serum nur 2–4 min beträgt, stellt sich im Drüsenkörper der Mammae eine höhere Konzentration als im Serum ein (Boever 1983). Dies wirkt der durch Östrogene induzierten Erhöhung der Kapillarpermeabilität und dem nachfolgenden Ödem entgegen (Lafaye u. Aubert 1978). Eine Besserung ist in etwa 70% der Fälle zu erwarten.

Lokaltherapie mit Testosteron

Nach der Menopause macht auch die Haut der Vulva atrophische Veränderungen durch, da das verhornende Plattenepithel des äußeren weiblichen Genitales mehr als das anderer Hautbezirke östrogenabhängig ist. Dies hat zur Folge, daß die Vulvahaut dünner wird und den Turgor, das subkutane Fett und die Elastizität verliert. Im Verlauf derartiger Atrophisierungsvorgänge kommt es bei manchen Frauen zu Veränderungen im Aufbau des Epithels und des Koriums, die man heute als Dystrophien bezeichnet. Es handelt sich um progressive Sklerosierungsvorgänge, die zur Stenose des Introitus und dem Verstreichen der kleinen Labien und Klitoris führen können. Das Kardinalsymptom dieses heute als Lichen sclerosus et atrophicans bezeichneten Krankheitsbildes ist der unerträgliche Pruritus. Bevor eine lokale Hormontherapie in Betracht gezogen werden kann, muß sichergestellt werden, daß die Veränderungen nicht schon das Stadium einer Präkanzerose erreicht haben.

Da lokal applizierte Östrogene die Verhornungstendenz noch steigern können, wird der Wert einer Östrogentherapie neuerdings in Frage gestellt. Bewährt hat sich eine 2%ige Testosteronproprionatsalbe, ggf. in Kombination mit Kortikoiden und Fungiziden bzw. Antibiotika bei Sekundärinfektionen. Das Risiko von Virilisierungserscheinungen als Folge einer transdermalen Absorption dürfte nicht hoch anzusetzen sein, kann aber im Einzelfall nicht ausgeschlossen werden.

Literatur

Boever J de, Desmet D, Vandekerckhove D (1980) Variation of progesterone, 20α-dihydroxyprogesterone and oestradiol concentrations in human mammary tissue and blood after topical administration of progesterone. In: Mauvais-Jarvis P, Volkers OFH, Wepierre J (eds) Percutaneous absorption of steroids. Academic Press, London, pp 259–265

Boever J de, Verheugen C, Maele G van, Vandekerckhove D (1983) Steroid concentration in serum, glandular breast tissue, and breast cystic fluid of control and progesterone treated patients. In: Angeli H, Bradlow HL, Dogiotti L (eds) Endocrinology of cystic breast disease. Raven, New York, pp 83–99

Carlström K, Pschora H, Lunell N-O (1988) Serum levels of oestrogens, progesterone, FSH and SHBG during simultaneous vaginal administration of 17β-oestradiol and progesterone in the pre- and postmenopause. Maturitas 10:307–326

Englund DE, Axelson O, Nilsson BO (1982) Endometrial effects of vaginal estriol treatment. Acta Obstet Gynaecol Scand [Suppl] 106:23–26

Gilman AG, Goodman LS, Gilman A (eds) (1980) The pharmacologic basis of therapeutics. Mac Millan, New York, p 1427

Hajdu K, Festge OA, Gross W, Rosenbaum KD (1986) Zum Einfluß einer lokalen Estrioltherapie auf das Urethradruckprofil in der Postmenopause. Zentralbl Gynäkol 108:1370–1378

Heimer GM, Englund DE (1984) Estriol: Absorption after longterm treatment and gastrointestinal absorption as influenced by a meal. Acta Obstet Gynaecol Scand 63:563–567

Heimer GM, Englund DE (1986) Plasma östriol following vaginal administration: Morning and evening insertion and influence of food. Maturitas 8:239–243

Helgason S (1982) Estrogen replacement therapy after the menopause. Acta Obstet Gynaecol Scand [Suppl] 107:1–29

Hilton P, Stanton SL (1983) The use of intravaginal oestrogen cream in genuine stress incontinence. Br J Obstet Gynaecol 90:940–944

Holst J, Cajander S, Schoultz B van (1987) Endometrial effects of a continuous percutaneous/low dose oral progestogen regimen for climacteric complaints. Maturitas 9:63–67

Kålund-Jensen H, Myrén CJ (1984) Vaginal absorption of oestradiol and progesterone. Maturitas 6:359–367

Kuhl H, Taubert HD (1987) Das Klimakterium. Thieme, Stuttgart, S 112

Lafaye C, Aubert B (1978) Action de la progesterone dans la mastopathie benigne. Obstet Biol Reprod 7:1123–1139

Lindsay R, Hart DM, MacLean A, Garwood J, Clarke AC, Kraszewski A (1979) Bone loss during oestriol therapy in postmenopausal women. Maturitas 1:279–285

Mack T, Pike MC, Henderson BE, Pfeffer RJ, Gerkins VR, Arthur BS, Brown SE (1976) Estrogen replacement and endometrial cancer in a retirement community. N Engl Med 294:1262–1267

Mandel FP, Geola FL, Meldrum DR, Lu JHK, Eggena P, Sambhi MP, Hershman JM, Judd HL (1983) Biological effects of various doses vaginally administed conjugated equine estrogens in postmenopausal women. J Clin Endocrin 57:133–139

Martin PL, Yen SSC, Burnier AM, Herrmann H (1979) Systemic absorption and substained effects of vaginal estrogen creams. JAMA 242:2699–2700

Mattson L-A, Cullberg G (1983) A clinical evaluation of treatment with estriol vaginal cream versus suppository in postmenopausal women. Acta Obstet Gynaecol Scand 62:397–400

Raimondi CV di, Roach AC, Meador CK (1980) Gynecomastasia from exposure to vaginal estrogen cream. N Engl J Med 302:1089–1090

Rigg LA, Hermann H, Yen SSC (1978) Absorption of oestrogens from vaginal creams. N Engl J Med 298:195–197

Riis BJ, Thomasen K, Strøm V, Christiansen C (1986) The effect of percutaneous estradiol and natural progesterone on postmenopausal bone loss. Am J Obstet Gynecol 156:61–65

Schenkel L (1985) TTS-Estradiol zur physiologischen Hormonsubstitution in der Menopause. Schweiz Rdsch Med 11:277–282

Schiff I, Tulchinsky D, Ryan KJ (1977) Vaginal absorption of estrone and estradiol-17β. Fertil Steril 28:1063–1068

Schiff I, Wentworth B, Koos B, Ryan KJ, Tulchinsky D (1978) Effect of estriol administration on the hypogonadal women. Fertil Steril 30:278–282

Schiff I, Tulchinsky D, Ryan KJ, Kadner S, Levitz M (1980) Plasma estriol and its conjugates following oral and vaginal administration of estriol to postmenopausal women: correlations with gonadotropin levels. Am J Obstet Gynecol 138:1137–1141

Selby PL, Peacock M (1986) The effect of transdermal oestrogen on bone, calcium-regulating hormones and liver in postmenopausal women. Clin Endocrinol 25:543–547

Semmens JP, Wagner G (1982) Estrogen deprivation and vaginal function in postmenopausal women. J Am Med Assoc 248:445–448

Sitruk-Ware R, Lignieres B de, Basedevant A, Mauvais-Jarvis P (1980) Absorption of percutaneous oestradiol in postmenopausal women. Maturitas 2:207–211

Vies J van der (1982) The pharmacology of estriol. Maturitas 4:291–299

Vorherr H (1986) Fibrocystic breast disease: Pathophysiology pathomorphology, clinical picture and management. Am J Obstet Gynecol 154:161–179

Ware MD, Thomas EK, Notelovitz M (1985) Serum hormone levels in men exposed to oestrogen cream: A preliminary report. Maturitas 7:373–376

Whitehead M, McQueen IJ, Beard RJ, Minardi J, Campbell S (1977) The effects of cyclical oestrogen therapy and sequential oestrogen/progestogen therapy on the endometrium in postmenopausal women. Acta Obstet Gynecol Scand [Suppl] 65:91–109

Die gutartigen Erkrankungen der Brust

Die apparative Diagnostik bei gutartigen Erkrankungen der Mamma

J. Bahnsen

Im Rahmen der apparativen Diagnostik gutartiger Erkrankungen der Brust soll hier auf die Mammographie, die Sonographie und die Thermographie eingegangen werden. Computertomographie und Magnetresonanztomographie haben derzeit lediglich experimentellen Charakter bei der Darstellung gutartiger Prozesse der Mamma. Auch die Mammaszintigraphie mit radioaktiv markierten Isotopen hat derzeit keine praktische Nutzanwendung. Die Diaphanoskopie, ein Verfahren, bei dem das Durchleuchtungsbild der Brust analysiert wird, hat sich in der Praxis als weitgehend unbrauchbar erwiesen.

Mammographie

Das wichtigste bildgebende Verfahren ist nach wie vor die Mammographie. Dies gilt nicht nur für die Karzinomfrühdiagnose, sondern auch für die Differentialdiagnose gutartiger Erkrankungen der Brust. Bei den Verkalkungen der Mamma stellt die Mammographie das einzige Verfahren dar, mit dem Verkalkungen nicht nur abgebildet, sondern auch in Form und Anordnung analysiert werden können. Dagegen kann der Ultraschall in Ausnahmefällen Kalzifikationen zwar abbilden, die Analyse von Form und Struktur gelingt jedoch nicht. Es sollen zunächst einige Verkalkungen der Brust dargestellt werden, die sich eindeutig gutartigen Erkrankungen der Brust zuordnen lassen. Dazu gehören Verkalkungen an Gefäßen und in mikrozystischen Adenosen. Auch verkalkte Ölzysten und bizarre Narbenverkalkungen nach Biopsie sind als solche erkennbar. – Eine so eindeutige Zuordnung von Verkalkungen zu gutartigen Erkrankungen ist jedoch nicht immer möglich. Insbesondere das Ansprechen von Mikrokalzifikationen erfordert große Erfahrung, und häufig ist eine Biopsie zum Ausschluß einer malignen Erkrankung nicht zu vermeiden.

Bei Herdbefunden gibt es weniger Situationen, wo aufgrund des mammographischen Bildes allein die eindeutige Diagnose eines gutartigen Befundes gelingt. Es wird das mammographische Bild einer Hautwarze demonstriert, die zunächst als intramammäre Raumforderung erscheint, sich in einer anderen Projektion jedoch eindeutig der Haut zuordnen läßt. Dieses Beispiel zeigt die außerordentliche Wichtigkeit, den mammographischen Herdbefund mit dem klinischen Untersuchungsbefund zu korrelieren. Es sei hervorgehoben, daß klinisch suspekte Befunde sich nicht immer in der Mammographie darstellen lassen müssen. Ein klinisch suspekter Befund muß nach wie vor exzidiert werden, auch wenn die Mammographie unverdächtig ist.

Die Xeroradiographie ist ein in Europa nur noch vereinzelnd durchgeführtes Verfahren, welches jedoch in den USA noch einen großen Anteil in der bildgebenden Diagnostik der Mamma hat. Bei der Xeroradiographie handelt es sich ebenfalls um ein Röntgenverfahren. Sie unterscheidet sich von der Mammographie dadurch, daß das Bild nicht durch einen Röntgenfilm, sondern durch Ladungsveränderungen einer elektrostatisch aufgeladenen Platte erzeugt wird. Ähnlich wie bei einem Fotokopierer wird das durch die Entladung entstehende Muster durch einen Toner sichtbar gemacht. Die früher vorhandene Überlegenheit der Xeroradiographie in der Auflösung feinster Strukturen ist durch die Entwicklung moderner Mammographiegeräte zunichte gemacht worden. Wegen der etwas höheren Strahlenbelastung und der schlechteren Darstellung von Dichteunterschieden in Herdbefunden geben wir heute der Mammographie den Vorzug gegenüber der Xeroradiographie.

Zu den Sonderverfahren der Mammographie gehört die Galaktographie. Dabei wird im Falle einer Galaktorrhö der Milchgang mit einer feinen, stumpfen Nadel sondiert und Kontrastmittel injiziert. Pathologische Befunde sind Füllungsaussparungen und Gangabbrüche der Milchgänge. In den meisten Fällen handelt es sich jedoch um gutartige Prozesse. Bei einer Untersuchung unseres Klinikmaterials wurden 442 Galaktographien analysiert. Nach 224 einseitigen Galaktographien wurde in 72 Fällen die Indikation zur Biopsie gestellt. Von diesen Fällen erwiesen sich 15 als bösartig, 7 davon hatten ein präinvasives Malignom. Bei 218 beidseitigen Galaktographien waren 14 Biopsien indiziert. In keinem Fall ergab sich Malignität. Aus diesen Ergebnissen läßt sich schließen, daß lediglich die einseitige Sekretion abklärungsbedürftig ist, insbesondere wenn sie blutig gefärbt ist. Diese Einschränkung gilt nur, wenn keine weiteren Hinweise auf eine Malignität bestehen.

Kann im Falle einer Sekretion die Flüssigkeit nicht abfließen, so entstehen in der Brust Zysten, die einer Abklärung bedürfen. Das klassische Verfahren besteht in einer Punktion dieser Zysten, ihrer Luftfüllung und Darstellung durch eine Pneumozystographie. Die benigne Natur der Zyste ist dann erwiesen, wenn im Pneumozystogramm ein glattwandiger Hohlraum dargestellt wird. Eine unvollständig entleerte Zyste läßt eine diagnostische Unsicherheit zurück, weil im noch gefüllten Bereich die Wandstruktur nicht beurteilt werden kann.

Die Zystendiagnose ist durch die Einbeziehung der Sonographie erheblich erleichtert worden. Diese Untersuchungsmethode kann insbesondere bei multiplen Zysten eine räumliche klare Differenzierung liefern. Die sonographische Diagnose von Zysten ist jedoch nicht immer eindeutig. Wenn eine scheinbar zystische Struktur eine allseitige echoarme Wandverdickung besitzt, muß an die Möglichkeit eines zentral-nekrotischen Tumors gedacht werden. Weitere differentialdiagnostische Schwierigkeiten können dann entstehen, wenn im Nahbereich aus technischen Gründen nicht einwandfrei erkannt werden kann, ob die Zyste wirklich echofrei ist. Weiterhin können Echos dadurch entstehen, daß das Zystensekret nicht klar ist, sondern eingedicktes Material enthält. Auch die sonographisch unkomplizierte Zyste sollte zumindest bei der Erstdiagnose punktiert und das Sekret zytologisch untersucht werden.

Sonographie

Die sonographische Diagnostik der Mamma setzt speziell dafür geeignete Geräte und Schallköpfe voraus. Insbesondere ist es nicht zulässig, einen Schallkopf zu verwenden, wie er bei der pränatalen Ultraschalldiagnostik zur Anwendung kommt.

Tabelle 1. Indikationen zur Sonographie der Brust

Multiple Zysten
Größenkontrolle „benigner“ Herde
Tastbefunde ohne mammographisches Korrelat
Unklarer mammographischer Herd

Tabelle 2. Unbewiesene Indikationen zur Sonographie der Brust

Mammographisch dichte Brust
Mastopathie
Z. n. brusterhaltende Therapie des Mammakarzinoms
Z. n. Augmentation
Narbenbrust
Gravidität
Laktation

Gut geeignet sind hochauflösende Schallköpfe mit 7,5 oder 5 MHz Schallfrequenz mit der Möglichkeit der Fokussierung im nahen und mittleren Bereich.

Die Sonographie ist kein Ersatz für die Mammographie, da der Ausschluß bösartiger Erkrankungen mit der Mammographie besser gelingt. Es sei daran erinnert, daß die Mehrzahl der klinisch okkulten Karzinome durch Mikrokalzifikationen lokalisiert werden. Der Ultraschall ist jedoch ein wertvolles Zusatzverfahren, welches sich nicht nur bei der Zystendiagnostik, sondern auch bei der Abklärung von Herdbefunden bewährt hat.

Bei der sonographischen Differentialdiagnose von Herdbefunden gibt es eine Reihe von Kriterien, welche die Differenzierung von gutartigen und bösartigen Prozessen erleichtern. Nach Hackelöer et al. (1986) sprechen eine unscharfe Begrenzung, Besenreiser, Tannenbaumphänomen und inhomogen verteilte Binnenechos eher für einen malignen Prozeß. Benignitätskriterien sind eine glatte Begrenzung, ein Verdrängungssaum, ein laterales Schallauslöschphänomen sowie homogen verteilte Binnenechos.

Die Indikationen zur Sonographie der Brust sind in den Tabellen 1 u. 2 dargestellt. Neben den schon erwähnten Zysten sollte die Mammasonographie zu Größenkontrollen von Herden eingesetzt werden, die als benigne eingeschätzt werden. Bei Tastbefunden ohne mammographisches Korrelat und unklaren mammographischen Herden bietet der Ultraschall häufig wertvolle zusätzliche Informationen. Ferner wird die Mammasonographie bei mammographisch dichter Brust durchgeführt. Bei der Mastopathie ist vom sonographischen Bild her die Biopsieindikation sehr streng zu stellen, weil sich durch das unregelmäßige Bild in fast jeder Brust karzinomtypische Bilder erzeugen lassen. Nach brusterhaltender Therapie finden sich klinisch und mammographisch oft dichte Narbeninfiltrate im Bereich der Segmentresektion. Hier ist die Sonographie zur Differentialdiagnose gegenüber Rezidiven hilfreich. – Nach Augmentation ist die Silikonplastik ein schattengebendes Hindernis bei der Mammographie. Die Brust bildet sich hier nur in einem schmalen Randbereich ab. Die Sonographie dagegen wird durch die Silikonprothese nicht behindert.

Die Narbenbrust ist mammographisch schwer beurteilbar, da sich zahlreiche Verdichtungen übereinander projizieren. Die Sonographie ist insofern im Vorteil, als sich die Befunde dreidimensional aufgliedern lassen. – Während der Gravidität verbietet sich die Mammographie in der Regel aus Strahlenschutzgründen. In der Laktation ist der Drüsenkörper so dicht, daß die mammographische Aussage sehr begrenzt ist. Bei den vielen Indikationen ist der Wert der Sonographie bisher nicht wissenschaftlich nachgewiesen.

Thermographie

Die Thermographie hat in der Krebsfrüherkennung keine Bedeutung mehr. Ihre Anwendung zur Erkennung von Risikokollektiven gilt inzwischen ebenfalls als widerlegt. In einzelnen Fällen mag sie jedoch hilfreich bei gutartigen Erkrankungen sein. Insbesondere bei der Mastitis nonpuerperalis kann die Infrarotthermographie einen objektiven Verlauf der Brustüberwärmung darstellen. In der Differentialdiagnose zum inflammatorischen Karzinom ist jedoch nicht die apparative Diagnostik entscheidend, sondern die sorgfältige Analyse des Falles. Es erscheint fragwürdig, die Thermographie nur für diese seltenen Indikationen zu erhalten.

Zusammenfassend läßt sich sagen, daß die Mammographie mit ihren Zusatzverfahren Galaktographie und Pneumozystographie die größte Bedeutung in der Differentialdiagnose gutartiger Erkrankungen und zum Ausschluß bösartiger Veränderungen hat. Die Sonographie bildet eine wertvolle Ergänzung der Mammographie, kann diese jedoch nicht ersetzen. Die Thermographie ist in der Mammadiagnostik entbehrlich. Die übrigen apparativen bildgebenden Verfahren der Brust haben bisher lediglich experimentellen Charakter.

Literatur

Hackelöer B-J, Duder V von, Laut G (1986) Ultraschall-Mammographie. Springer, Berlin Heidelberg New York Tokyo

Therapie der Mastodynie/Mastopathie

A. E. Schindler

Definition der Brustveränderungen

Im Rahmen der Abhandlung über die Therapie gutartiger Brusterkrankungen ist es zunächst notwendig, die zu behandelnden Erkrankungen der Mammae zu definieren. Leider berichten verschiedene Untersucher ihre Ergebnisse unter verschiedenen Begriffsanwendungen (Herrmann u. Walther 1983). Für die nachfolgenden therapeutischen Betrachtungen gilt für die Mastodynie, daß es sich dabei um schmerzhafte bzw. berührungsempfindliche Brüste handelt, wobei die Beschwerden zyklisch oder kontinuierlich vorliegen können.

Bei der Mastopathie handelt es sich um morphologisch-strukturelle Veränderungen, sei es zystisch, fibrös oder gemischt, mit oder ohne Epithelproliferationen, wobei ebenfalls eine Schmerz- bzw. Berührungssymptomatik vorliegen kann.

Medikamentöse Therapie der Mastodynie

Für die Therapie der Mastodynie reicht das Spektrum von Aufklärung über die Dignität des Beschwerdebildes mit relativ hohem Effekt (psychosomatische Wirkung), lokale Behandlung (kühlende Umschläge, Progesteron enthaltendes Gel), Akkupunktur, Pflanzenextrakte (Agnus castus) sowie Hormone (z. B. Gestagene, Danazol, Tamoxifen, Prolaktinhemmer). Es wird nachfolgend auf die Behandlungsprinzipien näher eingegangen.

Tabelle 1. Therapieergebnis mit Mastodynon (3mal 20 Tropf. tgl.) bei Mastodynie vor der Menopause. (Nach Gregl 1986)

Therapieresultat	Alter in Jahren				
	–20	21–30	31–40	41–50	Σ
Mißerfolg	28,6%	22,2%	20,0%	19,8%	20,6%
Deutliche Besserung	25,0%	27,2%	22,1%	21,7%	23,1%
Beschwerdefreiheit	46,4%	50,6%	57,9%	58,5%	56,3%
Anzahl der Patienten	28	180	480	262	950
Anteil der Altersgruppen in %	3%	19%	50,5%	27,5%	100%

Agnus castus (Mastodynon)

Ein relativ umfangreiches Behandlungsgut hat Gregl (1986) darüber zusammengestellt (Tabelle 1). Dabei wurde durchschnittlich eine Gesamtverbesserung des klinischen Beschwerdebildes je nach Alter der Patientin vor der Menopause von 71,4–80,2% erreicht. Aber auch bei Frauen nach der Menopause wird ein Gesamteffekt bis zu 80% angegeben (Gregl 1986).

Gestagene

Gestagene können lokal, oral und parenteral Anwendung finden. Für die lokale Anwendung steht ein Progesteron enthaltendes Gelpräparat zur Verfügung (Progestogel). Dabei konnte gezeigt werden, daß Progesteron aus der Gelgrundlage resorbiert wird und erhöhte Konzentrationen im Brustgewebe gefunden wurden und auch geringe Veränderungen im Blut (De Boever et al. 1980). Neuere Untersuchungen zeigten einen signifikanten Anstieg von Progesteron im Plasma bei perkutaner Anwendung des Progestogels an der Brust, jedoch nicht bei Auftragen am Oberschenkel oder Bauch (Krause et al. 1987). Es konnte gezeigt werden, daß mit Progestogel sich bessere Behandlungsergebnisse erreichen lassen, verglichen mit Placebo, und daß sich hier eine subjektive Besserung der Symptomatik bis zu 79% je nach Ausgangslage ergibt (Fournier u. Gumbrecht 1987). Bei der oralen Gestagenanwendung sind 2 Vorgehensweisen möglich:

1. Zyklisch (10–12 Tage in der 2. Zyklushälfte oder bereits ab 10. Zyklustag bis zum 24./25. Zyklustag).
2. Kontinuierlich (hierbei ist die Dosis des Gestagens so zu wählen, daß es zum Sistieren der Menstruationsblutung kommt; d.h. komplette Ruhigstellung der Hypothalamus-Hypophysen-Ovar-Achse und damit Hemmung der Östrogensekretion durch die Ovarien aufgrund fehlenden Follikelwachstums).

Die parenterale Anwendung (z.B. Depo-Clinovir, Androcur-Depot) sollte ebenfalls so gewählt werden, daß es zur Amenorrhö kommt, als Ausdruck einer guten Unterdrückung der follikulären Östrogensekretion.

Bei der zyklischen oralen Gestagenanwendung (5 mg Medroxyprogesteronacetat, z.B. Clinovir, oder 5 mg Medrogeston, z.B. Prothil, vom 15.–24. Zyklustag) wurde eine Gesamtverbesserung der Mastodynie vom 79% gefunden (Fournier et al. 1984). Ähnlich gute Resultate hat Vorherr (1986) mit 10 mg Medroxyprogesteronacetat vom 15.–25. Zyklustag, nach mindestens 3monatiger Behandlungsdauer berichtet. Andere haben gezeigt (Colin et al. 1978), daß 10 mg Lynestrenol (Orgametril) vom 10.–24. Zyklustag zu einer signifikanten Verminderung der Mastodynie in 80% der Fälle führt.

Neueste Untersuchungsergebnisse von Bohnet et al. (1989) machen deutlich, daß gerade mit einer Gestagenanwendung ab 10. Zyklustag (z.B. 2mal 5 mg Medroxyprogesteronacetat) es zu einer signifikanten Senkung der mittzyklischen Östrogensekretion kommt und damit zu einer wesentlichen Änderung des endogenen hormonalen Milieus, was unweigerlich auch zu klinischen Effekten führen muß. So empfiehlt von Bogaert (1986) vom 10.–25. Zyklustag 2 × 10 mg Medroxyprogesteronacetat anzuwenden. Theoretisch ist es vorstellbar, daß eventuell 19-Nor-Testosteron-Präparate wegen ihrer partiellen Androgenkomponente an der Brust günstigere Wirkungen entfalten als gleich dosierte 17-α-Hydroxyprogesteronderivate.

Dopaminagonisten (Prolaktinhemmer)

Die Anwendung von Dopaminagonisten ist naheliegend aufgrund der Befunde über basale und stimulierte Prolaktinspiegel bei gutartigen Brustveränderungen (Peters et al. 1983, 1987). Dafür kommen in der Bundesrepublik 2 Präparate in Frage:

1. Bromocriptin (Pravidel),
2. Lisurid (Dopergin).

Beide Substanzen können entweder zyklisch ab dem 14. Zyklustag bis zum Einsetzen der Periode Anwendung finden oder kontinuierlich. Dabei ist es günstig, mit niedriger Dosierung (½ Tbl. abends) zu beginnen und danach um jeweils ½ Tbl./die zu steigern und durchschnittlich 2 Tbl./die anzuwenden. Von manchen Autoren ist auch eine Dosis von 3 Tbl./die verwendet worden. Dabei konnte bei 120 Frauen mit Mastodynie eine Erfolgsquote von bis zu 89% erreicht werden (Dogliotti et al. 1983). Der klinische Effekt ist signifikant korreliert mit den basalen Prolaktinspiegeln und der stimulierten Prolaktinausschüttung (Kumar et al. 1985). Dies geht auch aus den Ergebnissen von Peters u. Breckwoldt (1987) hervor (Tabelle 2). Verständlich werden diese Resultate, wenn man die endokrinen Effekte einer Prolaktinhemmerbehandlung betrachtet. So konnte Tolino (1986) bei der Anwendung von Bromocriptin 5 mg tgl. vom 5.–25. Zyklustag für 3 Monate feststellen, daß vor Behandlung der Plasmaprolaktinspiegel normal und die Plasmaprogesteronkonzentration vermindert waren. Unter Therapie kam es zu einer Senkung der Prolaktinkonzentration sowie zu einer Erhöhung des Progesterons. Er fand dabei eine Wirkung auf die Mastodynie in allen behandelten Fällen. Aus einer Zusammenstellung von Dogliotti et al. (1983) konnten bei 1818 Patientinnen bei einer Behandlung von 5–7,5 mg täglich über 3 Monate in 86% Brustschmerzen und Brustspannung komplett oder teilweise behoben werden. Bei den Nebenwirkungen spielen gastrointestinale Symptome und Blutdrucksenkung eine Rolle. Dies kann durch die einschleichende Therapieform und durch die Einnahme mit Nahrung reduziert werden.

Tabelle 2. Erfolg der Mastodyniebehandlung mit Dopaminagonisten (Bromocriptin) in Abhängigkeit vom Serumprolaktinspiegel. (Nach Peters u. Breckwoldt 1987)

PRL [ng/ml]	Bromocriptin [%]	Placebo [%]	*n*
<15	76	21	73
15–40	92	19	28

Danazol (Winobanin)

Als Steroid mit partieller Androgenwirkung wird Danazol im Abschnitt Mastopathie nochmals ausführlich dargestellt werden. Es ist aufgrund der multifaktoriellen Wirkungsmechanismen (Schindler 1989) verständlich, daß mit Danazol eine erfolgreiche Behandlung der Mastodynie erreicht wird. Im Gegensatz zu der Behandlung von mastopathischen Veränderungen kann erwartet werden, daß ein zufriedenstellender klinischer Effekt mit niedriger Dosierung erreichbar ist. Dies wurde klar durch eine prospektive placebokontrollierte Studie gezeigt, wobei mit 200 mg Danazol ein hochsignifikantes und ziemlich gleichmäßiges Ansprechen bei Mastodynie erreicht wurde (Döberl et al. 1984). Ähnliche Ergebnisse sind von Peters et al. (1980) mitgeteilt worden. Als weniger effektiv wurden 100 mg Danazol täglich erachtet. Aber auch eine solche Dosierung ist als effektive Behandlungsform vorgeschlagen worden (Blichert-Toft u. Watt-Boolsen 1984). Mit einer Gesamtverbesserung von 83% war die Behandlung mit Danazol 100 mg jeden 2. Tag verbunden. Dabei wurden keine Blutungsstörungen festgestellt (Sutton u. O'Malley 1986). Erst kürzlich wurde vorgeschlagen, bei Wiederauftreten von Mastodynie nach bereits durchgeführter erfolgreicher Therapie für 2 Monate 100 mg Danazol tgl. zu verabreichen, um dann eine zyklische Behandlungsform mit 100 mg tgl. vom 14.–28. Zyklustag durchzuführen. Neben hoher Effektivität wurde die geringe Nebenwirkungsrate und das Anhalten der Beschwerdefreiheit auch nach Absetzen der Therapie hervorgehoben (Maddox u. Harrison 1988; Maddox u. Mansel 1988). Es gilt jedoch, daß es, je geringer die Behandlungsdosis von Danazol ist, zu einer um so höheren Rezidivrate und zu um so früheren Rezidiven kommt (Tobiassen et al. 1984).

Antiöstrogene (Tamoxifen)

Es gibt nur einige Studien, die Tamoxifen zur Behandlung der Mastodynie verwendet haben (Fentinam et al. 1986; Fournier et al. 1984). Dabei wurden Dosen von 10–20 mg tgl. verwendet. Bei einer placebokontrollierten Untersuchung (Fentinam et al. 1986) konnte eine Beseitigung der Brustschmerzen in 71% mit 20 mg Tamoxifen tgl. erreicht werden. Bei der Placebogruppe lag die Wirkung bei 38% (Fentinam et al. 1986). Zyklische und nichtzyklische Beschwerden sprechen in gleicher Weise an. Die hauptsächlichsten Nebenwirkungen waren Hitzewallungen, vaginaler Fluor und Blutungsstörungen. Dem eventuellen Vorteil einer solchen Therapieform durch mögliche Reduktion des Brustkrebsrisikos steht die Möglichkeit eines erhöhten Mineralverlustes des Knochens gegenüber.

Zusammenfassende Beurteilung

Es gibt 3 Berichte über vergleichende Untersuchungen zur Effektivität der medikamentösen Therapie der Mastodynie mit etwas unterschiedlichen Angaben bei differierender Dosierung (Goebel et al. 1989; Maddox et al. 1988; Peters et al. 1980). Die Daten sind in Tabelle 3 zusammengefaßt.

Es ist auch vorstellbar, daß sich durch eine Kombination der aufgeführten Medikamentengruppen im Einzelfall ein weit besserer Behandlungseffekt erzielen läßt, wobei bei der Einzelkomponente eine geringere Dosis Anwendung finden kann und die mit der einzelnen Substanz verbundenen Nebenwirkungen damit herabgesetzt

Tabelle 3. Vergleichende prozentuale Ergebnisse der Gesamtbeschwerdefreiheit bei der Behandlung der Mastodynie

Art der Therapie	Peters et al. (1983)	Maddox u. Mansel (1988)	Goebel et al. (1989)
Gestagene	Lynestrenol 10 mg/die 83%	Kein Effekt	Norethisteronacetat 10 mg/die 82%
Bromocriptin	5 mg/die 85%	5 mg/die 47%	2,5 mg/die 63%
Danazol	600 mg/die 88%	200 mg/die 70%	200–600 mg 88%
Placebo	33%	19%	–

werden. Somit ist bei Patientinnen, die in der Praxis mit dem Beschwerdebild der zyklischen oder kontinuierlichen Mastodynie kommen, neben einer genauen Anamneseerhebung eine gründliche klinische Untersuchung durchzuführen. Dabei ist festzustellen, ob zusätzlich auch noch morphologische Veränderungen der Mammae vorliegen. Dies muß mit der klinischen Untersuchung der Brüste, der Mammographie, ergänzt durch Mammasonographie, erfolgen und kann im Einzelfall weiter durch gezielte Hormonanalysen (z. B. Prolaktin) eruiert werden. Ist damit die Diagnose Mastodynie abgesichert, so sollte die Therapie individuell dosiert werden. Bei geringer klinischer Symptomatik oder je nach Bild der vorliegenden Kontraindikation für besserwirkende oder ggf. nebenwirkungsreichere Medikamente kann für einen gut sitzenden Büstenhalter gesorgt werden und Agnus castus bzw. Progestogel Anwendung finden. Danach kommt die Gestagenbehandlung in Betracht, und bei Kontrazeptionswunsch kann ein gestagenbetontes, hormonales Kontrazeptivum zum gewünschten Therapieziel führen. Bei Kinderwunsch empfiehlt es sich, Dopaminagonisten je nach klinischer Verträglichkeit und Wirkung zu verwenden. Für schwere Formen kommen Danazol und ggf. Tamoxifen in Frage. Verschiedene Kombinationstherapieformen können das individuelle therapeutische Spektrum abrunden.

Medikamentöse Therapie der Mastopathie

Für die Behandlung der Mastopathie kommen grundsätzlich auch die bei der Mastodynie besprochenen Therapieformen in Frage. Es ist aber naheliegend, daß thera-

Tabelle 4. Therapiemöglichkeiten der Mastopathie

Gestagene
Östrogen/Gestagen-Kombination
Dopaminagonisten
Antiöstrogene
Danazol

peutische Effekte auf morphologischen Veränderungen wirkungsstärkere Therapieformen notwendig machen. Sicher kann auch bei der Mastopathie eine begleitende Mastodynie mit den vorher ausgeführten Therapiemodalitäten erfolgreich behandelt werden. Bei den nachfolgenden Ausführungen über Behandlung von Mastopathie geht es jedoch darum, daß morphologische Veränderungen (z. B. Zysten, Knoten) zur Rückbildung gebracht werden. Dafür werden die in Tabelle 4 aufgeführten Medikamentengruppen besprochen.

Gestagene

Die Anwendungsmodalitäten der Gestagene wurden oben bereits ausgeführt. Die zyklische Anwendung hat auf die morphologischen Veränderungen nur einen geringen Effekt. Dabei muß schon eine Behandlung ab 10. Zyklustag in Anwendung kommen (Bohnet u. Bertram 1989; Colin et al. 1978). Bei schwergradiger Mastopathie haben von Fournier et al. (1984) eine Gesamtverbesserung bis nahezu 75% feststellen können.

Sicher erscheint, daß eine orale, höherdosierte Gestagenbehandlung, z. B. 100 mg tgl. Medroxyprogesteronacetat oder mit Medrogeston (Prothil), vorher bestehende Mastopathien signifikant verbessern kann (Fournier et al. 1981). Eigene unveröffentlichte Erfahrungen zeigen, daß dies auch durch parenterale Anwendung von Gestagenen (z. B. Depo-Clinovir, Androcur-Depot) erreicht wird, wobei der zeitliche Abstand der parenteralen Applikation so gewählt werden muß, daß es bei prämenopausalen Patientinnen zu einer Amenorrhö kommt. Dies bestätigt die gute Kontrolle der endogenen Östrogensekretion.

Östrogen-Gestagen-Kombination

Es liegen eindeutige klinische Erfahrungen vor, die dafür sprechen, daß die verwendeten hormonalen Kombinationskontrazeptiva der 60er und 70er Jahre zu einem Rückgang der Mastopathie geführt haben. Dabei konnte die Wirkungsabhängigkeit vom Gestagengehalt der Pillen deutlich gemacht werden. So zeigte Wingrave (1982), daß die therapeutische Effektivität mit dem Gestagengehalt der verwendeten Pillen korrelierte. Weiterhin konnte gezeigt werden, daß das Risiko bezüglich Mastopathie mit der Dauer der Pilleneinnahme abnahm; bei Einnahme von mehr als 2 Jahren um 25% und bei Einnahme von mehr als 8 Jahren bis zu 80% (Wang u. Fentinam 1985).

Dopaminagonisten

Umfangreiche Daten liegen für die Behandlung der Mastopathie mit Pravidel vor (Dogliotti et al. 1986). Es konnte gezeigt werden, daß mit Pravidel auch morphologische Veränderungen zu Rückbildungen gebracht werden können. Eine Behandlung mit bis zu 7,5 mg Pravidel tgl. über 9 Monate führte in 67% zur kompletten oder teilweisen Rückbildung von knotigen Brustveränderungen. Sonographisch konnte bei 287 Patientinnen eine Verminderung der Bruststrukturen um durchschnittlich 25% festgestellt werden (Dogliotti et al. 1986).

Antiöstrogene

Die bisherigen mitgeteilten Behandlungserfolge sind gering. Bei Behandlung mit 10 mg tgl. vom 5.–25. Zyklustag erzielten von Fournier et al. (1987) bei schwerer Mastopathie eine Gesamtverbesserung von 86%.

Danazol

Zum jetzigen Zeitpunkt scheint Danazol die effektivste Substanz zu sein, um Mastopathieveränderungen erfolgreich zu behandeln. Dies beruht auf einer multifaktoriellen Wirkungspalette (Schindler 1989). Dazu gehören die in Tabelle 5 aufgeführten Wirkungsmöglichkeiten. Zahlreiche Erfahrungsberichte liegen über Danazol seit 1971 vor (Blackmore 1977; Brookshaw 1979; von Fournier et al. 1984, 1987; Goebel 1984; Goebel et al. 1989; Greenblatt et al. 1971; Hinton et al. 1988; Humphrey u.

Tabelle 5. Wirkungsmöglichkeiten von Danazol bei der Behandlung der Mastopathie

1. Antigonadotrop
2. Antiöstrogen
   a) Hemmung der Östradiolsekretion indirekt über die Gonadotropinhemmung
   b) Hemmung der Östradiolsekretion direkt in den Ovarien
3. Progestativ
   – Steigerung der Progesteronrezeptoren
4. Androgen
   – Steigerung des freien Testosterons
   – eigene androgene Wirkung

Tabelle 6. Behandlungsergebnisse bei Mastopathie mit Danazol

Autoren	Jahr	Zahl der Pat.	Danazoldosis in mg/tgl.	Dauer d. Therapiemonate	Rückbildung der Brustveränd. [%]
Greenblatt et al.	1971	10	400	2–4	61– 99
Lauersen u. Wilson	1976	40	400	6	100
Blackmore	1977	260	200–400	2–6	61– 99
Brookshaw	1979	514	50–400	4–6	60– 83
Humphrey u. Estes	1979	47	100–400	3–6	80–100
Greenblatt et al.	1980	167	100–400	3–6	54– 90
Goebel	1984	74	200–400	4–6	66– 88
Von Fournier et al.	1987	98	200	6	64
Navorow et al.	1988	30	100–200	3	90

Tabelle 7. Unterschiede bei niedrig- und hochdosierter Danazoltherapie

Faktoren	Dosierung	
	Niedrig: ≤400 mg/die	Höher: ≥600 mg/die
Kontrazeption	Nein	Ja
Blutungsstörungen	Ja	Meist Amenorrhö
Nebenwirkungen (Gewicht, Androgenisierungserscheinungen, Stoffwechselveränderungen)	Gering	Stärker

Estes 1979; Lauersen u. Willson 1976; Mansel et al. 1982; Navarro u. Frauendorff 1988; Schindler 1988; Tobiassen et al. 1984). Es konnte gezeigt werden, daß die Wirkung dosisabhängig ist (Blackmore 1977; Mansel et al. 1982) und daß ein eindeutiger Wirkungseffekt gegenüber Placebo besteht (Mansel et al. 1982). Eigene Untersuchungen bei ausgeprägter Mastopathie ergaben bei durchschnittlicher Behandlungsdauer von 3 Monaten mit einer Dosisbreite von 200–600 mg Winobanin einen kompletten Behandlungseffekt von 43% und eine Verbesserung ebenfalls von fast 43% (Schindler 1988). Unter Winobanin konnten sonographisch Veränderungen festgestellt werden (Schindler 1988). Weiter wurde gezeigt, daß multizystische Mastopathien mit Danazol sehr effektiv behandelt werden können. Es kam unter der Behandlung zur statistisch signifikanten Verminderung der Zysten und innerhalb von 2½ Jahren. Nach der Behandlung kam es nur bei 9 von 109 Patientinnen zu einem Wiederauftreten der Zysten (Tobiassen et al. 1984). Diese Langzeiteffekte sind auch von anderen Untersuchern gefunden worden (Hinton et al. 1988). Weitere Ergebnisse sind in Tabelle 6 zusammengefaßt. Je niedriger die Behandlungsdosis von Danazol ist, um so höher ist das Rezidivrisiko und um so früher kommt es zu einem Rezidiv (Tobiassen et al. 1984). Bei der Behandlung müssen die in Tabelle 7 zusammengestellten Punkte beachtet werden.

Zu erwähnen bleibt nochmals, daß Danazol mit anderen Medikamenten kombiniert werden kann. Dadurch kann eine niedrigere Dosis der Einzelsubstanz ausreichen, und besondere Nebenwirkungen eines Medikamentes können reduziert oder ganz vermieden werden. Eine denkbare Kombination ist die Anwendung von Danazol und Gestagenen. Publizierte Ergebnisse liegen darüber bisher nicht vor.

Literatur

Blackmore WP (1977) Danazol in the treatment of benign breast disease. J Int Med Res [Suppl 3] 5:101–108

Blichert-Toft M, Watt-Boolsen S (1984) Clinical approach to women with severe mastalgia and the therapeutic possibilities. Acta Obstet Gynecol Scand [Suppl] 123:185–188

Boever J de, Desmet B, Vandekerckhove D (1980) Variation of progesterone, 20-α-dihydroprogesterone and estradiol concentrations in human mammary tissue and blood after topical administration of progesterone. In: Mauvais-Jarvis P, Vickers CFH, Wepierre J (eds) Percutaneous absorption of steroids. Academic Press, London, pp 259–265

Bogaert L-J van (1986) Mastodynie et maladie fibrokystique du sein. J Gynecol Obstet Biol Reprod 15:805–811

Bohnet HG, Bertram M (1989) Die perioperativen Hormonspiegel bei praemenopausalen Patientinnen mit gutartigen Brustveränderungen und ihre Beeinflußbarkeit durch verschiedene Hormontherapien. Gynäkologe 22:255–261

Brookshaw JD (1979) Danazol treatment of benign breast disease: A survey of USA multi-centre-studies. Postgrad Med J [Suppl 5] 55:52–58

Colin C, Gaspard U, Lambotte R (1978) Relationship of mastodynia with its endocrine environment and treatment in a double blind trial with lynestrenol. Arch Gynecol 225:7–13

Döberl A, Tobiassen T, Rasmussen TH (1984) Treatment of recurrent cyclical mastodynia in patients with fibrocystic breast disease. Acta Obstet Gynecol Scand [Suppl] 123:177–184

Dogliotti L, Mussa A, Sandrucci S (1983) Prolactin and benign breast disease with special emphasis to bromocriptin therapy. In: Angeli A, Bradlow HL, Dogliotti L (eds) Benign breast disease. Ravens, New York, pp 273–284

Dogliotti L, Orlandi F, Forta M (1986) Bromocriptine treatment of fibrocystic breast disease. A survey. In: Dogliotti L, Mansel RE (eds) Fibrocystic breast disease. Cantor, Aulendorf, pp 46–53

Fentinam IS, Calefi M, Brame K, Chandary MA, Hayword JL (1986) Double-blind controlled trial of tamoxifen therapy for mastalgia. Lancet I:287–288

Fournier D von, Grumbrecht C (1987) Behandlung der Mastopathie, Mastodynie und des praemenstruellen Syndroms. Therapiewoche 37:430–434

Fournier D von, Kubli F, Bauer M, Weber E (1981) Hochdosierte Gestagen-Langzeittherapie beim Korpus-Karzinom, Einfluß auf Überlebenszeit. Geburtshilfe Frauenheilkd 41:266–269

Fournier D von, Kubli F, Junkermann H, Bauer M, Leger U, Arabin B, Müller A (1984) Medikamentöse und operative Therapie der Mastopathie in Abhängigkeit vom Entartungsrisiko. Frauenarzt 4:27–39

Fournier D von, Junkermann H, Weber E (1987) Prospective studies of danazol, tamoxifen, progestogen and other hormones in benign breast diseases. Part II: Diagnosis and treatment. In: Wood C (ed) Benign breast disease: Is it worse treating? (Medical Sciences Royal Soc Med Sciences Round-table Series No 6, London, pp 74–83)

Goebel R (1984) Results of a clinical evaluation of danazol in benign breast disease compared with local treatment, gestagens and bromocriptine. In: Baum M, George WD, Hughes LE (eds) Benign breast disease. Royal Society of Medicine, London (International Congress and Symposium Series No 76, pp 115–120)

Goebel R, Junkermann H, Fournier D von (1989) Danazoltherapie bei gutartigen Brusterkrankungen. Gynäkologe 22:262–270

Greenblatt RB, Dmowski WP, Mahesh VB, Scholer HFL (1971) Clinical studies with an antigonadotropindanazol. Fert Steril 22:102–112

Greenblatt RB, Nezhat C, Ben-Nun J (1980) The treatment of benign breast disease with Danazol. Fertil Steril 34:242–245

Gregl A (1986) Klinik und Therapie der Mastopathie. In: Gregl A, Bässler R, Spona J (Hrsg) Pathomorphologie, Endokrinologie, Klinik und Therapie der Mastopathie. Informed, Gräfelfing (Medizin Aktuell: Benigne Brusterkrankungen, S 30–38)

Herrmann U, Walther M (1983) Mastodynie: Differentialdiagnose und Therapie. Ther Umsch 40: 620–629

Hinton CP, Dowle C, Licker A, Roebuck EJ, Blamey RW (1988) Modification of the national history of cystic disease of the breasts by a short course of danazol: Evidence from a controlled trial. Br J Clin Pract [Suppl 4] 56:56–57

Humphrey LJ, Estes NC (1979) Aspects of fibrozystic disease of the breast. Treatment with danazol. Postgrad Med J [Suppl 5] 55:48–52

Krause W, Wichmann U, Horn W (1987) Zur Resorption von Progesteron durch die intakte Haut der Brust im Vergleich zu anderen Körperregionen. Geburtshilfe Frauenheilkd 47:562–564

Kumar S, Manod RE, Hughes LE, Edwards CA, Scanlon MF (1985) Prediction of response to endocrine therapy in pronounced cyclical mastalgia using dynamic tests of prolactin release. Clin Endocrinol 23:699–704

Lauersen NH, Wilson KH (1976) The effect of danazol in the treatment of chronic mastitis. Obstet Gynecol 48:93–98

Maddox P, Mansel R (1988) The treatment of mastalgia. Breast News 2:1–6

Mansel RE, Wisbey JR, Hughes LE (1982) Controlled trial of the anti-gonadotropin Danazol in painful nodular benign breast disease. Lancet I:928–931

Maddox PR, Harrison BJH, Mansel RE (1988) Low dose danazol for mastalgia. Br J Clin Pract [Suppl] 42:21

Navarro NS, Frauendorff RA (1988) Danazol for fibrocystic disease of the breast among Filipinos. Southeast Asian J Surg 11:17–21

Peters F, Breckwoldt M (1985) Serum-Prolaktinspiegel bei Patientinnen mit Mastopathie. Klinische Bedeutung. Verh Dtsch Ges Path 69:401–404

Peters F, Reck G, Zimmermann G, Breckwoldt M (1980) The effect of danazol on the pituitary function, thyroid function and mastodynia. Arch Gynecol 230:3–8

Peters F, Pickart CR, Breckwoldt M (1983) Hormonal status of women with benign cystic breast disease: Clinical applications. In: Angeli A, Bradlow H, Dogliotti L (eds) Endocrinology of cystic breast disease. Raven, New York, pp 113–122

Peters F, Geisthövel F, Breckwoldt M (1987) Treatment of benign breast diseases by dopamine agonists. In: Genazzani AR, Volpe A, Facchinetti F (eds) Gynecological Endocrinology. Parthenon, Lancaster, pp 275–283

Schindler AE (1988) Danazol for the treatment of benign breast disease. In: Melis GB, Fournier D von (eds) Beyond symptomatic relief: Danazol in recurring feminine disorders. Parthenon, Lancaster, pp 41–51

Schindler AE, Schindler E-M (1989) Wirkungsmechanismen von Danazol, eigene klinische Erfahrungen und Richtlinien für die Behandlung gutartiger Brusterkrankungen. Gynäkologe 22:271–273

Sutton GLJ, O'Malley VP (1986) Treatment of cyclical mastalgia with low dose short term danazol. Br J Clin Pract 40:68–70

Tobiassen T, Rasmussen T, Döberl A, Rannevik G (1984) Danazol treatment of severely symptomatic fibrocystic breast disease and long-term follow-up – the Hjorring project. Acta Obstet Gynecol Scand [Suppl] 123:159–176

Tolino A (1986) Benign breast disease and bromocriptin. G Ital Senolog 7:17–22

Vorherr H (1986) Fibrocystic breast disease: Pathophysiology, pathomorphology, clinical picture and management. Am J Obstet Gynecol 154:161–179

Wang DY, Fentinam IS (1985) Epidemiology and endocrinology of benign breast disease. Breast Cancer Res Treat 6:5–36

Wingrave SJ (1982) Progestogen effects and their relationship to lipoprotein changes. A report on the oral contraception study of the Royal College of General Practitioners. Acta Obstet Gynecol Scand [Suppl] 105:33–36

Die Punktion der Mamma als differentialdiagnostisches Instrument?

J. Mußmann

Die Frage nach dem differentialdiagnostischen Einsatz der Mammapunktionszytologie bei gutartigen Mammaerkrankungen setzt eine eingehende Prüfung ihres derzeitigen Stellenwertes in dem Hauptaufgabengebiet der Diagnostik bösartiger Mammaerkrankungen voraus.

Obgleich älter (Martin u. Ellis 1930; Stewart 1933) als die Kontaktzytologie der Portio (Papanicolaou u. Traut 1943) konnte die Punktionszytologie der Mamma bis heute nicht die Bedeutung auf breiter Basis erlangen, wie sie sich für die Portiozytologie entwickelt hat. Hauptgründe hierfür sind, daß die Mammapunktionszytologie kein Screeningverfahren darstellt und daß sie im Gegensatz zur Portiozytologie ein invasives Verfahren beinhaltet. Wegen des letztgenannten Grundes bedarf sie einer Indikation. Diese ist gegeben vorrangig durch einen tastbaren Mammatumor unabhängig von seiner Größe (Franzen u. Zajcek 1968; Schöndorf 1977; Kreuzer u. Boquoi 1981). In letzter Zeit wird die Punktionszytologie der Mamma auch bei nichtpalpablen Befunden mit Zuhilfenahme stereotaktischer röntgenologischer Verfahren (Bibbo et al. 1988; Dowlatshahi et al. 1987) und stereotaktischer sonographischer Verfahren (Fornage et al. 1987) angewandt, diese Indikationserweiterungen stehen jedoch noch am Anfang.

Die Mammapunktionszytologie hat besonders im Zusammenhang mit der Tripeldiagnostik des Mammakarzinoms, bestehend aus Kriterien des klinischen Befundes, der Mammographie und der Aspirationszytologie, ihren Stellenwert etabliert (Verhaege et al. 1969; Kreuzer u. Boquoi 1974; Barth et al. 1974; Schmidt-Matthiesen u. Glätzner 1975).

Die Punktionstechnik beim palpablen Mammatumor wird übereinstimmend damit angegeben, daß die Haut über dem tastbaren Befund mit einer feinen Kanüle (Stärke zwischen 16 u. 22) punktiert wird und die Nadelspitze im angrenzenden Mammabindegewebe bis an den Befund herangeleitet wird. Anschließend wird nach Aufsatz einer Spritze unter Dauersog am Spritzenstempel der Tumor mehrfach fächerförmig durchstochen (Zajdela et al. 1975; Schöndorf 1977; Kreuzer u. Boquoi 1981; Frable 1984). Sobald an der Kanülenmündung in der Spritze Material erscheint, wird die Punktion abgebrochen und der Nadelinhalt auf einem Objektträger ausgespritzt. Nach Lufttrocknung kann zur Anfärbung die Methode nach Giemsa (Zajcek 1974) angewandt werden. Zumeist bevorzugt wird die Fixation in Äther-Alkohol mit anschließender Färbung der Präparate nach Papanicolaou (Schöndorf 1977, Kreuzer u. Boquoi 1981).

Das bei der Punktion gewonnene Zellmaterial ist i. Vgl. zum Kontaktabstrich der Portio sehr vielfältig, es kann letztlich alle zelligen Bestandteile der Brustdrüse sowohl epithelialer wie mesenchymaler Herkunft enthalten (Einzelheiten bei Schöndorff 1977; Kreuzer u. Boquoi 1981).

Tabelle 1. Bewertungsmaßstab für die Zytodiagnostik der Mamma. (Aus Bässler 1978)

Zyto-Gruppe	Definition	Zytologischer Befund
I	Negativ	Normaler Zellbefund: regelmäßige, kleine (bipolare) duktale Epithelzellen
II	Negativ	Von der Norm abweichende Zellen entzündlicher und degenerativer Art, dazu Schaumzellen, apokrine metaplastische Epithelzellen
III	Zweifelhaft	Ungewöhnliche Zellen ohne wahrscheinliche Malignitätskriterien
IV	Malignitätsverdächtig	Atypische Zellen mit wahrscheinlichen Malignitätskriterien
V	Positiv	Hochgradig atypische Zellen, mit an Sicherheit grenzender Wahrscheinlichkeit Karzinomzellen
0	Nicht beurteilbar	Kein Zellmaterial

Die Beurteilung des Materials mit der Aussage, ob allein regelrechte Zellkomponenten, maligne Zellformen oder zweifelhafte Zellkomplexe angetroffen werden, bedarf einer jahrelangen Erfahrung. Die Resultate führen bei ausreichender Erfahrung generell dazu, daß falsch malignitätsverdächtige Aussagen nur sehr selten resultieren (Cornillot et al. 1971; Franzen u. Zajcek 1968). Bei zunehmender Erfahrung gelingt häufig die zytologische Zuordnung zu speziellen histologischen Tumorformen bei verdächtigen Punktaten sowie die Voraussage eines definierten, pathologisch-anatomisch gutartigen Zustandes bei unverdächtiger Punktatzytologie (Zajdela et al. 1975; Oertel u. Galblum 1983).

Bässler (1978) konzipierte für die Befundwiedergabe der Mammapunktionszytologie einen Bewertungsmaßstab in deutlicher Analogie zum Auswertungsprinzip von Papnicolaou (Tabelle 1). Schöndorf (1988) entwickelte eine prospektive Beurteilung seiner Mammapunktate in Anlehnung an das von der Deutschen Gesellschaft für Zytologie 1975 empfohlene differentialzytologische Beurteilungsschema der Portiozytologie.

Wir bevorzugen bei der Befundwiedergabe in Anlehnung an Kreuzer und Boquoi (1981) die Beschreibung der beobachteten Zellelemente und bewerten das Punktat als unauffällig oder sicher maligne oder zweifelhaft, wobei für uns die Kategorie zweifelhaft tendenziell zu den malignen Veränderungen gehört.

Es muß an dieser Stelle bereits betont werden, daß die Gewinnung von aussagefähigem Material bei einer Mammapunktion in mehr als 10% der Fälle mißlingen kann (Zajdela et al. 1974; Kreuzer u. Boquoi 1981; Frable 1984).

Eigene Erfahrungen:

Mit dem routinemäßigen Einsatz der diagnostischen Mammapunktion wurde an der Gießener Frauenklinik vor 6 Jahren begonnen. Vom 1. 1. 84–31. 12. 88 übersehen wir 540 punktionszytologische Untersuchungen der Mamma (Tabelle 2). Von 261 Fällen liegt ein histologisches Korrelat vor. Eine Auswertbarkeit der Punktate ist immer dann gegeben, wenn in dem Aspirat epitheliale Strukturen der Mamma anzutreffen sind, Kriterien der Nichtauswertbarkeit gehen aus Tabelle 3 hervor. – Ist

Tabelle 2. Gesamtzahl der Mammapunktate; Frauenklinik Gießen vom 01.01.84–31.12.88 ($n = 540$)

Auswertbar $n = 346$	
	Histologische Klärung $n = 261$
Nichtauswertbar $n = 194$	

Tabelle 3. Kriterien der Nichtauswertbarkeit

Kein Material
Nur Blut
Nur Schaumzellen (Ausnahme duktale Zyste)
Nur Fettgewebe
Plattenepithel der Haut (Punktionskanal!)
Fehlen epithelialer Mammaparenchymanteile (Hauptkriterium)

durch Sonographie oder Punktion mit anschließender Pneumozystographie ein glattwandiger zystischer Befund als Tumorursache identifiziert worden, so ergibt der bei der Aspiration gewonnene Zysteninhalt häufig nur Schaumzellen. Bei derartigen glattwandigen Zysten sind infolge häufiger Druckatrophie des Gangepithels häufig keine Mammaepithelien im Punktat nachweisbar; lediglich in dieser Ausnahmesituation ist das Fehlen von Mammaepithel nicht als Einschränkungskriterium der Auswertbarkeit anzusehen. Wichtig ist, daß der Zytologe für seine Beurteilung der Punktate vom einsendenden Kliniker eine möglichst genaue Befundangabe des punktierten Areals erhält.

Unter den vorgenannten Voraussetzungen verblieben von den 540 Punktaten 146 Ausstriche nicht auswertbar.

In 261 Fällen lag uns zu einem punktionszytologischen Befund ein histologisches Korrelat vor, die Analyse der Aussagewertigkeiten geht aus Tabelle 4 hervor. Nicht auswertbar waren etwa 25% der Punktate.

Eine richtig-negative Aussage erfolgte in 90 Fällen. Zwei Drittel der punktierten Mammakarzinome waren richtig vorausgesagt worden. Auffällig ist dennoch eine hohe Rate falsch-negativer Befunde bei Mammakarzinomen in 23 Fällen. Die richtige Voraussage präneoplastischer Befunde gelang in 14 Fällen, hier überwog die hohe Rate von 25 falsch-negativen Befunden. – Analysiert man die Gründe für die falsch-negativen Befunde sowohl bei den Mammakarzinomen wie bei den Präneoplasien (Tabelle 5), so fällt der überwiegende Anteil nichtauswertbarer Punktate als Ursache auf; in 35% waren bei malignen oder prämalignen Befunden der Mamma nur regelrechte Mammagewebselemente im Punktat nachweisbar.

Die überwiegende Anzahl nichtauswertbarer Punktate unter den falsch-negativen Befunden zeigt Probleme auf, die bei der Materialgewinnung (Punktion) liegen. Auch auswertbare negative Befunde mit Nachweis lediglich regelrechter Mammagewebsbestandteile bei Karzinomen oder Präneoplasien zeigen Schwächen bei der Materialgewinnung auf, in solchen Fällen wurde der pathologische Bezirk nicht getroffen. Wir konnten in einem Fall den Punktionskanal am Biopsiematerial an Hand von Serienschnitten genau nachverfolgen. Der Punktionskanal endete knapp vor dem 1 cm im Durchmesser großen Karzinom, letzteres war jedoch nicht punktiert worden. Schwierigkeiten der richtigen Materialgewinnung treten auch in Fällen komplexer Mammaerkrankungen auf; so fanden wir in einem Fall eine chronische Galaktophoritis vom Endangitistyp, bei der gleichzeitig spärlich verstreut Duktussegmente mit einem noninvasiven Komedokarzinom vorlagen. Die entzündliche Komponente,

Tabelle 4. Histologisch-punktionszytologische Korrelation ($n = 261$)

	n	
Nicht auswertbar	64	
Auswertbar	197	
Richtig-negativ	90	
Für Mamma-Ca.		
Richtig-positiv	64	
Falsch-positiv	4	
Falsch-negativ	23	Darunter 17 nicht-auswertbare Punkte
Für präneoplastische Bereiche		
Richtig-positiv	14	
Falsch-positiv	8	
Falsch-negativ	25	Darunter 14 nicht-auswertbare Punkte

Tabelle 5. Falsch-negative Ergebnisse für Mamma-Ca. und Präneoplasien ($n = 48$)

Ursachen	n
Kein Material	13
Lediglich Detritus, Fettgewebe, Blut, aber kein Mammaepithel	18
Regelrechte Mammaparenchymanteile (Duktuszellen, Acinuszellen, Myoepithelien)	17

die den knotigen Prozeß im wesentlichen verursacht hatte, wurde erfaßt, das spärlich verteilte noninvasive Komedokarzinom wurde erst bei der Biopsie entdeckt. – Schließlich können die Probleme aussagefähiger Materialgewinnung auch im punktierten Tumor selbst liegen. In einem Fall konnte bei einem extrem stromareichen und sklerosierten, zellarmen duktalen Mammakarzinom in der präoperativen Punktionszytologie kein auswertbares Material gewonnen werden.

Falsch-positive Befunde gehen zu Lasten der zytologischen Beurteilung. Die Ursachen für falsch-positive Resultate gehen aus Tabelle 6 hervor. Auffällig häufig sind fehlinterpretierte Fibroadenome. Die aufgeführten diagnostischen Irrtümer sind retrospektiv bei der Nachkontrolle der Präparate erkennbar und daher zukünftig vermeidbar. Die vorgenannte Problematik falsch-negativer und falsch-positiver Befunde ist in der Literatur häufig beschrieben worden.

Die Angaben über falsch-negative Befunde variieren im Schrifttum erheblich (23% bei Kreuzer u. Zajcek 1972; 4% bei Shabot et al. 1982). Auch in den letzten 5 Jahren werden sehr unterschiedliche Inzidenzen angegeben (28% bei Ayde et al. 1988; 17% bei Barrows et al. 1986; 0% bei Dixon et al. 1987; 0% bei Dehn et al. 1987). Hauptursache ist allen Angaben zufolge das Vorliegen nichtrepräsentativer Punktate (ungenügendes Material, Verfehlen des Tumors) (Oertel u. Galblum 1983; Frable 1984; Millis 1984). Falsch-positive Befunde sind demgegenüber seltener, sie lassen sich mit zunehmender Erfahrung weitgehend vermeiden (Winship 1969; Shabot et al. 1982; Kreuzer u. Boquoi 1981; Dixon et al. 1987; Dehn et al. 1987).

Die von uns am häufigsten beobachtete falsch-positive Fehlinterpretation von Fibroadenomen steht als Fehlerquelle auch in der Literatur an erster Stelle (Linsk et al. 1972; Kreuzer u. Boquoi 1981).

Eine deutliche Reduktion falsch-negativer Befunde wird dann erreicht, wenn der das Punktat untersuchunde Pathologe die Punktion selbst vornimmt (Winship 1969;

Tabelle 6. Falsch-positive punktionszytologische Ergebnisse

a) Mamma-Ca. ($n = 4$)	
Ursache	
Nicht erkanntes Fibroadenom	2
Papillom	1
Fehlinterpretation entzündl. Veränderungen	1
b) Präneoplasien ($n = 8$)	
Ursache	
Nicht erkanntes Fibroadenom	4
Fehlinterpretierte entzündliche Veränderungen	2
Apokrine Metaplasien	2

Kreuzer u. Boquoi 1981; Shabot et al. 1982; Frable 1984; Millis 1984), evtl. unter Zuhilfenahme einer Schnellfärbung des Punktates, um bei Asservierung unzureichenden Materials sofort an der wartenden Patientin eine Zweitpunktion vornehmen zu können (Frable 1984).

Für uns stellt die punktionszytologische Untersuchung der Mamma derzeit eine wertvolle Ergänzung der etablierten mammadiagnostischen Verfahren dar. Insbesondere verdächtigen Befunden kommt eine erhebliche Bedeutung zu, vor allem, wenn die Mammographie keinen Hinweis erbringt. Auch wir haben in einzelnen Fällen allein aufgrund der Punktionszytologie maligne Befunde aufdecken können.

Im Falle der Negativität eines auswertbaren punktionszytologischen Befundes sollte dieser niemals den ersten Stellenwert erhalten, insofern kommt dem differentialdiagnostischen Einsatz der Punktionszytologie bei gutartigen Befunden nur eine untergeordnete Bedeutung zu.

Literatur

Ayde B, Jolly PC, Bauermeister DE (1988) The role of fine needle aspiration in the management of solid breast masses. Arch Surg 123:37–39

Bässler R (1978) Pathologie der Brustdrüse. Springer, Berlin Heidelberg New York

Barrows GH, Anderson TJ, Lamb JL, Dixon JM (1986) Fine needle aspiration of breast cancer. Cancer 58:1493–1498

Barth V, Müller R, Deininger HK, Wöllgens P (1974) Klinik, Mammographie, Zytologie, Stanzbiopsie und Plattenthermographie in der erweiterten Mammadiagnostik. Dtsch Med Wochenschr 99:175–180

Bibbo M, Scheiber M, Cajulis R, Keebler CM, Wied GL, Dowlatshahi K (1988) Stereotaxic fine needle aspiration cytology of clinically occult malignant and premalignant breast lesions. Acta Cytol 32:193–201

Cornillot M, Verhaeghe M, Cappelaere P, Clay A (1971) Place de la cytologie par ponction dans le diagnostic des tumeurs du sein. Lille Med 16:1027–1031

Dehn TC, Clark J, Dixon JM, Crucioli V, Greenall MJ, Lee EC (1987) Fine needle aspiration cytology, with immediate reporting, in the outpatient diagnosis of breast disease. Ann R Coll Surg Engl 69:280–282

Dixon JM, Clark PJ, Crucioli V, Dehn TC, Lee EC, Greenall MJ (1987) Reduction of the surgical excision rate in benign breast disease using fine needle aspiration cytology with immediate reportage. Br J Surg 74:1014–1016

Dowlatshahi K, Jokich PM, Schmidt R, Bibbo M, Dawson PJ (1987) Cytologic diagnosis of occult breast lesions using stereotaxic needle aspiration. A preliminary report. Arch Surg 122:1343–1346

Fornage BD, Faroux MJ, Simatos A (1987) Breast masses: Ultrasound guided fine needle aspiration biopsy. Radiology 162:409–414

Frable WJ (1984) Needle aspiration of the breast. Cancer 53:671–676

Franzen S, Zajcek J (1986) Aspiration biopsy in diagnosis of palpable lesions of the breast. Acta Radiol 7:241–262

Kreuzer G, Boquoi E (1974) Die Tripeldiagnostik gut- und bösartiger Mammatumoren. Geburtshilfe Frauenheilkd 34:279–286

Kreuzer G, Boquoi E (1981) Zytologie der weiblichen Brustdrüse. Thieme, Stuttgart New York

Kreuzer G, Zajcek J (1972) Cytologic diagnosis of mammary tumors from aspiration smears. Acta Cytol 16:249ff

Linsk J, Kreuzer G, Zajcek J (1972) Cytologic diagnosis of mamma tumors from aspiration biopsy smears. Acta Cytol 16:130–138

Martin HE, Ellis EB (1930) Biopsy by needle puncture and aspiration. Ann Surg 92:169–181

Millis RR (1984) Needle biopsy of the breast. In: McDivitt RW, Oberman HA, Ozzello L, Kaufman N (eds) The breast. Williams & Wilkins, Baltimore, pp 186–203

Oertel YC, Galblum LJ (1983) Fine needle aspiration of the breast. Pathol Ann 18:375–407

Papanicolaou GN, Traut HF (1943) Diagnosis of uterine cancer by the vagina smear. Commonwealth Fund, New York

Schmidt-Matthiesen H, Glätzner H (1975) Die Diagnostik des Mammacarcinoms. Frauenarzt 16: 192–198

Schöndorf H (1977) Die Aspirationszytologie der Brustdrüse. Schattauer, Stuttgart New York

Schöndorf N (1988) Psychosomatisch orientierte Therapieplanung beim Mammakarzinom auf der Basis einer validen aspirationszytologischen Diagnostik. (Vortrag Hessischer Krebskongreß, Bad Homburg)

Shabot MM, Goldberg IM, Schick P, Niedberg R (1982) Aspiration cytology is superior to tru-cut needle biopsy in establishing the diagnosis of clinically suspicious breast masses. Ann Surg 196: 122–126

Stewart FW (1933) The diagnosis of tumors by aspiration. Am J Pathol 9:801–812

Verhaeghe M, Cornillot M, Herbeau J, Wurtz H, Verheghe G (1969) Le triple diagnosis cyto-radio-clinique dans les tumeurs du sein. Mém Acad Chir 95:48–61

Winship T (1969) Aspiration biopsy of breast cancers by the pathologist. Am J Clin Pathol 52:438–440

Zajcek J (1974) Aspiration biopsy cytology, part 1. In: Wied GL (ed) Monographs in clinical cytology. Karger, Basel

Zajdela A, Ghossein NA, Pilleron P, Ennuyer A (1975) The value of aspiration cytology in the diagnosis of breast cancer. Experience at the Fondation Curie. Cancer 35:499–506

Die non-puerperale Mastitis

F. Peters

Bereits Herodot beschrieb vor mehr als 2000 Jahren in seinen „Historien“ eine Kasuistik der non-puerperalen Mastitis (Sandison 1959). Trotzdem hat der Krankheitskomplex in unserem Fach wenig Aufmerksamkeit gefunden. Erst wieder in jüngster Zeit erschienen Mitteilungen, die auf eine Zunahme dieser entzündlichen Brusterkrankungen hinweisen (Pahnke et al. 1985; Peters et al. 1985). Die non-puerperale Mastitis tritt demnach heute offensichtlich häufiger auf als die puerperale Mastitis (Scholefield et al. 1987).

Die Krankheitsbezeichnung non-puerperale Mastitis umfaßt alle nichtmalignen bakteriellen und abakteriellen Entzündungen außerhalb der Laktationsphase. Daraus resultiert ein Spektrum sehr unterschiedlicher Erscheinungsbilder, von der kurzdauernden Entzündung mit Abortivheilung bis zu chronisch rezidivierenden, eitrig einschmelzenden Mastitiden. Im Vergleich zur puerperalen Mastitis ist die non-puerperale Mastitis durch Rezidiventzündungen und Fistelbildungen belastet. Wiederholte operative Eingriffe können notwendig werden. In verzweifelten Fällen wird sogar eine Mastektomie erwogen (Thomas et al. 1982).

Häufigkeit

Entgegen der landläufigen Annahme ist die non-puerperale Mastitis keine seltene Erkrankung. Sie scheint auch in den letzten Jahren an Häufigkeit zugenommen zu haben (Pahnke et al. 1985; Peters et al. 1985; Scholefield et al. 1987). Exakte Zahlenangaben sind schwer zu erheben, da in verschiedenen Studien unterschiedliche Bezugsgrößen und Krankheitsbezeichnungen gewählt werden. In Beziehung zur puerperalen Mastitis überwiegen aber entzündliche Brusterkrankungen außerhalb des Wochenbetts.

Altersverteilung

Die non-puerperale Mastitis ist eine Erkrankung vorwiegend der reproduktiven Altersgruppen (Abb. 1). Bei 90% der Patientinnen tritt die non-puerperale Mastitis zwischen der Thelarche und Menopause auf, seltener auch jenseits der Menopause. Jenseits von 40 Jahren finden wir als morphologische Basis überwiegend periduktale Infiltrationen und Fibrosen (duct ectasia), während jüngere Patientinnen nur eine gesteigerte Sekretbildung aufweisen.

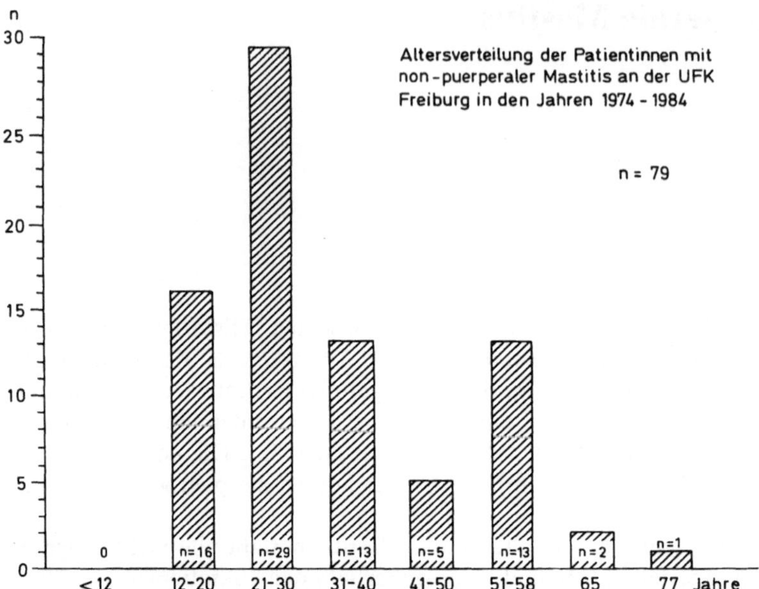

Abb. 1. Altersverteilung von 79 Patientinnen mit non-puerperaler Mastitis (Aus: Peters et al. 1985)

Ätiologie, Entzündungsformen

Man unterscheidet bakterielle und abakterielle Mastitiden, beide Formen können aber durchaus in einer ätiologischen Einheit gesehen werden. Eine Aufstellung einzelner Entzündungsformen und ihre Häufigkeit ist in Tabelle 1 angegeben. Bei der abakteriellen Entzündung handelt es sich pathomorphologisch gesehen um Entzündungsreaktionen des periduktalen Gewebes unterschiedlichen Ausprägungsgrades. Die Ursache dieser Reaktion liegt in der intraduktalen Sekretretention und dem Übertritt des Sekrets in das intra- und interlobuläre Bindegewebe (Sandison u. Walker 1952; Bässler 1978). Die Entzündung ist im Sinne einer Fremdkörperreaktion zu interpretieren. In gut der Hälfte der Fälle läßt sich eine Mamillensekretion nachweisen. Eine seltenere Form der abakteriellen Mastitis ist die Plasmazellmastitis. Die sekretorische Komponente und das periduktale Entzündungszellinfiltrat treten hier deutlicher hervor. Auf der Schnittfläche eines Mammaresektates einer Plasmazellmastitis läßt sich eingedicktes Sekret aus den ektatischen Milchgängen ausdrücken, was auch zur Bezeichnung „Komedomastitis" für dieses Krankheitsbild geführt hat.

Die eigenständige Entzündung der Brusthaut läßt sich nicht ohne weiteres mit der Pathogenese einer vermehrten alveolären Sekretionsretention in Verbindung bringen. Sie gehört, formal gesehen, zu den abakteriellen Entzündungen und ist der Vollständigkeit halber hier aufgeführt. Erreger konnten in diesen Fällen nicht nachgewiesen werden.

Eine Sonderform der non-puerperalen Mastitis ist die granulomatöse Mastitis. Man nimmt an, daß sie eine lokalisierte Autoimmunerkrankung oder eine Überempfindlichkeitsreaktion darstellt (Brown u. Tang 1979). Das Agens bzw. der Auslöser einer solchen Reaktion ist möglicherweise auch im duktalen Sekret zu sehen. Die

Tabelle 1. Häufigkeitsverteilung einzelner Entzündungsformen der non-puerperalen Mastitis ($n = 100$)

Bakterielle Mastitiden	$n = 53$ (≙ %)
Infektion der Milchgänge mit retro- oder paraareolärem Abszeß	23
Infektion der Milchgänge ohne Abszeß	13
Infektion der Milchgänge mit Bildung einer Fistel	5
Infektion einer Zyste, Bakterien nachweisbar oder steril	4
Diffuse mamillenferne Entzündung des Drüsenkörpers mit Abszeß oder Keimnachweis	8
Abakterielle Mastitiden	$n = 33$ (≙ %)
Diffuse mamillenferne Entzündung des Drüsenkörpers ohne Abszeß oder Keime	24
Plasmazellmastitis	7
Granulomatöse Mastitis	2
Sonstige Entzündungen	$n = 14$ (≙ %)
Mastitis in der Gravidität	3
Mastitis nach Abstillen	5
Fortgeleitete Entzündung eines Furunkels oder einer Montgomery-Drüse (Gl. areolaris)	4
Isolierte Entzündung der Brusthaut	2

Histologie dieser Krankheit ist durch sterile Mikroabszesse gekennzeichnet, die von dem Bild der hier beschriebenen Mastitiden abweicht. Sie tritt bei jungen Frauen zwischen 27 und 40 Jahren auf. Das knotige Infiltrat kann klinisch als Karzinom imponieren und führt durch die Biopsie zur Diagnose. Rezidive und Ulzerationen sind häufige Komplikationen. Ausgehend von den Vermutungen zur Ätiologie dieser Krankheit wurde ein überzeugendes Therapieresultat einer Kortisonbehandlung berichtet (DeHertogh et al. 1980).

Die bakteriellen Entzündungen der Brustdrüse werden nach ihrer Lokalisation unterschieden, nämlich der Entzündung im Brustwarzenbereich (Thelitis), im sub- oder paraareolären Bereich mit Rektraktion der Mamille oder Fistelbildung sowie im intramammären Bereich (intramammäre Mastitis). Die bakterielle Infektion entsteht wahrscheinlich kanalikulär, begünstigt durch die Mamillensekretion, vergleichbar den Verhältnissen bei der puerperalen Mastitis. Eine hämatogene Keimabsiedlung stellt die Ausnahme dar, kann aber angenommen werden, wenn gleichzeitig eine Furunkulose besteht. Andererseits konnte gezeigt werden, daß auch in einer normalen Brustdrüse Keime vorhanden sein können (Thornton et al. 1988). Das Spektrum ähnelt dem der bei der Mastitis gefundenen.

Eine weitere Form der non-puerperalen Mastitis sind die entzündeten Zysten einer großzystischen Mastopathie. Sie können bakteriell infiziert sein und klinisch Entzündungszeichen hervorrufen, können aber auch steril sein und nur als blander Tumor imponieren.

Mastitiden, die innerhalb von 3–5 Monaten nach Ende der Laktation auftreten, ähneln in ihrem Bild noch der puerperalen Mastitis. In diesen Fällen läßt sich auch regelmäßig noch Milch exprimieren und Staphylococcus aureus nachweisen. Es ist denkbar, daß die Keime dieser Entzündung noch von der Laktationsphase herrühren. Der Begriff non-puerperale Mastitis umfaßt auch die heute aus unserem Blickfeld verschwundenen spezifischen Entzündungen wie Tuberkulose, Lues, Morbus Bang und Aktinomykose. In unserem Krankengut traten keine der letztgenannten Entzündungen auf.

Bakteriologie

Während bei den puerperalen Mastitiden in 93% der Fälle Staphylococcus aureus und in 7% koagulasenegative Staphylokokken isoliert wurden – davon in 5 Fällen eine Mischbesiedlung – zeigte das Keimspektrum der non-puerperalen Mastitis eine andere Verteilung (Tabelle 2). Staphylococcus aureus und koagulase-negative Sta-

Tabelle 2. Verteilung der Keime bei der puerperalen und non-puerperalen Mastitis 1975–1983; UFK Freiburg

	n	[%]
Non-puerperale Mastitis		
45 bakteriologische Untersuchungen bei Erst- und Rezidiventzündungen (36 Patientinnen)		
Staphylococcus aureus	18	40
Staphylococcus epiderm. bzw. koagulase-neg. Staph.	18	40
Peptococcus	4	9
Proteus mirabilis	3	7
Bacterioides	3	7
Streptokokken B	2	4
Lactobacillus	1	2
Fusobacterium	1	2
Mykoplasmen	1	2
Tuberkulose	0	0
Pilze	0	0
Kein Wachstum	4	9
Puerperale Mastitis		
41 bakteriologische Untersuchungen bei abszedierenden und nichtabszedierenden Entzündungen		
Staphylococcus aureus	38	93
Staphylococcus epidermis	3	7
Davon Mischinfektionen mit E. coli, Corynebacterium, Staph. epidermidis	5	12

phylokokken waren mit je 40% vertreten. Staphylococcus aureus kam bis auf einen Fall nur als Keim einer Monoinfektion vor, während die koagulase-negativen Staphylokokken in 13 von 18 Fällen in Mischinfektionen mit den übrigen in Tabelle 2 aufgeführten Bakterien vergesellschaftet sein konnten.

Die pathogenetische Bedeutung der koagulase-negativen Staphylokokken kann bei Monoinfektionen und Abszeßbildung als gegeben angesehen werden. Monoinfektionen mit anaeroben Keimen sind vergleichsweise selten. In unserem Krankengut wurden diese Keime etwa bei 10% der Patientinnen nachgewiesen. In 5 Fällen fand sich eine Monoinfektion, in 4 weiteren Fällen Mischinfektionen mit anaeroben Bakterien Peptococcus, Peptostreptococcus and Bacteroides-Spezies.

Prolaktinspiegel

Drei Kategorien von Serumprolaktinspiegeln werden mit der non-puerperalen Mastitis angetroffen (Peters u. Schuth 1989).

1. Eine echte Hyperprolaktinämie mit Serumkonzentrationen zwischen 28 und 132 ng/ml bei 17 von 91 Patientinnen (18,8%). Die hohen Prolaktinspiegel persistieren auch nach Ende der Entzündungsphase. Von diesen Frauen wiesen 13 ein hypophysäres Mikroadenom auf, 8 gleichzeitig eine Galaktörrho Grad II. Die non-puerperale Mastitis ist demnach neben der Amenorrhö und der Galaktorrhö ein weiteres Leitsymptom der Hyperprolaktinämie.

2. Es reagierten 24 weitere Patientinnen (26,4%) auf die Entzündung mit Serumprolaktinspiegeln zwischen 15 und 72 ng/ml, die sich nach Ende der Behandlung normalisierten. Dieser Verlauf ist als neurogene Hyperprolaktinämie durch entzündliche Reizung der afferenten Nerven der Brust zu verstehen.

3. Die restlichen 50 Patientinnen (54,9%) zeigten zu keiner Zeit erhöhte Serumprolaktinspiegel. Rezidive traten je zur Hälfte bei Hyperprolaktinämie und normalen Prolaktinspiegeln auf.

Begleitende Brusterkrankungen, Abgrenzung zum Mammakarzinom

Am häufigsten fand sich eine Galaktorrhö Grad I oder II, die der Mastitis vorausging, nämlich bei 32 von 91 Patientinnen (35,1%). In weiteren 14 Fällen, in denen anläßlich der Abszeßinzision aus dem gesunden Gewebe eine Biopsie entnommen wurde, bot der histologische Schnitt das Bild der Milchgangsektasie mit ausgeprägter periduktaler Infiltration. Es berichteten 9 Patientinnen von einer seit längerem bestehenden prämenstruellen Mastodynie.

Die non-puerperale Mastitis ist nur in Ausnahmefällen von einem Mammakarzinom begleitet (Sloop u. Wilhelm 1981). Die Abgrenzung zu einem inflammatorischen Mammakarzinom kann jedoch Schwierigkeiten bereiten. Die Sonographie kann durch den Nachweis eines Abszesses hilfreich sein. Im Zweifelsfall muß jedoch eine histologische Klärung herbeigeführt werden.

Klinisches Bild

Die Klinik der non-puerperalen Mastitis zeigt unterschiedliche Verlaufsformen. Die Patientinnen verspüren zunächst eine Schmerzhaftigkeit in der Brust. Innerhalb von 1–2 Tagen bildet sich dann ein schmerzhafter Tumor aus. Die darüberliegende Haut reagiert mit einer Rötung. Die Entzündung kann sich in diesem Stadium spontan zurückbilden oder zu einem Abszeß einschmelzen. Die Schmerzhaftigkeit läßt dann deutlich nach.

Die Entzündungen können über Tage persistieren und in ein chronisches Stadium übergehen, auch mit Abszeß. Kleine retromamilläre Abszesse perforieren oft spontan, die größeren und paramamillären Abszesse müssen in der Regel inzidiert werden.

Fieber stellt bei der non-puerperalen Mastitis im Vergleich zur puerperalen Mastitis die Ausnahme dar, während Entzündungszeichen wie Leukozytose und BSG-Erhöhung regelmäßig nachzuweisen sind. Die typischen Lokalisationen einzelner Entzündungsformen sind in Abb. 2 dargestellt.

In der Regel können bakterielle und abakterielle Entzündungen aufgrund ihrer klinischen Erscheinungsformen wie Eiterung oder Abszeß voneinander unterschieden werden. Es ist jedoch in Einzelfällen schwierig, diese Differenzierung vorzunehmen, insbesondere ohne histologische Untersuchung, Erregernachweis oder sichere Zeichen einer Abszeßbildung, so daß eine Zuordnung vielfach erst retrospektiv möglich ist. Als abakteriell werden normalerweise die Mastitiden eingestuft, bei denen keine Keime nachweisbar sind und sich kein infektiöser Abszeß entwickelt. Die mamillenferne Lokalisation des Herdes und eine diffuse Entzündung sprechen eher für eine abakterielle Entzündung. Dementsprechend wurden bakterielle und absze-

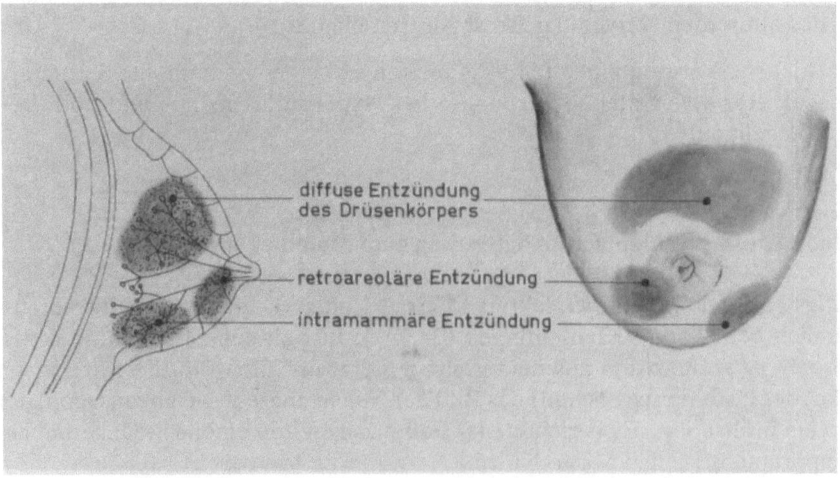

Abb. 2. Typische Entzündungslokalisation der non-puerperalen Mastitis bei 79 Patientinnen. Die diffuse Entzündung eines großen Teils der Brustdrüse blieb ohne Keimnachweis oder Abszeßbildung. Retro- und paraareoläre Entzündungen sowie umschriebene intramammäre Entzündungsherde sind durch einen hohen Anteil an Abszeßbildungen belastet. Retromammäre Abszesse wurden nicht beobachtet (Aus: Peters et al. 1985)

dierende Entzündungen vorwiegend in der näheren Umgebung der Mamille gefunden. In vielen Fällen wies eine Mamillensekretion auf eine kanalikuläre Infektion hin. Nur ein kleiner Prozentsatz der bakteriellen Mastitiden heilte ohne Einschmelzung ab, während nur einmal ein steriler Abszeß gefunden wurde.

Therapie

Wenn bei der ersten Begutachtung einer Brustdrüsenentzündung bereits ein Abszeß diagnostiziert wird, ist die adäquate Therapie die Abszeßeröffnung. Nach den positiven Erfahrungen der Behandlung der puerperalen Mastitis mit medikamentöser Prolaktinsenkung wurde diese Methode auch für die non-puerperale Mastitis angewendet und von anderen Autoren bestätigt. Antibiotika und Dopaminagonisten scheinen von gleicher Wirksamkeit zu sein, wenn noch kein Abszeß nachzuweisen ist. Man hat eine Antibiotikakombination zu wählen, die sowohl Staphylokokken als auch anaerobe Keime wie z.B. Bacteroides-Spezies miterfaßt (s. Tabelle 2).

Rezidive

Das gravierende Problem der non-puerperalen Mastitis ist das Auftreten von Rezidiven. Diese werden bei bakteriellen wie bei abakteriellen Entzündungen beobachtet. Etwa bei einem Drittel der von uns untersuchten Patientinnen traten 1–7 Entzündungen auf. Der längste Zeitraum, über den Rezidive beobachtet wurden, betrug 10 Jahre. Rezidiventzündungen konnten die Seite wechseln. Es handelt sich bei den Rezidiven überwiegend um Entzündungen der sub- oder paramamillären Region, deren narbige Verziehung dann auch röntgenologisch nachzuweisen sind. In der Literatur werden Rezidivzeiträume bis zu 20 Jahren berichtet.

Anatomische Besonderheiten der großen Drüsenausführungsgänge sowie verstärkte alveolare Sekretion bieten durch Sekretstau pathogenen Keimen einen günstigen Nährboden. In mamillennahen Drüsenausführungsgängen lassen sich häufig Plattenepithelmetaplasien nachweisen, die zu Hornbildung neigen und damit zu einer Verlegung der Ausführungsgänge führen können (Bässler 1978). Außerdem kommt es im Gefolge einer Entzündung gelegentlich zu Retraktionen der Mamille und damit zur Obstruktion der Ausführungsgänge. Diese anatomischen Gegebenheiten stellen die Basis eines Entzündungsrezidivs und einer Fistelbildung dar.

Neben der chirurgischen Korrektur der veränderten anatomischen Verhältnisse stellt die Sekrethemmung durch prolaktinsenkende Medikamente einen neuen Aspekt in der Rezidivprophylaxe dar. Obwohl Rezidivpatientinnen nur zur Hälfte eine chronische Hyperprolaktinämie hatten, war die Dopaminagonistentherapie insgesamt durchaus überzeugend (Peters et al. 1982; Puleo u. Ory 1983). Man behandelt über 6 Monate mit 2,5 mg Bromocriptin oder 0,2 mg Lisurid pro Tag.

Rezidive von Milchgangsfisteln stellen ein bisher nur unbefriedigend gelöstes Problem dar. Trotz Exzision brechen häufig an derselben oder einer anderen Stelle wieder Entzündungen auf, die erneut einen Fistelgang zur Folge haben. Nicht selten berichten die Patientinnen, daß die Entzündungen prämenstruell nach vorausgegangenem Spannungsgefühl in der Brust auftreten.

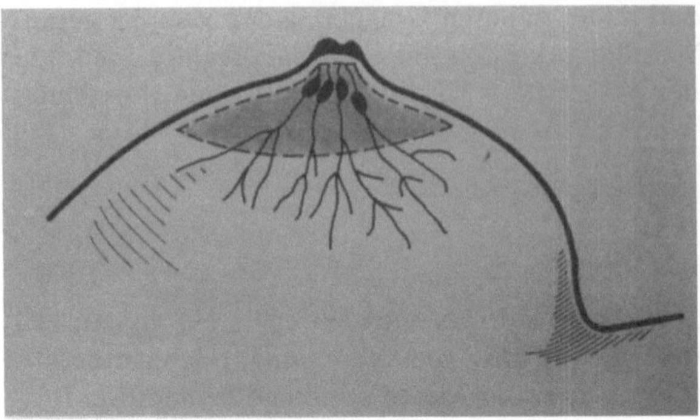

Abb. 3. Distal erweiterte Milchgangsresektion. Der *grauschraffierte Bezirk* umfaßt die pathologisch veränderten Milchgänge sowie das retroareoläre Narbengewebe. Dieses konusförmige Gewebsstück ist sorgfältig von der Haut und der Mamille abzupräparieren

Auch nach einer Fistelexzision kann durch medikamentöse Prolaktinsenkung oder längere Antibiotikabehandlung eine weitere Fistel nicht verhindert werden. Die Keime, auch bei Rezidiven, sind intraindividuell meist die gleichen, was darauf hinweist, daß im Narbengewebe Bakterien persistieren und von Antibiotika nicht erreicht werden.

Wenn sich erstmals eine Milchgangsfistel ausbildet, kann sie spindelförmig ausgeschnitten werden. Bei rezidivierenden Fistelgängen muß der operative Eingriff umfangreicher angelegt werden. Die weiträumige, kegelförmige Exzision der pathogenetisch verantwortlichen, intraduktalen Veränderungen (Abb. 3) kann langfristig mehr Sicherheit bieten.

Zusammenfassung

Die non-puerperale Mastitis ist eine Erkrankung, die ganz überwiegend zwischen der Thelarche und der Menopause anzutreffen ist. Die morphologische Basis ist in einer vermehrten Brustdrüsensekretion zu sehen. Eine lebhafte entzündliche Reaktion des periduktalen Gewebes ist in den Jahren vor der Menopause mit einer Fibrosierung des Gewebes um die Milchgänge vergesellschaftet. Man unterscheidet zwischen bakteriellen und abakteriellen Entzündungsformen. Die non-puerperale Mastitis kann ein Symptom einer Hyperprolaktinämie sein. Die konservative Therapie hat ein Keimspektrum von Staphylokokken, Enterokokken, Proteus mirabilis, E. coli und anaeroben Keimen zu berücksichtigen. Dopmainagonisten können hilfreich sein, insbesondere um Rezidiven vorzubeugen. Ausgedehnte Vernarbungen oder Einziehung der Mamille müssen bei Rezidiventzündungen chirurgisch angegangen werden.

Literatur

Bässler R (1978) Pathologie der Brustdrüse: In: Doerr W, Seifert G, Uehlinger E (Hrsg) Spezielle pathologische Anatomie, Bd 11. Springer, Berlin Heidelberg New York, S 248–274

Brown KL, Tang PHL (1982) Postlactational tumoral granulomatous mastitis: A localized immune phenomenon. Am J Surg 138:326–329

DeHertogh DA, Rossof AH, Harris AA, Ecinomon SG (1980) Prednisone management of granulomatous mastitis. N Engl J Med 303:799–800

Pahnke VG, Kitschke HJ, Bernauer M, Koll R (1985) Mastitis non-puerperalis – eine Erkrankung mit zunehmender Relevanz? Geb Frauenheilkd 45:29–35

Peters F, Hilgarth M, Breckwoldt M (1982) The use of bromocriptine in the management of non-puerperal mastitis. Arch Gynecol 233:23–29

Peters F, Geisthövel F, Schulze-Tollert J, Pfleiderer A, Breckwoldt M (1985) Die non-puerperale Mastitis. Ätiologie, Klinik, Therapie. Dtsch Med Wochenschr 110:97–104

Peters F, Schuth W (1989) Hyperprolactinemia and nonpuerperal mastitis (duct ectasia). JAMA 261:1618–1620

Puleo JG, Ory SJ (1983) Nonpuerperal mastitis associated with galactorrhea. Obstet Gynecol [Suppl] 61:69–70

Sandison AT (1959) The first recorded case of inflammatory mastitis – Queen Atossa of persia and the physician Democêdes. Med Hist 3:317–322

Sandison AT, Walker JC (1952) Inflammatory mastitis, mammary duct ectasia, and mamillary fistula. Br J Surg 50:57–64

Scholefied JH, Duncan JL, Rogers K (1987) Review of a hospital experience of breast abscesses. Br J Surg 74:469–470

Sloop FB, Wilhelm MC (1981) Noninflammatory carcinoma of the breast presenting as benign mastitis. Breast 6:29–31

Thomas WG, Williamson RCN, Davies JD, Webb AJ (1982) The clinical syndrome of mammary duct ectasia. Br J Surg 69:423–425

Thornton JW, Argenta LC, McClatchey KD, Marks MW (1988) Studies on the endogenous flora of the human breast. Ann Plast Surg 20:39–42

Seminar

Mikrobielle Ätiologie des Fluor genitalis

H. G. Schiefer

Klagen über Fluor genitalis gehören zu den 25 häufigsten Beschwerden, derentwegen Frauen einen Arzt aufsuchen (Holmes 1984). Fluor genitalis ist ein wichtiges Symptom, das funktionelle Störungen oder organisch manifeste Erkrankungen des weiblichen Genitales anzeigt.

Physiologie genitaler Sekrete

Die Scheide enthält normalerweise etwas Flüssigkeit. Aus den Venen der Scheidenwand werden pro Tag etwa 2–5 ml eines dünnflüssigen Transsudats ins Lumen abgegeben. Bei vegetativen Störungen und sexueller Erregung erhöht sich das Volumen auf 10–15 ml pro Tag. Dazu kommen meist wenige Tropfen (unter 0,1 ml) des schleimigen Zervikalsekrets. Die Flüssigkeit enthält Ionen, einige organische Bestandteile und Plasmaproteine, wie Immunglobuline, Komplementfaktoren, Lysozym und Apolaktoferrin. Teile der Flüssigkeit werden durch die Vaginalhaut rückresorbiert. Eine exakte Bestimmung des „normalen" Volumens ist schwierig (Cohen et al. 1984; Kaiser u. Pfleiderer 1989).

Klagen über Fluor genitalis sind abhängig von der objektiv vorhandenen Flüssigkeitsmenge und vom subjektiven Empfinden der Frau. Sensible Frauen empfinden eher als indolente Frauen das störende Gefühl der feuchten Vulva und klagen über einen unangenehmen Geruch des Sekrets.

Je nach Herkunft der Hauptmenge des genitalen Ausflusses unterscheidet man einen vulvär/vestibularen, vaginalen, zervikalen, korporalen und tubaren Fluor (Kaiser u. Pfleiderer 1989). Die unterschiedlich lokalisierten Arten des Fluors werden im folgenden als Symptome entzündlicher Prozesse mikrobieller, viraler und parasitärer Ätiologie behandelt.

Bakterien-Wirt-Wechselbeziehungen im weiblichen Genitaltrakt

Unter infektiologischem Aspekt ist der weibliche Genitaltrakt „riskant" gebaut, da zwischen Außenwelt und Bauchhöhle eine kontinuierliche Hohlraumverbindung besteht (Kaiser u. Pfleiderer 1989), durch die aszendierende Infektionen vor allem mit gramnegativen Bakterien und sexuell übertragbaren Erregern sich rasch ausbreiten können. Die bei der Kohabitation vom Perineum in die Vagina gebrachten Darmbakterien und insbesondere das Ejakulat als potentieller Träger pathogener Mikroorganismen (Mascola u. Guinan 1986) sind Infektionsgefahren. Das normale Ejakulat enthält neben den Spermatozoen und Zellen der Spermatogenese regelmäßig Zellen und Sekrete aus Epididymis, Prostata, Bläschendrüsen und den Ausführungsgängen. Normales Ejakulat ist nach Passage durch die vordere Urethra meist mit Keimen der dortigen Standortflora kontaminiert. Bei lokalen oder generalisierten infektiösen Prozessen im männlichen Genitaltrakt kann das Ejakulat hochinfektiös sein. Obligat pathogene Erreger, wie Neisseria gonorrhoeae, Chlamydia trachomatis, Trichomonas vaginalis, und fakultativ pathogene Erreger, wie Mycoplasma hominis, Ureaplasma urealyticum, Streptokokken der Gruppe B und Enterobakterien, werden im Ejakulat nachgewiesen. Sie heften sich an Spermatozoen als Vehikel und können, an diese aktiv beweglichen Zellen adsorbiert, rasch den weiblichen Genitaltrakt infizieren. Mit dem Ejakulat können auch zahlreiche Viren, insbesondere Humane Immunschwächeviren (HIV-1, HIV-2), Zytomegalievirus, Hepatitis-B-Virus sowie Papillomvirus-Desoxyribonukleinsäure übertragen werden. Durch den unmittelbaren, oft zumindest oberflächlich traumatisierenden Haut-Haut- und Haut-Schleimhaut-Kontakt bei der Kohabitation werden Treponema pallidum, Haemophilus ducreyi, Calymmatobacterium granulomatis und Herpes simplex-Virus Typ 2 übertragen.

Abwehrmechanismen des weiblichen Genitales gegen aszendierende Infektionen sind

- der mechanische Verschluß des Introitus vaginae durch Hymen, Muskulatur und kavernöse Gewebspolster;
- der Schutz durch die vaginale bakterielle Standortflora und die Säurebarriere der Vagina;
- der Verschluß des äußeren Muttermundes durch Zervixschleim;
- das alkalische Milieu der Zervix;
- der Verschluß des inneren Muttermundes;
- der nach außen gerichtete Sekretstrom des Tubensekretes;
- der mechanische Schutz durch intakte Haut und Schleimhaut;
- der chemische Schutz durch Schleim, Lysozym, Zinkionen, Apolaktoferrin, Fibronektin und Komplementfaktoren;
- die unspezifische zelluläre Abwehr durch Monozyten/Makrophagen und polymorphkernige Neutrophile;
- die spezifische zelluläre Abwehr durch T-Lymphozyten;
- die spezifische humorale Abwehr durch IgG und sekretorisches IgA (Cohen et al. 1984; Kaiser u. Pfleiderer 1989).

Änderungen und Störungen der physiologischen Abwehrmechanismen, wie z. B. ein klaffender Introitus nach Geburtsverletzungen, Störungen der vaginalen bakteriellen Standortflora durch antimikrobielle Chemotherapie, diagnostische und therapeutische Eingriffe, Intrauterinpessare (IUD) und Verletzungen der Haut und Schleimhaut, begünstigen die Aszension und Adhärenz pathogener Erreger, auf die der Wirtsorganismus mit Krankheitserscheinungen reagiert, zu deren Symptomen u. a. Fluor genitalis zählt.

Diagnostik bei Fluor genitalis

Nach eingehender Anamnese, klinischer Untersuchung und vor allem genauer Inspektion, ggf. mit dem Kolposkop, kann der Frauenarzt in Praxis und Klinik einige

Untersuchungen anschließen, die es ihm erlauben, in vielen Fällen binnen weniger Minuten eine recht genaue Kenntnis der qualitativen und quantitativen Störungen der Bakterienökologie sowie der mikrobiellen und parasitären Ätiologie des Fluor genitalis zu gewinnen (Holmes 1984; Petersen 1988). Geeignet sind:

a) das Naß- oder Direktpräparat (1 Tropfen Sekret + 1 Tropfen 0,145 *M* NaCl-Lösung auf einem Objektträger mischen, Deckgläschen auflegen, am besten mit Ölimmersionsobjektiv mittels Hellfeld- oder besser Dunkelfeldmikroskopie betrachten);
b) das Naßpräparat mit Methylenblau (1 Tropfen Sekret + 1 Tropfen 0,1% Methylenblaulösung auf einem Objektträger mischen, Deckgläschen auflegen, mit Ölimmersionsobjektiv mittels Hellfeldmikroskopie betrachten);
c) das Ausstrichpräparat (Ausstrich lufttrocknen, Hitzefixation, Methylenblau- oder Gramfärbung, Hellfeldmikroskopie mit Ölimmersionsobjektiv oder mit Normalobjektiv nach Einbettung in Eukitt);
d) die pH-Messung des Vaginalsekrets mit handelsüblichen pH-Papieren;
e) Geruchsprobe (kurzkettige Fettsäuren, z.B. Buttersäure, als Endprodukte des Anaerobierstoffwechsels);
f) Aminprobe (Geruchsprobe nach Zusatz von 1 Tropfen 10%iger KOH; Amine [Putreszin, Kadaverin] bei bakterieller Vaginose).

Weitere, oft aufwendige und zeitraubende Verfahren (Eschenbach et al. 1983; Morse u. Sarafian 1985) können weiterhelfen oder sind notwendig, wenn die orientierenden Untersuchungen keine plausiblen Resultate liefern oder Anamnese und klinischer Befund auf andere, vor allem auch sexuell übertragbare Erreger hinweisen. Die wichtigsten Erreger gynäkologischer Erkrankungen und ihre gängigen Nachweisverfahren sind im folgenden zusammengestellt:

- Bakterien [„allgemein", Aerobier/Anaerobier] (Pyodermien, Endometritis, Salpingitis): Methylenblau- oder Grampräparat. Kultur in flüssigen und auf festen Optimal-, Selektiv- und Indikatormedien.
- Neisseria gonorrhoeae (Gonorrhö): Methylenblau- oder Grampräparat. Kultur auf Thayer-Martin-Selektivnährboden. β-Laktamase-Bestimmung. Gonokokkenantigennachweis mit Festphasenenzymimmuntest. Antikörpernachweis bei septikämischer Generalisation.
- Treponema pallidum (Syphilis): Luetischer Primäraffekt: mikroskopischer Erregernachweis (Dunkelfeldmikroskopie). Spätere Stadien: Nachweis treponemataspezifischer und -unspezifischer Antikörper (frühestens 2–3 Wochen nach Infektion nachweisbar; erst etwa 12 Wochen nach Infektion reagieren praktisch alle Infizierten „positiv").
- Chlamydia trachomatis (Urethritis, Bartholinitis, mukopurulente Zervizitis, Salpingitis, Pelveoperitonitis, Lymphogranuloma venereum): Mikroskopischer Direktnachweis (fluoreszierende Antikörper). Kulturelle Anzüchtung (McCoy-, BGM-Zellen). Antigennachweis mit Festphasenenzymimmuntest. Antikörpernachweis mittels Mikroimmunfluoreszenztests. Komplementbindungsreaktion bei Lymphogranuloma venereum.
- Mykoplasmen (Vaginose, Zervizitis, Salpingitis, Pelveoperitonitis): Mindestens 4 Mycoplasma-Species (spp.) besiedeln den Urogenitaltrakt: Mycoplasma (M.)

hominis, M. fermentans, M. genitalium, Ureaplasma (U.) urealyticum. Eine pathogenetische Bedeutung im Urogenitaltrakt des Menschen ist für M. hominis und U. urealyticum gesichert. Da Mykoplasmen in niedrigen Keimzahlen zur normalen urogenitalen Standortflora sexuell aktiver Frauen gehören, ist eine semiquantitative Keimzahlbestimmung notwendig. Die Anzüchtung erfolgt auf festen Selektivnährböden und in flüssigen Anreicherungs- und Indikatormedien (Weidner et al. 1985).

- Haemophilus ducreyi (Ulcus molle): Mikroskopischer Erregernachweis. Kultur auf Selektiv- und Anreicherungsmedien.
- Calymmatobacterium granulomatis (Granuloma inguinale, Donovanosis): Mikroskopischer Erregernachweis.
- Gardnerella vaginalis, Mobiluncus spp. (bakterielle Vaginose): Mikroskopischer Nachweis von „Schlüsselzellen" (dicht mit verschiedenen Bakterienarten besetzte Epithelzellen ohne deutlich erkennbare Zellgrenzen). Kultur auf Selektivmedien. Amintest (10%ige KOH).
- Herpes simplex-Virus Typ 2 (Herpesurethritis, -vulvitis, -zervizitis): Vermehrung in Zellkulturen. Elektronenmikroskopischer Nachweis in Bläschenpunktat nach Negativkontrastierung. Antikörpernachweis bei Primärinfektion.
- Humane Papillomviren (Condylomata acuminata an Vulva, Vagina, Zervix): Nachweis mittels Hybridisierung der aus Biopsiematerial extrahierten Desoxyribonukleinsäure.
- Molluscum contagiosum-Virus: Pathohistologischer Befund. Elektronenmikroskopischer Virusnachweis.
- Sproßpilze (Candidavulvovaginitis): Mikroskopischer Nachweis (KOH-Präparat; Grampräparat; Dunkelfeldmikroskopie). Kultur auf Selektivnährböden.
- Trichomonas vaginalis (Trichomoniasis): Mikroskopischer Nachweis (Naßpräparat; Dunkelfeldmikroskopie; Grampräparat). Vermehrung in Selektivmedien.
- Phthirus pubis, Filzlaus (Phthiriasis): Inspektion und mikroskopischer Nachweis.
- Sarcoptes scabiei, Krätzmilbe (Krätze): Inspektion und mikroskopischer Nachweis.
- Enterobius vermicularis, Oxyuren (Madenwurmbefall): Inspektion (Anus, Perineum, Vulva). Eiernachweis mittels Klebstreifenmethode.

Vulvär-vestibularer Fluor

Normale Physiologie

Die Labia maiora sind mit einem mehrschichtigen, im lateralen Bereich verhornten Plattenepithel bedeckt. Hier sind zahlreiche apokrine Schweißdrüsen lokalisiert. Nach medial nehmen die Hornzellagen ab. Hier finden sich Talgdrüsen. Im Vestibulum findet man ein mehrschichtiges, unverhorntes Plattenepithel, das durch ein Transsudat feucht ist (Mestwerdt 1988). Die Glandulae vestibulares maiores et minores produzieren eine geringe Menge Schleim, die paraurethralen Skene-Drüsen etwas dünnflüssiges Sekret. Die Flüssigkeit im Bereich von Vulva und Vestibulum stammt aus Schweiß-, Talg-, Schleimdrüsen, vestibularem Transsudat und paraurethralem Sekret.

Die bakterielle Standortflora klinisch gesunder Frauen umfaßt koagulasenegative Staphylokokken, Staphylococcus aureus, Streptococcus spp. (vergrünende Streptokokken, Enterokokken), Corynebacterium spp., Enterobacteriaceae spp., Mycoplasma spp., Ureaplasma urealyticum, Peptococcus spp., Peptostreptococcus spp., Bacteroides spp., Fusobacterium spp., Mycobacterium spp., Sproßpilze; außerdem: Keime der vaginalen Standortflora, vor allem im Vestibulum.

Pathologie

Vulvitis

Symptome: Rötung, Schwellung, Überwärmung, Brennen, Juckreiz, Ausfluß (eitrig bei Gonorrhoe; gelblich, schaumig, stinkend bei Trichomoniasis; weiß, krümelig bei Candidiasis), Dysurie, Dyspareunie.

Ätiologie:
- Pyodermien: Streptokokken der Gruppe A; Staph. aureus.
- Urethritis, Bartholinitis: Neisseria gonorrhoeae; Chlamydia trachomatis (Serovars D–K); gramnegative Stäbchen.
- Vulvovaginitis infantum: Neisseria gonorrhoeae; Chlamydia trachomatis.
- Herpes genitalis: Herpes simplex-Virus Typ 2.
- Condylomata acuminata: humane Papillomviren.
- Pilzvulvovaginitis: Candida spp.
- Trichomoniasis: Trichomonas vaginalis.
- Selten: Vulvitis durch Phthirus pubis, Sarcoptes scabiei, Enterobius vermicularis.

Vaginaler Fluor

Normale Physiologie

Die Vaginalhaut besteht aus einem mehrschichtigen, nichtverhornten Plattenepithel ohne Drüsen und ist deshalb keine Schleimhaut. Sie besteht aus einer Lage zylindrischer Zellen (Basalzellen), mehreren Schichten polygonaler Zellen (Parabasalzellen), Intermediär- und Oberflächenzellen mit Glykogen und Keratohyalinkörnchen. Aus den abgeschilferten Oberflächenzellen freigesetztes Glykogen wird von vaginalen Lactobacillus spp. zu Laktat abgebaut, das für die hohe Wasserstoffionenkonzentration (pH ≤ 4) verantwortlich ist. Epithelhöhe, Glykogenreichtum und Ausbildung zellulärer Oberflächenrezeptoren werden durch Östrogene beeinflußt. Bei fehlenden oder verminderten Östrogenen ist das Vaginalepithel dünn, nur 1–2 Zellagen dick, leicht verletzlich, gegenüber bakteriellen und viralen Infektionen wenig resistent und enthält kaum Glykogen; der intravaginale pH-Wert beträgt 6–7. Dagegen ist das mehrschichtige Plattenepithel gegenüber Bakterien und Viren weitgehend resistent; Abschilferung und Traumen können für Infektionen den Weg bahnen. Aus den Venen werden 2–5 ml Transsudat durch die Vaginalhaut ins Lumen abgesondert und von dort teilweise rückresorbiert.

Das Keimspektrum der vaginalen Standortflora klinisch gesunder Frauen vor der Menopause ist komplex (Hill et al. 1984). Zu den Aerobiern und fakultativen Anaerobiern gehören grampositive und -labile Stäbchen (Lactobacillus spp., Corynebacterium spp., Gardnerella vaginalis), grampositive Kokken (koagulasenegative und -positive Staphylococcus spp., Streptococcus spp., Sarcina spp.), gramnegative Stäbchen (Escherichia coli, Klebsiella spp., Proteus spp., Acinetobacter spp., Haemophilus influenzae), Mycobacterium spp., Candida spp., Mycoplasma hominis und Ureaplasma urealyticum. Zu den Anaerobiern und Mikroaerophilen gehören grampositive Stäbchen (Lactobacillus spp., Eubacterium spp., Bifidobacterium spp., Clostridium spp., Propionibacterium spp.), grampositive Kokken (Peptococcus spp., Peptostreptococcus spp.), gramnegative Stäbchen (Bacteroides spp., Fusobacterium spp., Mobiluncus spp.) und gramnegative Kokken (Veillonella spp). Art und Anzahl der Keime schwanken intra- und interindividuell sehr stark. Die Keimzahlen pro ml Vaginalsekret betragen für Lactobacillus spp. 10^5–10^8, für Gardnerella vaginalis (bei 30–50% aller Frauen nachweisbar), Streptokokken der Gruppe B (bei 10–30% aller Frauen nachweisbar) und Enterokokken (bei 10–20% aller Frauen nachweisbar) 10^4–10^6, für U. urealyticum (bei 40% aller Frauen nachweisbar) 10^3–10^4.

Pathologie

Vaginitis/Vaginose

Symptome: unklare Schmerzen im Unterbauch; diffuse Rötung der Vagina; Ausfluß (homogen, dünnflüssig, gelblich oder grünlich oder grau-weiß, schaumig, stinkend bei Trichomoniasis; homogen, dünnflüssig, grau-weiß, fischähnlich riechend bei bakterieller Vaginose; weiß, krümelig, „wie geronnene Milch", bei Candidiasis).

Ätiologie:
- Bakterien: Gardnerella vaginalis; Mobiluncus spp. (M. mulieris, M. curtisii); Anaerobier (Bacteroides spp., Fusobacterium spp., Peptococcus spp., Peptostreptococcus spp.); Aerobier (Enterobacteriaceae spp., Streptococcus spp., Staphylococcus spp., Mycoplasma spp., Ureaplasma urealyticum).
- Viren: Herpes simplex-Virus Typ 2; humane Papillomviren.
- Pilze: Candida spp.
- Protozoen: Trichomonas vaginalis.

Wichtige diagnostische Hinweise auf die Ätiologie der Vaginitis/Vaginose ergeben sich aus der Beachtung des Schweregrades der Symptome, der Fluorqualität und des Ausfalls einfacher Tests (Holmes 1984; Tabellen 1 u. 2).

Trichomoniasis. Trichomonas vaginalis besitzt einen ausgeprägten Tropismus für das Vaginalepithel. Typische Befunde sind reichlicher, meist schaumiger, oft eitriger, übelriechender vaginaler Ausfluß. Vaginalhaut und Zervix sind gerötet und ödematös. Die Gefäßzeichnung ist vermehrt. Petechiale Blutungen sind erkennbar. Der pH-Wert des Vaginalsekrets ist ≥ 5, der Amintest häufig positiv. Im Naßpräparat erkennt man lebhaft bewegliche Trichomonaden, reichlich Leukozyten und oft eine mikrobielle Mischflora. Die Zahl der Leukozyten korreliert mit der Zahl der Trichomonaden. Etwa jede 2. Frau mit Trichomoniasis ist außerdem mit weiteren sexuell übertragbaren Erregern infiziert, nach denen mikroskopisch, kulturell und serolo-

Tabelle 1. Symptome bei Vaginitis/Vaginose

	Schweregrad der Symptome bei Patientinnen			
	Ohne vaginale Erkrankung	Mit Trichomoniasis	Mit bakt. Vaginose	Mit Candidiasis
Fluor vaginalis	0/+	+/++++	0/++	0/+++
Juckreiz	0	0/+++	0/+	+/+++
Brennen	0	0/+	0	+
Dysurie	0	0/+	0	+
Dyspareunie	0	0/+	0	0/++

0 = nicht vorhanden; + = gering; ++ = mäßig; +++ = deutlich; ++++ = ausgeprägt.

Tabelle 2. Fluor vaginalis bei Vaginitis/Vaginose

	Patientinnen ohne vaginale Erkrankung	Pat. mit Trichomoniasis	Pat. mit bakt. Vaginose	Pat. mit Candidiasis
Menge	0/+	++/+++	+/+++	+/+++
Konsistenz	Inhomogen, flockig	Schaumig, homogen, dünnflüssig	Homogen, dünnflüssig	Krümelig („wie geronnene Milch“)
Farbe	Weiß	Gelblich, grünlich, grau-weißlich	Grau-weißlich	Weiß
Geruch	0	+++ stinkend, übelriechend	+++ fischähnlich	0
Schaumbildung	0	++	+	0
pH	$\leq 4{,}0$	≥ 5	≥ 5	$\leq 4{,}5$
KOH-Test, Amintest	0	+	+	0

0 = negativ, unauffällig; + = gering; ++ = mäßig; +++ = ausgeprägt, reichlich.

gisch gefahndet werden sollte. Die Trichomoniasis geht häufig mit einer bakteriellen Vaginose oder einer Vermehrung der Anaerobier einher.

Bakterielle Vaginose (Aminkolpitis, Aminvaginose). Sie ist die häufigste Störung der vaginalen Bakterienökologie. Sie geht nie mit einer Entzündungsreaktion einher, ist also keine Vaginitis. Die bakterielle Vaginose ist wegen des Gefühls der „nassen Vulva“ und des häufig penetranten Fischgeruchs vor allem ein ästhetisches Problem. Gefahren drohen für Schwangere durch Amnioninfektionssyndrom, vorzeitige Wehentätigkeit, vorzeitigen Blasensprung und postpartale Endometritis. Das Volumen des Fluors ist unterschiedlich, die Farbe grau-weiß, die Konsistenz wäßrig, homogen, der Geruch fischähnlich, der pH-Wert ≥ 5, der Amintest positiv. Im Naßpräparat fehlen Lactobacillus spp.; man erkennt auffallend bewegliche Bakterien (Mobiluncus spp.) und „Schlüsselzellen“ (dicht mit verschiedenen Bakterienarten besetzte Epithelzellen ohne eindeutig erkennbare Zellgrenzen), während Leukozyten fehlen. Die Pathogenese dieser Erkrankung, die durch eine Störung der vaginalen Bakterienökologie mit deutlicher Zunahme der Gardnerella vaginalis, Mobiluncus spp. und Anaerobier bedingt ist, ist noch unklar. „Alkalisierende“ Ereignisse fördern die Vaginose: zervikaler Fluor bei mukopurulenter Zervizitis, Blutungen, Östrogenmangel, vorangehende antimikrobielle Chemotherapie und Geschlechtsverkehr, besonders mit wechselnden Partnern (Petersen 1988).

Candidavaginitis. Sie zählt zu den sexuell übertragbaren Erkrankungen. Bahnende Wirtsfaktoren sind Schwangerschaft, orale Kontrazeption, Menstruation, antimikrobielle Chemotherapie, Diabetes mellitus, Kortikosteroidtherapie, Immunsuppression. Das Volumen des Fluors ist oft reichlich, seine Farbe weißlich, die Konsistenz krümelig („wie geronnene Milch“), der Geruch unauffällig, der pH-Wert $\leq 4{,}5$, der Amintest negativ. Im Nativpräparat sieht man Pseudomyzelien und Sproßpilze, reichlich Stäbchenbakterien (Lactobacillus spp.) und Leukozyten.

Mykoplasmenkolpitis. Die ätiologische Bedeutung der Mykoplasmen für genitalen Fluor ist unklar. Bis zu 80% aller sexuell aktiven Frauen sind Trägerinnen von Ureaplasma urealyticum in niedrigen Keimzahlen. Mycoplasma hominis findet man ebenfalls bei vielen Frauen, vermehrt bei bakterieller Vaginose. Nur der quantitative Nachweis von Mykoplasmen ($>10^4$ Erreger pro ml Sekret) hat pathognomonische Bedeutung).

Zervikaler Fluor

Normale Physiologie

Im Bereich der Zervix findet man 3 Zellarten:

a) im Bereich der Portio (Ektozervix) ein mehrschichtiges, nichtverhorntes Plattenepithel analog der Vaginalhaut;
b) im Zervikalkanal (Endozervix) ein Zylinderepithel mit tiefen Krypten: Die hier lokalisierten Schleimdrüsen produzieren das muköse Zervixsekret;
c) in der Transformationszone ein unreifes metaplastisches Plattenepithel (Kaiser u. Pfleiderer 1989; Mestwerdt 1988).

Diese Zone starker Proliferation ist gegenüber bakteriellen und viralen Erregern besonders empfindlich. Im Bereich der Zervix findet man, vor allem in der lutealen Phase, regelmäßig Leukozyten, deren Anwesenheit also nicht immer eine Infektion anzeigt; eine leukozytäre Reaktion ist besonders häufig bei Frauen mit wechselnden Partnern. Konsistenz und Volumen des Zervixsekrets ändern sich zyklusabhängig: Es ist in der Östrogenphase dünnflüssig, präovulatorisch für Spermien und Krankheitserreger leicht zu durchdringen und in der Lutealphase dickflüssig und kaum penetrierbar. Die durchschnittliche Menge beträgt etwa 0,1 g pro Tag, zur Zeit des Eisprungs etwa 0,5–1 g pro Tag (Kaiser u. Pfleiderer 1989). Die im Zervikalschleim vorhandenen Glykoproteine hemmen die Adhärenz pathogener Erreger. Das mehrschichtige, nicht verhornte Plattenepithel ist vor allem während der Östrogenstimulation resistent gegen bakterielle Infektionen; Oberflächenverletzungen durch Mikroläsionen und Abschilferung bahnen den Weg z. B. für Treponema pallidum. Das Plattenepithel ist kein Schutz gegen Virusinfektionen. Das Zylinderepithel und das unreife metaplastische Epithel der Transformationszone sind besonders empfindlich für bakterielle und virale Infektionen. Die zervikale bakterielle Standortflora, vor allem der Portio, entspricht der vaginalen Flora.

Pathologie

Zervizitis

Der vermehrte zervikale, meist schleimig-eitrige, fadenziehende Fluor ist ein Leitsymptom der Zervizitis. Ektopie und besonders Intrauterinpessare fördern eine bakterielle Infektion.

Ätiologie:
- Bakterien: Neisseria gonorrhoeae; Chlamydia trachomatis (Serovars D–K); Enterobacteriaceae spp.; Staphylococcus spp.; Streptococcus spp.; Mycoplasma spp.; Ureaplasma urealyticum; Treponema pallidum.
- Viren: Herpes simplex-Virus Typ 2; humane Papillomviren.
- Pilze: Candida spp.
- Protozoen: Trichomonas vaginalis.

Die „mukopurulente Zervizitis" (Holmes 1984) ist gekennzeichnet durch ein gelblich (eitrig)-weißes Zervikalsekret (Mukopus). Die Schleimhaut ist gerötet und blutet nach der Probenahme. Im nach Gram gefärbten Ausstrichpräparat des endozervikalen Abstrichs, der keine Portioepithelien enthalten sollte, sieht man bei geringer Vergrößerung typische Schleimstraßen mit eingelagerten Leukozyten. Bei Inspektion mehrerer repräsentativer Felder findet man >10 Leukozyten pro Gesichtsfeld bei 1000facher Vergrößerung. In 50% der Fälle findet man eine zervikale Monoinfektion mit Chlamydia trachomatis. Die besondere Gefahr dieser Krankheit liegt in der sexuellen Übertragung auf den/die Partner, der Infektion des Neugeborenen, der intrakanalikulären Aszension in die Tuben und der Aszension während einer Gravidität.

Korporaler Fluor

Normale Physiologie

Die zyklusabhängig zwischen 0,5 und 5 mm dicke Schleimhaut mit hormonell gesteuerter Proliferations-, Sekretions- und Desquamationsphase ist für die Besiedlung mit Bakterien ungeeignet. Eine endometriale Standortflora gibt es nicht.

Pathologie

Endomyometritis

Das Endometrium ist meist nur passagere Durchgangsstation, z. B. für Neisseria gonorrhoeae, Mycoplasma spp. und Chlamydia trachomatis, die meist mit Hilfe der Spermien, denen sie sich anlagern, in die Tuben gelangen. Infektionen und Entzündungen des Endometriums werden durch diagnostische und therapeutische Eingriffe, Intrauterinpessare, Polypen und Myome gebahnt; sie sind besonders häufig nach der Menstruation und im Wochenbett. Der korporale Fluor ist meist blutigeitrig.

Ätiologie:
Aerobier und Anaerobier, häufig Mischinfektionen. Bei systematischen Untersuchungen der bakteriellen Ätiologie der postpartalen Endomyometritis wurden vor allem vaginale Erreger, wie Gardnerella vaginalis, Streptococcus spp., Bacteroides bivius, Peptococcus spp., Mycoplasma hominis, Ureaplasma urealyticum und vereinzelt Chlamydia trachomatis, gefunden.

Tubarer Fluor

Normale Physiologie

Die Endosalpinx zeigt in der Ampulle ein baumartig verzweigtes Faltenrelief, das in Richtung auf den Uterus flacher wird. Neben Flimmerepithelien findet man sezernierende Zellen und Stiftzellen (Mestwerdt 1988). Die Endosalpinx trägt keine bakterielle Standortflora.

Pathologie

Salpingitis

Tubarer Fluor ist selten Symptom einer Salpingitis, deren wichtigste Erreger Neisseria gonorrhoeae, Chlamydia trachomatis und Mycoplasma hominis sind. Andere Bakterien (Aerobier und Anaerobier) können superinfizieren.

Literatur

Cohen MS, Black JR, Proctor RA, Sparling PF (1984) Host defences and the vaginal mucosa. In: Mårdh PA, Taylor-Robinson D (eds) Bacterial vaginosis. Scand J Urol Nephrol [Suppl] 86: 13–22

Eschenbach DA, Pollock HM, Schachter J, Rubin SJ (1983) Laboratory diagnosis of female genital tract infections. Cumitech 17. American Society for Microbiology, Washington

Hill GB, Eschenbach DA, Holmes KK (1984) Bacteriology of the vagina. In: Mårdh PA, Taylor-Robinson D (eds) Bacterial vaginosis. Scand J Urol Nephrol [Suppl] 86:23–39

Holmes KK (1984) Lower genital tract infections in women: Cystitis/urethritis, vulvovaginitis, and cervicitis. In: Holmes KK, Mårdh PA, Sparling PF, Wiesner PJ (eds) Sexually transmitted diseases. McGraw-Hill, New York, pp 557–589

Kaiser R, Pfleiderer A (1989) Lehrbuch der Gynäkologie. Thieme, Stuttgart

Mascola L, Guinan ME (1986) Screening to reduce transmission of sexually transmitted diseases in semen used for artificial insemination. N Engl J Med 314: 1354–1359

Mestwerdt W (Hrsg) (1988) Gutartige gynäkologische Erkrankungen I. In: Wulf KH, Schmidt-Matthiesen H (Hrsg) Klinik der Frauenheilkunde und Geburtshilfe, Bd 8. Urban & Schwarzenberg, München Wien Baltimore

Morse SA, Sarafian SK (1985) Sexually transmitted diseases. In: Lennette EH, Balows A, Hausler HJ, Shadomy HJ (eds) Manual of clinical microbiology, 4th edn. American Society for Microbiology, Washington, pp 863–868

Petersen EE (1988) Infektionen in Gynäkologie und Geburtshilfe. Thieme, Stuttgart

Weidner W, Schiefer HG, Krauss H (1985) Urogenitale Chlamydien- und Mykoplasmeninfektionen. Med Welt 36: 1398–1404

Nützliches für die tägliche Praxis

Nützliches für die tägliche Praxis

Der Gynäkologe – ein Berufsbild, besetzt mit Vorurteilen, Erwartungen und Ängsten

J.W. Scheer und H.Felder

Einleitung

Wenn im Titel des Beitrages *der* Gynäkologe steht, dann weist dieses unbedeutende sprachliche Detail bereits auf ein wichtiges Merkmal des frauenärztlichen Berufsbildes hin. Von den in der Gynäkologie ärztlich Tätigen sind nämlich 84% Männer, und da natürlich 100% der Hilfesuchenden Frauen sind, handelt es sich bei den Vorurteilen, Erwartungen und Ängsten, um die es hier geht, größtenteils auch um solche, die von *weiblichen* Patienten mehrheitlich *männlichen* Ärzten entgegengebracht werden. Doch nicht nur die Patienten – in diesem Fall also die Patientinnen – haben Vorurteile, Erwartungen und Ängste; auch die andere Seite hat Vorstellungen von ihrem Beruf, die – so ist zu vermuten – auch Vorurteile und Ängste einschließen. Und schließlich gehören zur Arzt-Patient-Beziehung nicht nur zwei: auch „Dritte" haben ihre Auffassungen vom gynäkologischen Berufsbild, z.B. die Partner der Frauen oder die Öffentlichkeit.

Wenn man sich nun wissenschaftlich mit diesen Fragen beschäftigt, dann stellt man erstaunt fest, daß es zwar zur Arzt-Patient-Beziehung im allgemeinen seit einigen Jahren eine ganze Reihe von empirischen Untersuchungen gibt, z.B. zur allgemeinärztlichen Versorgung oder zur Visite in der Klinik, daß aber die Arzt-Patientinnen-Beziehung in der Gynäkologie noch weitgehend ein unerforschtes Terrain darstellt, von dem aber nichtsdestoweniger viele Menschen mehr oder weniger genaue Vorstellungen haben. Eine solche Situation findet man regelmäßig dann, wenn die Verhältnisse nicht nur durch objektive Gegebenheiten, sondern in starkem Maße auch durch Emotionen, durch Ängste, durch Phantasien geprägt sind.

Daß diese Erfahrungen uneinheitlich und widersprüchlich sind, ist in der in den letzten Jahren auch öffentlich geführten Diskussion deutlich geworden. In Zeitschriften wie *Brigitte* und *Stern* sind beeindruckende, teilweise auch bedrückende Zeugnisse zu lesen gewesen, deren Repräsentativität jedoch verständlicherweise in Frage steht. Ärzte haben sich über ihre Erfahrungen in der Sprechstunde geäußert, Psychosomatiker unter den Gynäkologen haben Forderungen und Vorschläge über den Umgang zwischen Arzt und Patientin gemacht. Was jedoch – über den jeweiligen individuellen Erfahrungsbereich hinaus – die Arzt-Patientin-Beziehung bestimmt, welche Faktoren dabei von Bedeutung sind, darüber ist wenig bekannt.

Zu denken gibt aber, daß auf der einen Seite offenbar viele Frauen sich in der gynäkologischen Untersuchungssituation hilflos und ausgeliefert empfinden und sich als Frauen und in ihrem menschlichen und persönlichen Selbstwertgefühl in Frage gestellt fühlen, während auf der anderen Seite die meisten Gynäkologen, die sich äußern, der Überzeugung Ausdruck verleihen, sie verhielten sich doch der Situation und den Bedürfnissen ihrer Patientinnen angemessen, und Ursachen für Unzufriedenheit eher bei den Frauen sehen (etwa aufgrund von Unwissenheit oder als Folge überhöhten Anspruchsdenkens).

Die große Bedeutung einer befriedigenden Beziehung zum Frauenarzt läßt sich daraus ersehen, daß viele Frauen lange Wege in Kauf nehmen, um einen Frauenarzt ihres Vertrauens aufzusuchen, und oft über Jahre suchen, bis sie „ihren" Gynäkologen gefunden haben. Wenn nach Umfragen etwa 50% der Patientinnen mit ihrem Frauenarzt zufrieden sind, dann kann man sich allerdings fragen, ob dieser Anteil als klein oder als groß zu betrachten ist, als „nur" die Hälfte oder als „immerhin" die Hälfte...

Besonderheiten des Arzt-Patientin-Kontakts in der Gynäkologie

Um die so skizzierte Situation besser zu verstehen, ist es nützlich, sich drei Sachverhalte zu vergegenwärtigen:

Erstens ist ein großer Teil der Patientinnen nicht krank im üblichen Sinn, etwa wenn es um Vorsorge und Früherkennung geht oder um Geburtshilfe. Linderung oder Beseitigung von Schmerzen ist dann oft nicht das Ziel der Konsultation, ebensowenig ein sekundärer Effekt wie die Entlastung von Verpflichtungen durch Krankschreibung. Oft sind daher die Erwartungen der Patientinnen mehr auf Beratung als auf therapeutische Maßnahmen gerichtet.
Zweitens sind die körperlichen Vorgänge und die Körperteile, um die es geht, untrennbar mit der Sexualität verbunden. Ihre Funktionsfähigkeit und Unbeschädigtheit sind zentral für das Selbstverständnis als Frau. Was dem Arzt vielleicht als eine primär organmedizinische Sachaufgabe erscheint, berührt wesentlichste Bereiche der weiblichen Identität.
Drittens sind, wie erwähnt, 6 von 7 Gynäkologen Männer, die ausschließlich Frauen behandeln. Was in Fachgebieten wie Orthopädie oder Augenheilkunde ohne Belang sein mag, hat gerade im Zusammenhang mit den ersten beiden Punkten, also der Bedeutung der Beratung und der Verbindung zur Sexualität, besonderes Gewicht. Ein großer Teil der Erwartungen und Ängste hängt hiermit zusammen.

Natürlich sind gerade bei der Erörterung eines derartigen Themas Pauschalierungen und schlichte Verallgemeinerungen zu vermeiden. Daher ist auch der Hinweis angebracht, daß die Tätigkeitsbereiche der einzelnen Ärzte sich erheblich unterscheiden, so wenn die klinische Gynäkologie großenteils ein chirurgisches Fach ist, während dem niedergelassenen Gynäkologen auch hausärztliche Funktionen zukommen können.

Erwartungen von Frauen

Was erwarten nun Frauen von ihren Gynäkologen? Unter Bezugnahme auf die erwähnten Bedingungen des Arzt-Patientin-Kontakts läßt sich eine Reihe von Erwartungen beschreiben: Diese Erwartungen sind überwiegend nicht aufgrund von empirischen Untersuchungen formuliert worden, sondern beruhen auf Erfahrungsberichten und auf psychologischen und sozialwissenschaftlichen Überlegungen. Insbesondere vermutete unbewußte Erwartungen lassen sich nur erschließen und sind daher z.T. spekulativ.

Der Gynäkologe als Fachkraft

Naheliegenderweise wird von den Gynäkologen als erstes Expertenkompetenz für die weiblichen Sexualorgane sowie die Biologie der Reproduktion erwartet. Sie gelten außerdem vielen Frauen als Experten für weibliche Sexualität und darüber hinaus für Fragen von Partnerschaft und Ehe (Senarclens 1978). Daher sprechen 47% der Patientinnen bei sexuellen Problemen mit ihrem Gynäkologen, nur 37% mit ihrem Partner (Schurz 1978). Auf diese Erwartungen sind viele Gynäkologen jedoch offenbar fachlich nicht ausreichend vorbereitet.

Der Gynäkologe als Kontrollinstanz

Manche Frauen gehen zum Gynäkologen um sich der Funktionsfähigkeit ihres Körpers zu versichern, sie möchten erfahren, daß „alles in Ordnung" ist. Angesichts der oft beklagten unzureichenden Kenntnis des eigenen Körpers, speziell der Fortpflanzungsorgane, wird so von Frauen gewissermaßen Verantwortung delegiert.

Ein solcher – durchaus auch umstrittener – Kontrollaspekt wird auch am Beispiel der Kontrazeption deutlich. Und bei Entscheidungen über z.B. Schwangerschaftsabbruch, Sterilisierung, künstliche Insemination ist auch erkennbar, daß derartige Kontrollfunktionen nicht unbedingt persönlichen Dominanzbedürfnissen entspringen, sondern in gesellschaftliche Zusammenhänge eingebettet sind (Kaiser u. Kaiser 1974).

Der Gynäkologe als idealer Mensch

Man braucht nicht erst Frauenarztromane zu lesen, um zu vermuten, daß viele Gynäkologen von ihren Patientinnen als allmächtig, allwissend und überhaupt als idealer Mensch verehrt werden. Vor allem Gynäkologen selbst haben über eine Idealisierung ihrer Person durch die Frauen geschrieben (Middleton u. Huffer 1963). In amerikanischen Untersuchungen (Needle 1976) schrieben bis zu 93% der Befragten ihren Gynäkologen positive Eigenschaften unterschiedlicher Art zu und 85% waren mit ihrem jeweils letzten Besuch zufrieden.

Der Gynäkologe als Substitut für eine Elternfigur

Aus der Psychotherapie ist das Phänomen der Übertragung bekannt. In bestimmten Situationen, z.B. der Verunsicherung oder des Konflikts, werden Interaktionspartnern Gefühle entgegengebracht, die eigentlich Personen gelten, die in der frühen Kindheit von Bedeutung waren. So werden nach Meinung mancher Autoren Gynäkologen z.B. wie der eigene strenge, sexualfeindliche Vater erlebt oder wie ein starker, Vertrauen einflößender Mann, an den man sich anlehnen kann, oder wie eine einfühlsame, verständnisvolle Mutter oder auch wie eine konkurrierende, eifersüchtige Mutter. Bemerkenswert ist, daß eher strafende oder eher gewährende Aspekte von Elternpersonen unabhängig vom tatsächlichen Geschlecht des Gynäkologen virulent werden können.

Wer mit derartigen Übertragungsvorgängen nicht rechnet, wird u. U. überrascht sein, wenn seine Patientin ihm Gefühle entgegenzubringen scheint, die mit der eigenen Person des Arztes offensichtlich nichts zu tun haben.

Der Gynäkologe als Partnersubstitut

Sind die soeben erwähnten Erwartungen nicht unbedingt spezifisch für die gynäkologische Arzt-Patientin-Beziehung, so gilt dies eher für den Fall, daß der Gynäkologe in den bewußten oder unbewußten Phantasien der Frau an die Stelle eines Partners tritt. Auch die betonte Versachlichung der Untersuchungssituation kann Assoziationen zur Sexualität – auf beiden Seiten – und damit Erinnerungen an einen Intimpartner nicht verhindern. Der Gynäkologe kann dabei um so besser in der Phantasie an die Stelle eines unbefriedigenden Intimpartners treten, als die praktische Bewährung in dieser Substitutsfunktion ja nicht ansteht. So kann sich die Frau in Dingen der Sexualität an den Arzt wenden, ohne untreu zu werden.

Dieser prekäre Bereich ist um so schwieriger zu handhaben, als er in der Regel nicht thematisiert werden kann und daher wie ein Tabu die Beziehung durchzieht. Schutz vor entsprechenden Phantasien und natürlich auch Ängsten bietet dem Arzt der strenge Bezug auf die „Sache", die Vermeidung emotionaler Involvierung, die Routinisierung des Vorgehens. Allerdings geht die für Untersuchung und Behandlung notwendige Öffnung der Frau (dies durchaus in mehrfacher Hinsicht) mit verstärktem Bedürfnis nach Beratung und Zuwendung einher, so daß viele Frauen von der unpersönlichen und kühlen Art ihres Arztes enttäuscht sind, die so gar nicht zu der zentralen emotionalen Berührtheit paßt, die durch die notwendigen Maßnahmen noch verstärkt wird, wie z. B. auch die Position auf dem Untersuchungsstuhl.

Angesichts somit auch widersprüchlicher Erwartungen ist es für die Ärzte gewiß nicht leicht, die Patientin zwar verbal und emotional als Person zu behandeln, doch mit den Händen wie ein bloßes Objekt ihres medizinischen Interesses zu untersuchen und dabei eine optimale Kombination von Intimität und Unpersönlichkeit zu finden.

Das Geschlecht des Gynäkologen

Wünschen sich Frauen eine Frauenärztin? Diese Frage wird in neuerer Zeit heftig und kontrovers diskutiert. In entsprechenden Befragungen variierte der Anteil der Frauen mit weiblicher Präferenz zwischen 34 und 80%, übertraf aber immer die Präferenz für männliche Gynäkologen, insbesondere bei jüngeren Patientinnen. Daraus erhellt andererseits auch, daß einem Großteil der Patientinnen das Geschlecht des Gynäkologen gleichgültig ist (Haar et al. 1975; Needle 1976), wobei Erfahrungen mit weiblichen Ärzten die entsprechende Präferenz steigern. Patientinnen fanden weibliche Gynäkologen empathischer, respektvoller, verständnisvoller und sanfter bei der Untersuchung, was mit den verwandten Erfahrungen der Frauenärztinnen mit ihren eigenen körperlichen Vorgängen begründet wird. Es gibt jedoch auch Berichte über größere Konflikte zwischen Patientin und Ärztin. Man muß dabei bedenken, daß tatsächlich nur wenige Patientinnen die Gelegenheit haben, Erfahrungen mit Frauenärztinnen zu machen.

Das Bild der Frauen vom Frauenarzt

Welches Bild haben die Frauen nun von „ihrem" Frauenarzt? Gibt es typische Vorstellungen vom eigenen Gynäkologen? Dieser Frage sind wir selbst in einer eigenen umfangreichen Untersuchung mit den Mitteln der empirischen Psychologie nachgegangen (Felder 1988). In einem Kollektiv von 48 Frauen, das nach bestimmten sozialen Merkmalen gebildet worden war, beurteilten die Frauen ihren gegenwärtigen Frauenarzt in einem psychologischen Fragebogen, dem Gießen-Test, und konnten das Verhalten des Gynäkologen während der gynäkologischen Untersuchung ebenfalls in einem Fragebogen einschätzen. Diese beiden Instrumente waren die Grundlage für eine mittels Faktorenanalyse vorgenommene Typenbildung. Wir erhielten so drei Gruppen von Frauen, die jeweils ihre Frauenärzte in ähnlicher Weise einschätzten. Durch eine Reihe von zusätzlichen Erhebungen konnten wir diese typischen Arztbilder mit Selbsteinschätzungen der Frauen, mit ihren körperlichen Beschwerden, mit ihren Vorstellungen von einem idealen Frauenarzt usw. in Verbindung bringen.

Diese drei Gruppen lassen sich in folgender Weise charakterisieren:

Zwei der drei Gruppen beschreiben ihre Frauenärzte vor allem aufgrund allgemeiner Persönlichkeitsmerkmale und weniger aufgrund ihres Verhaltens während der Untersuchung. Sie unterscheiden sich aber erheblich in der Beurteilung ihres Gynäkologen: Die erste schätzt ihre Frauenärzte (überwiegend Männer im Verhältnis 3:1) eher als *sozial inkompetent* ein, während die zweite ihre Ärzte (überwiegend Männer im Verhältnis 4:1) als eher *locker und umgänglich* beschreibt.

Die beiden Gruppen unterscheiden sich sowohl in ihrem Selbstbild als auch in einer Reihe von sozialen Merkmalen. Die eher kritische Gruppe beschreibt sich selbst eher als unterkontrolliert und bequem, die Frauen sind im Mittel 10 Jahre jünger als die andere Gruppe und von der Ausbildung her zu den Akademikerinnen zu rechnen. Die zu ihren Ärzten positiv eingestellte Gruppe beschreibt sich im Persönlichkeitsbild eher als zwanghaft-kontrolliert, ist mehrheitlich in der Menopause, gehört eher zur Arbeiter- und Mittelschicht. Beide Gruppen sind mehrheitlich nicht erwerbstätig, sondern Hausfrauen.

Die dritte Gruppe orientiert sich bei der Beurteilung ihrer Frauenärzte (mehrheitlich Männer im Verhältnis 2:1) vor allem an dem Verhalten während der gynäkologischen Untersuchung. Sie charakterisiert sie als *ärztlich-einfühlsam.* Die Frauen selbst haben eher eine qualifizierte Ausbildung und sind auch berufstätig. Sie nehmen ihre Ärzte vor allem in ihrer beruflichen Qualifikation wahr. Sie nehmen weite Wege bis zur Praxis in Kauf und fühlen sich zeitlich ausreichend betreut.

Wie lassen sich diese Ergebnisse verstehen?

Festzuhalten ist zunächst, daß es eine große Gruppe von Frauen gibt, die mit eher fachlich bestimmten, psychologisch unkomplizierten Erwartungen an ihren Frauenarzt herantreten.

Bei den beiden Gruppen, die ihre Ärzte und Ärztinnen als *sozial inkompetent* bzw. als *locker und umgänglich* kennzeichnen, läßt sich eine womöglich neurotisch begründete Arztwahl nicht ausschließen. Bei der Gruppe, die ihre Ärzte abwertet, fällt die Diskrepanz zwischen eigenem Ausbildungsstandard und tatsächlichem beruflichen Status auf. Die relativ hohe berufliche Qualifikation dieser Frauen hält die soziale Distanz zu den Ärzten gering. Ihre Unzufriedenheit, die sich auch in häufigen Arztwechseln ausdrückt, könnte zwar auch bedeuten, daß sie über eine größere Sensibilität für soziale Situationen verfügen und daher befriedigendere Alternativen zur erfahrenen Arzt-Patient-Situation einklagen. Wir halten es aber für wahrscheinlicher, daß sich hier auch die Unzufriedenheit mit ihrer eigenen sozialen Situation abbildet. Die Frauenärzte (und -ärztinnen) repräsentieren dann die negativen Anteile in einer sozialen Beziehung und spielen möglicherweise eine Art *Sündenbockrolle.*

Die Frauen, die ihre Frauenärzte als *locker und umgänglich* charakterisieren, haben eine Reihe von Merkmalen, die sie eher einer Gruppe mit niedrigem sozialen Prestige zuordnen. Die Frauenärzte repräsentieren in ihrer sozialen Kompetenz und ihrer gesellschaftlichen Anerkennung vieles, was diesen Frauen zu erreichen verwehrt ist. Auf eine Formel gebracht, könnte man hier meinen, daß die Frauen ihre Ärzte mit dem Mechanismus der *Idealisierung* beschreiben.

Eine solche Idealisierung ist bei der dritten Gruppe nicht zu beobachten. Erwerbstätige Frauen mit einer hochqualifizierten Ausbildung können die Ärzte in ihrer beruflichen Qualifikation anerkennen; sie werten sie weder ab noch idealisieren sie sie. Offenbar ist es diesen Frauen gelungen, nach längerer Suche Gynäkologen zu finden, mit denen sie zufrieden sind. Die eigene soziale Sicherheit ermöglicht es den Frauen, ihre Bedürfnisse nach fachlich kompetenter gynäkologischer Betreuung ernst zu nehmen und für ihre Erfüllung aktiv zu werden. Sie verwirklichen somit, was Haar et al. (1975) als Ideal formulieren: die Wahl des Arztes oder der Ärztin nach Kompetenz und nicht aufgrund des Geschlechts. Die Frauen beschränken ihre Erwartungen an die Gynäkologen auf deren fachliche Beratung und die medizinische Betreuung. Die Wahrnehmung der Gynäkologen erfolgt aufgrund der Einschätzung realer Gegebenheiten und basiert auf einer *Anerkennung des Gegenüber.*

Drei relativierende Bemerkungen sind allerdings angebracht:

Zum einen ist unser Untersuchungskollektiv nicht repräsentativ für die weibliche Bevölkerung der Bundesrepublik, da Frauen mit höherem Ausbildungsgrad und höherer sozialer Schichtzugehörigkeit überrepräsentiert sind. Die Gruppe mit einem eher kritischen Arztbild wäre in einer repräsentativen Untersuchung sicher relativ kleiner.

Zum zweiten konnten wir nur die Frauen befragen; wir wissen also nicht, wie die Ärzte „wirklich" sind, inwieweit sie dem Bild entsprechen, das die Frauen von ihnen haben. Uns kam es aber darauf an, gerade die Einbettung der Vorstellung vom jeweiligen Frauenarzt in die Persönlichkeit und die sozialen Umstände der einzelnen Frau zu untersuchen.

Und drittens ist der Anteil weiblicher Gynäkologen bei den Frauen unseres Kollektivs relativ hoch. Diejenigen, die es wollten, hatten also eher die Möglichkeit, zu einer Frauenärztin zu gehen. So sind denn auch in allen Gruppen sowohl männliche als auch weibliche Gynäkologen vertreten.

Schlußbemerkungen

1. Als wesentliche Folgerung aus dem Dargestellten ergibt sich u. E., daß Frauenärzte beiderlei Geschlechts mehr über Vorurteile, Erwartungen und Ängste ihrer einzelnen Patientinnen wissen sollten. Das setzt sicher ein Einlassen auch auf die emotionale Seite der Beziehung voraus. Trotzdem nicht zu sehr involviert zu werden, wird vielen leichter fallen, wenn sie, etwa in Balint-Gruppen, mit anderen darüber sprechen.

2. Welche Rolle die Mann-Frau-Beziehung in der Arzt-Patientin-Beziehung spielt, ließe sich genauer erst beurteilen, wenn es mehr weibliche Gynäkologen gäbe. Allerdings würde dies nicht die Lösung aller Probleme bedeuten; zudem würden sich sodann andere stellen.

3. In den meisten Publikationen, auch in unserem Beitrag, wird hauptsächlich von den Patientinnen gesprochen. Das hat seinen Grund darin, daß es nicht einfach ist, die ärztliche Seite der Beziehung zu untersuchen. Es wäre jedoch wünschenswert, auch die Frauenärzte und -ärztinnen zu befragen, sowohl danach, wie sie sich selbst in ihrer Beziehung zu ihren Patientinnen erleben, als auch dazu, wie sie ihre Patientinnen sehen.

Literatur

Felder H (1988) Das Bild der Frau vom Frauenarzt. Verlag der Ferberschen Universitätsbuchhandlung, Gießen

Haar E, Halitsky V, Stricker G (1975) Factors related to the preference of female gynecologists. Med Care 13:782–790

Kaiser BL, Kaiser IH (1974) The challenge of the women's movement to american gynecology. Am J Obstet Gynecol 120:652–665

Merk P, Beltz-Merk M (1981) Was erwartet die Partnerin von ihrem Arzt? Patientenorientierte Sexualmedizin an der Frauenklinik. Sexualmed 10:91–94

Middleton E, Huffer V (1963) Patients and their obstetricians. Psychosomatics 4:142–149

Needle RH (1976) Patterns of utilization of health services by college woman: their reasons for seeking gynecological services, and levels of satisfaction with their last gynecological visit. J Am Coll Health Assoc 24:307–312

Schurz AR (1978) Die Rolle des Arztes bei weiblichen Sexualitätsproblemen. Geburtshilfe Frauenheilkd 33:38–44

Senarclens M De (1978) Das „Prae" des Praktikers – Die Bedeutung der sexologischen Nachfrage für den Frauenarzt. Sexualmedizin 7:739–742

Der Umgang mit der Presse

V. von Hattingberg

Als Einführung zu dem Thema über den Umgang mit den Medien soll ein zwar nicht mehr ganz aktuelles, dafür aber um so augenfälligeres Beispiel aus dem Fachbereich Gynäkologie dienen, das zeigt, wie dieser Umgang besser nicht sein sollte:

Professor Stark, Chefarzt der Nürnberger städtischen Frauenklinik, geht in den Ruhestand. Seine zwei Nachfolger nutzen die Gelegenheit ihres Amtsantritts, um Druck auf die Stadtverwaltung auszuüben und Gelder für Modernisierungsmaßnahmen zu bekommen. Der Zeitpunkt ist sicherlich richtig gewählt, denn je länger sich die neuen Chefärzte mit dem Bestehenden zufriedengeben, desto weniger dringlich wird ihr Anliegen scheinbar. Ungeschickt allerdings der Hinweis auf Einrichtungsgegenstände und Instrumente, die so veraltet gewesen sein sollen, daß sie den Anforderungen der modernen Gynäkologie und Geburtshilfe nicht mehr entsprochen haben können. Negative Sensationen werden von der Presse immer aufgegriffen – so nicht anders auch in diesem Fall.

Inzwischen ist die Zeit des OB-Wahlkampfes herangekommen. Wie deshalb nicht anders zu erwarten, mischt sich die Politik ein. Die Opposition will Punkte machen. Jetzt wird die Sache endgültig zum Fall, der Presse und Öffentlichkeit im Gemüt erregt. Aber die sicherlich eher naive Kritik der neuen Chefärzte an ihrem Vorgänger verwandelt sich unter Beimischung dieses kräftigen Schusses Politik unversehens in Zweifel an ihren eigenen Fähigkeiten. Der Vorgänger ist rehabilitiert, die Neuen haben Schaden in ihrem Ansehen genommen. Der Stadtrat stellt sich natürlich schützend vor sie, und Patientinnen äußern sich lobend – der Sturm ist vorbei, die ganze Angelegenheit war so überflüssig wie ein Kropf.

Was lehrt dieser Fall in Sachen Umgang mit der Presse?

Wer die Medien vor seinen Karren spannen will, muß vorher sicherstellen, daß er die Zügel in der Hand behält und die Richtung der Fahrt bis zum Ende bestimmt. Anders ausgedrückt: Auch der Umgang mit den Medien will gelernt sein und muß professionell betrieben werden. Dazu am Ende mehr.

Zunächst soll die Situation der Gynäkologie und Geburtshilfe im gesellschaftlichen Umfeld als Voraussetzung für sinnvolle Lösungsansätze der Öffentlichkeitsarbeit aufgezeigt werden.

Danach gibt die Erläuterung der Funktion der Medien, des Auftrags der Journalisten und des Verhältnisses von Anspruch und Wirklichkeit in diesem Berufsstand einen Einblick in die Arbeits- und Denkweise der potentiellen Gesprächspartner und leistet damit hoffentlich einen Beitrag zum Verständnis. Ein paar praktische Tips sollen schließlich Sicherheit im Umgang mit der Presse geben.

Zur Situation

Das gesellschaftliche Umfeld

Das Wissen der Menschheit hat sich seit Beginn der Industrialisierung (etwa um 1800) fast versechsfacht, die Verdoppelung erfolgte in immer kürzeren Abständen. Schnelle Anpassungsprozesse aber sind von Unsicherheit begleitet, und Unsicherheit hat ihre wesentliche Ursache in mangelnder Information. Der Wissensexplosion steht also ein Informationsdefizit gegenüber. Das gilt auch für die Medizin.

Durch die Entwicklung medizinischer Möglichkeiten und der ärztlichen Fähigkeiten sind Bedingungen geschaffen worden, die dazu zwingen, die Grenzen medizinischer Forschung neu zu ziehen und den Auftrag der Heilkunde insgesamt neu zu definieren. Es muß im ureigensten Interesse der Ärzte liegen, sich an diesem Prozeß zu beteiligen, um Vertrauen und Handlungsfreiheit aufrechtzuerhalten und die eigenen Werte selbst zu bestimmen.

Soweit die Quellen den Blick zurück in die Vergangenheit ermöglichen, hatten die Mediziner stets das Mißtrauen von Patienten und Öffentlichkeit hinsichtlich ihrer Motive und der Eignung ihrer Methoden in Betracht zu ziehen.

Und es dringt auch die Tatsache kaum an die Öffentlichkeit, wie sehr bereits innerhalb der Medizin ein Bemühen um neue Werte stattfindet, um den gewandelten Vorstellungen der Menschen gerecht zu werden. Ich gehe darauf in den strategischen Empfehlungen noch einmal näher ein.

Zunächst aber zu ein paar Zahlen:

Die Ärzte genießen von allen Berufsgruppen nach wie vor das höchste Ansehen in der Bevölkerung. Das ermittelte Infratest 1979, und das ist auch heute, 10 Jahre später, noch so. Allerdings kommt die Motivation der ärztlichen Berufswahl immer weniger aus dem Idealismus und dem Gefühl der Berufung als vielmehr aus dem gesellschaftlichen Ansehen, dem guten Verdienst und der gesicherten Existenz. Ein Vergleich des Selbstbildes des Arztes mit dem Fremdbild in der Öffentlichkeit ergibt eine bemerkenswerte Differenz: Von den Ärzten fühlen sich 25% in der Öffentlichkeit unverstanden; die Bevölkerung meint nur zu 3%, daß der ärztliche Berufsstand nicht richtig gesehen wird.

Das Frauenarzt-Patientin-Verhältnis wird nach einer Leserumfrage der Zeitschrift *Brigitte* vom Mai 1983 sehr unterschiedlich bewertet. Während Frauen sich oft zu schnell, zu kühl und zu unpersönlich abgefertigt fühlen, die Wartezeiten als unzumutbar lang und die Ärzte als bevormundend und arrogant erleben, sehen sich die Frauenärzte selbst ganz anders: Sie sind stets geduldig, klären ausreichend auf, sie sind Ratgeber bei sexuellen Problemen, sie sind die einzig zuverlässige Informationsquelle und wünschen sich kritischere Patientinnen.

Die Analyse der Bezeichnungen, mit denen der Frauenarzt in den Medien konfrontiert wird, zeigt denn auch nicht nur die sympathischen Begriffe wie: energisch, einfühlsam, Vaterfigur, sondern auch die Kampfparolen vom Uteruskiller und der gewaltsamen Sterilisation. Die Gynäkologie wird als Männerdomäne beschrieben – bei Bewerbungen um Klinikstellen werden männliche Kandidaten bevorzugt.

Zusammenfassend ist zu sagen: Ethische Grundsätze und Leitlinien haben allgemein an Verbindlichkeit eingebüßt. Soweit es sich aber um ethische Fragen in medizinischem und naturwissenschaftlichem Rahmen handelt, wächst das Interesse der

Öffentlichkeit. Hier kann der einzelne Arzt nicht mehr allein entscheiden – zunehmend häufiger müssen andere Kompetenzen einbezogen werden, was oft zu widersprüchlichen Stellungnahmen und unbefriedigenden Kompromissen führt. Das hat in der Praxis Unsicherheit und kontroverse Auseinandersetzung zur Folge, die auch das Verhältnis zwischen Arzt und Patient belasten.

Die Situation in der Gynäkologie und Geburtshilfe

In der psychosozial orientierten Gesellschaft genügt die schwer erkämpfte Sicherheit der Geburt und die soziale Leistung des Wochenbetts in umsorgender Klinik nicht mehr zur Selbstfindung der Frauen. Sie fürchten, durch die technisierte Geburtshilfe um Erfahrungen gebracht zu werden, auf die sie hohe Erwartungen gesetzt haben. Sie wollen die Geburt als einmaliges, prägendes Lebensereignis bewußt miterleben.

In der zur Zeit herrschenden psychosozialen Periode in der Geburtshilfe wird der Vater mit einbezogen in das Geburtsgeschehen, es gibt das Rooming-in und die sanfte Geburt – und eine nostalgische Rückwendung zur riskanten häuslichen Geburt. Dieses Wagnis ist nur möglich vor dem Hintergrund der Erfolge der letzten 25 Jahre – es handelt sich dabei um die sogenannte Rehumanisierung der Geburtshilfe.

Und jetzt noch ein paar Stichworte zu Problemen aus Ihrem Fachbereich, die im Bewußtsein der Bevölkerung besonders verankert sind, wie

- das weltweit aktuelle Thema Aids mit seiner speziellen Bedeutung in der Gynäkologie;
- Reproduktionstechniken – die Beratung, Diagnose und Therapie kinderloser Ehepaare mit ihren ethischen und rechtlichen Konsequenzen;
- Familienplanung mit umgekehrtem Vorzeichen – Kontrazeption und Schwangerschaftsabbruch;
- Konzentration der Risikogeburtshilfe auf Schwerpunktkliniken;
- Möglichkeiten und Grenzen der pränatalen Diagnostik mit ihrer Orientierung nicht allein an medizinischen Kriterien, sondern auch an gesellschaftlichen Normen;
- Krebsvorsorge;
- kontroverse Praktiken bei Mammakarzinom und anderen gynäkologischen Krebsformen;
- die kritische Frage der Hormontherapie nach der Menopause;
- die Frage der Sterbehilfe bei unheilbar Kranken.

Zusammenfassung

Rasche Anpassungsprozesse in gesellschaftlichen Gruppen sind von Unsicherheiten begleitet, die nach Auflösung trachten.

In den Medien spiegelt sich die Unsicherheit im Polaritätenprofil der Frauenärzte wider, das von Vaterfigur bis Uteruskiller reicht.

Über die Erfolge der Gynäkologie, speziell der Geburtshilfe, wird kaum gesprochen.

Die Funktion der Medien

Zu Beginn des 17. Jahrhunderts diente der Journalismus nur der Meldung von Tatsachen, nicht der Bildung von Meinungen. Erst später, etwa um die 80er Jahre des 18. Jahrhunderts, wandelte sich der Anspruch der Journalisten: sie wollten nicht mehr nur aufzählen, sondern aufklären, nicht mehr nur informieren, sondern interpretieren, Zusammenhänge darstellen und das, was ist, an dem messen, was sein sollte.

Damit strebte die Gattung der „Moralischen Wochenschriften" etwas an, was es bis dahin nicht gegeben hatte: bürgerliche Bildung. So wurden Journalisten zu Streitern gegen geheimes Herrschaftswissen und Wegbereiter einer demokratischen Gesinnung. Von Anfang an haftete dem Journalismus das Odium des Unbequemen an, des Störenfrieds und Zwischenrufers.

Seit dieser Zeit hat der Journalist einen Dienstleistungs- und Vermittlungsauftrag. Für den alltäglichen praktischen Journalismus in den Medienredaktionen sieht das heute so aus: Die meisten Journalisten arbeiten in unterbesetzten, finanziell und sachlich schlecht ausgerüsteten Redaktionen. Ihre Möglichkeiten zu eigenständiger Recherche sind aus zeitlichen und finanziellen Gründen stark beschnitten – in manchen Redaktionen muß jedes Ferngespräch vor der Verwaltung gerechtfertigt werden. Opfer solcher Zustände ist die Öffentlichkeit, weil Informationsvielfalt und kritischer Journalismus verkümmern und trotz kontroverser Diskussion keine für die Orientierung und Meinungsbildung fruchtbaren Ergebnisse mehr herauskommen. Sie führen eher zu einer Polarisierung und Verhärtung der Standpunkte.

Die Berichterstattung über das Reaktorunglück von Tschernobyl beispielsweise hat die Schwachstelle im heutigen Journalismus sehr deutlich gemacht. Die Medien waren nicht in der Lage, durch eigene Recherchen die widersprüchlichen Informationen der Vertreter unterschiedlicher Interessenströmungen zu objektivieren. Die unausweichlichen Folgen waren eine tiefe Verunsicherung der Öffentlichkeit und – verständlicherweise – Glaubwürdigkeitsverluste. Selbst in den sogenannten exakten Naturwissenschaften eröffnen sich immer weitere Interpretationsräume, und hinter wissenschaftlichen Expertisen verbergen sich immer häufiger ganz bestimmte Interessen und Absichten.

Nach Schätzungen von dpa, der Deutschen Presseagentur, sind heutzutage 95% aller Nachrichten weltweit von Interessenvertretern veranlaßt. Ein Journalist unter dem Zeitdruck der täglichen Redaktionsarbeit kann das nicht mehr überprüfen. Er muß das Material häufig genug einfach so verwerten, wie es auf seinen Tisch kommt.

So ist denn der Journalist Vertreter eines Berufsstandes, der wie kaum ein anderer zwischen Ohnmachtsgefühlen und Allmachtsvorstellungen hin und her gerissen wird. Die Aufmerksamkeit, die seine Arbeit auf sich zieht, der häufig unkritische Glaube an das, was in der Zeitung gestanden hat, steht in eindeutigem Widerspruch zu seinen Möglichkeiten der verantwortungsbewußten, objektiven Berichterstattung.

Ich habe bei diesem Blick hinter die Kulissen absichtlich ein wenig überzeichnet, damit auch in der Kürze der Darstellung deutlich wird, unter welchen Umständen der Journalist seine Arbeit schaffen muß. Sie können sich sicherlich vorstellen, daß gerade den ernsthaften Journalisten die Kluft zwischen Anspruch und Wirklichkeit seines Berufes besonders bedrückt. Er ist per se nicht böswillig, allenfalls höchst empfindlich, wenn es darum geht, seine Berufsehre und seinen gesellschaftlichen Auftrag zu verteidigen.

In der eben geschilderten Situation liegt Ihre Chance. Wie gesagt, kann der Journalist nur einen Bruchteil dessen nachrecherchieren, was auf seinen Schreibtisch kommt. Er ist auf zuverlässige, vertrauenswürdige Informationslieferanten angewiesen, die seine journalistischen Bedürfnisse kennen. Öffentlichkeitsarbeit, ein umfassender Begriff für den systematischen Umgang mit der Presse, hat aus den genannten Gründen einen hohen Stellenwert bekommen. Der gesellschaftliche Wandel, die Änderung bestehender Strukturen und Werte erzeugen einen enormen Interpretationsbedarf, der professionell gedeckt werden muß. In diesem Sinn ist der aktive, verständnisvolle Umgang mit der Presse ein demokratisches Instrument in der heutigen Gesellschaft.

Öffentlichkeitsarbeit

Konflikte zu erkennen, die Ursachen zu erfassen und Auswege aufzuzeigen – das ist die Aufgabe der Öffentlichkeitsarbeit. Allein schon diese Definition empfiehlt Ihnen das Instrument zur Nutzung. Für diejenigen unter Ihnen, die in Kliniken tätig sind, gibt es noch eine andere, spezifischere Begründung, sich der Öffentlichkeitsarbeit zu bedienen. Krankheit ist im Bewußtsein des Menschen heute die schärfste Notsituation, in die er geraten kann. Damit wird das Krankenhaus zu einer Einrichtung, der das öffentliche Interesse gilt. Die direkten und indirekten Erfahrungen mit dem Krankenhaus tragen deshalb wesentlich zum Gefühl der Sicherheit oder Unsicherheit der eigenen Existenz bei. Damit wird das Bemühen um Verständnis und Vertrauen zwischen Öffentlichkeit und Krankenhaus zu einer wichtigen Aufgabe. Das gilt – etwas abgeschwächt – allerdings auch für jede Praxis eines niedergelassenen Frauenarztes. Abgeschwächt deshalb, weil die Ausweichmöglichkeiten für Patienten größer sind – nicht weil es weniger wichtig für den Bestand einer Praxis wäre.

Der Abbau von Unsicherheiten und Ängsten in der Bevölkerung – das ging bereits aus der Situationsanalyse hervor – und der Erhalt eines ausreichenden Handlungsspielraums für Sie selbst sind also die primären Ziele, die zu erreichen ein kontinuierlicher, aktiv gesuchter Umgang mit der Presse Sie unterstützen kann. Denn ein Abbau von Ängsten kann nur auf dem Weg des gesellschaftlichen Dialogs geschehen. Die Inhalte dieses Dialogs sollten die unumstrittenen Erfolge der Vergangenheit ebenso umfassen wie gegenwärtige Probleme, die Sie bisher nur in Ihrem Kreis diskutieren. Und sie sollten im offenen und öffentlichen Gespräch Ihre Suche nach neuen Werten, Kriterien und Maßstäben in Ihrem Fachbereich deutlich machen. Sie sollten also nicht nur über die neuesten medizinischen Errungenschaften informieren, sondern versuchen, einen begreifbaren Zusammenhang zwischen der Bedeutung dieser Errungenschaft, der Umwelt und der Rolle des Menschen herstellen. Die Frage nach der Verträglichkeit von Entwicklungen und nach vernünftigen Perspektiven ist zu beantworten. Komplexe Zusammenhänge müssen erklärt werden, um sie für den allgemeinen Wertsuchungsprozeß verwendbar zu machen. Diese Hilfestellung wird von Ihnen erwartet.

Diesen gesellschaftlichen Dialog kann jeder von Ihnen vor Ort führen – zu jedem Zeitpunkt und gegenüber jeder Zielgruppe, mit der er zu tun hat. Um zusätzliche Verwirrung zu vermeiden, wäre es dabei von außerordentlichem Nutzen, wenn sie in Ihrem Fachbereich zu Grundpositionen einheitliche Sprachregelungen finden könnten, d.h., es müßte einen Grundkonsens über Ihre wichtigsten Botschaften geben.

Öffentlichkeitsarbeit in diesem Sinn ist keine Frage des Geldes, sondern des Bewußtseins. Wenn jeder von Ihnen neben dem Facharzt ein wenig Aufgeschlossenheit für die Bedürfnisse der Öffentlichkeit pflegt und sich dem Umgang mit den Medien nicht entzieht, ist damit mehr gewonnen, als wenn Sie aufwendige Informationskampagnen fahren würden. Was immer Sie tun in Sachen Öffentlichkeitsarbeit, tun Sie es kontinuierlich und systematisch, damit auch der Journalist eine eindeutige Orientierungshilfe bekommt und sich Vertrauen bilden kann zwischen Ihnen und Ihren wichtigsten Partnern im gesellschaftlichen Dialog.

Zum Abschluß sollen noch ein paar ganz praktische Erfahrungen am Beispiel einer Klinik zeigen, was man tun kann, um mit der Öffentlichkeitsarbeit zu beginnen – in einer Praxis sieht das im Prinzip ähnlich aus, nur hat man dort, wo man sein eigener Herr ist, weniger mühsame Vorarbeit zu leisten.

1. Zunächst geht es darum, sich einen Handlungsspielraum zu verschaffen. Das beste ist, sich ein Wunschprogramm aufzuschreiben, in dem am Anfang alles drinsteht, was denkbar und wünschenswert wäre. Das sollte im Vorfeld mit all den Stellen abgestimmt werden, die querschießen könnten – Krankenhausträger, Standesrechtler der Ärztekammer, leitende Mitarbeiter, vielleicht sogar mit anderen Klinikchefs und niedergelassenen Kollegen am Ort – das hängt ein wenig von Größe und Struktur des Einzugsbereichs ab. Bei dieser Prozedur wird das Programm sicherlich einige Federn lassen – aber ich gehe davon aus, daß sich aus den restlichen Punkten noch ein nettes Päckchen schnüren läßt – vor allem eines, das zeitlich zusätzlich zu bewältigen ist. Damit wären die Voraussetzungen dafür geschaffen.

2. Dann nimmt man sich einen ersten Programmpunkt heraus, das sollte beim ersten Mal auf keinen Fall eine Einladung zum Bier sein, sondern wertvolle Information. Das Bier kann später drankommen. Also beispielsweise für die Klinik ein neues Lasergerät für gynäkologische Operationen: daran hat die Öffentlichkeit mit Sicherheit Interesse. Dann werden der oder die Medizinredakteure der Lokalzeitung oder, wenn es die nicht gibt, der Chefredakteur eingeladen, um ihm die Möglichkeiten des Geräts, die Vorteile für die Patientinnen und die Erleichterungen für den Operateur zu erläutern. Das wäre ein geeigneter Anlaß, den Kontakt zur Lokalpresse herzustellen, der nicht unter dem Streß eines möglicherweise negativen Ereignisses steht. Und dann wird das Programm übers Jahr Schritt für Schritt abgespult.

3. Wenn in einer Klinik eine Panne passiert ist – auf keinen Fall zu vertuschen versuchen. Irgendwann kommt sie auf Umwegen, wahrscheinlich völlig entstellt, doch an die Öffentlichkeit. Es ist besser, sich umgehend mit allen Beteiligten an den Tisch zu setzen, den Fall zu analysieren und eine einheitliche Sprachregelung zu finden. Danach sollte die Lokalpresse mit einer kurzen schriftlichen Pressemeldung, in der der Tatbestand des Vorfalls beschrieben wird, informiert werden. Zur Kontrolle der Vollständigkeit der Information ist zu überprüfen, ob alle 6 w-Fragen beantwortet sind: wer, wo, wie, was, wann, warum; damit können Rückfragen vermieden werden. Vor allem aber sollte über die Maßnahmen und Entscheidungen berichtet werden, die getroffen worden sind, um solche Pannen in Zukunft zu vermeiden. Hierfür gilt der Leitsatz der Öffentlichkeitsarbeit: Information ist der Tod jeden Gerüchtes.

Ganz zum Schluß noch ein Tip: Wenn ein Journalist um eine Stellungnahme oder ein Interview bittet, sollte man sich niemals unter Zeitdruck setzen lassen, sondern sich ausreichend Luft zur Vorbereitung verschaffen. Ein guter Journalist wird das immer respektieren, denn schließlich ist er ja an guten Informationen interessiert. Und ein letztes: Einen Journalisten schon im Vorzimmer abzublocken, ist nie gut. So viel Zeit muß sein, ihm persönlich zu sagen, warum seine Wünsche im Moment nicht berücksichtigt werden können.

Sachverzeichnis

Gesamtverzeichnis der Beitragstitel aus Gießener Gynäkologische Fortbildung 1981 bis 1989

Kontrazeption/Sterlisation

Sterilität – Diagnostik und Therapie

Urodynamik

Karzinome und präkanzeröse Erkrankungen

Operative Gynäkologie und Onkologie

Apparativ-diagnostische Verfahren

Praktische Gynäkologie

Die gutartigen Erkrankungen der Brust

Mammakarzinom

Diagnostische Verfahren in der Senologie

Ektope Schwangerschaft

Der Frühabort

Abortus artefizialis

Schwangerenberatung

Pränatale Diagnostik

Infektionen während der Gravidität

Frühgeburtlichkeit und vorzeitige Wehen

Störungen der plazentaren Perfusion

Geburt

Juristische Aspekte

Stichwortverzeichnis GGF 81–89

SW = Stichwort
NG = laufende Nr. des Gesamtverzeichnisses
SJ = Seitenzahl und Jahrgang der Bände der Gießener Gynäkologischen Fortbildung